ALIMENTS

BOISSONS ET CONDIMENTS

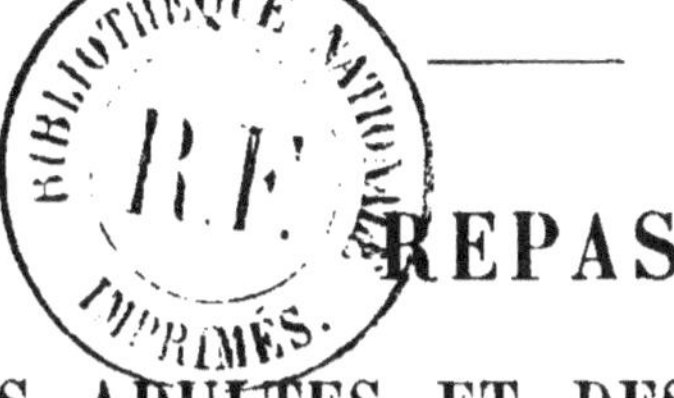

REPAS

DES ADULTES ET DES VIEILLARDS

SAINS, VALÉTUDINAIRES OU MALADES

ERRATA

Docteur F. CAYLA

EX-CHEF DE CLINIQUE MÉDICALE A LA FACULTÉ DE BORDEAUX

ALIMENTS
BOISSONS ET CONDIMENTS

REPAS

DES ADULTES ET DES VIEILLARDS

SAINS, VALÉTUDINAIRES OU MALADES

Avec figures intercalées dans le texte

A force de ragoûts et de mets succulents,
On creuse son tombeau sans cesse avec les dents
                                   RÉGNARD.

On le creuse en mangeant même trop sobrement.
Donc, n'ayant pas le choix, creusons-le lentement.

Je tâche d'enseigner cet art intéressant
Dans un style précis, clair et parfois plaisant
                                   Dr F. C...

<table>
<tr><td>

PARIS

VIGOT FRÈRES, ÉDITEURS

23, pl. de l'École de-Médecine

</td><td>

BORDEAUX

G. GOUNOUILHOU, IMP.-ÉDIT.

Rue Guiraude, 11

</td></tr>
</table>

1902

ALIMENTS

BOISSONS ET CONDIMENTS

—

REPAS

DES ADULTES ET DES VIEILLARDS

SAINS, VALÉTUDINAIRES OU MALADES

CHAPITRE PREMIER

Aliments. — Définition. — Constitution. — Division. Généralités.

Aliments

On donne le nom d'aliments à une série de substances d'origine *animale*, *végétale* et *minérale,* qui concourent à la formation, au fonctionnement et à l'entretien de nos organes.

Dans les cellules organisées, vivantes, protoplasmiques, dont l'agrégation constitue nos tissus et nos appareils organiques, on trouve :

      1° de l'eau ;

      2° du carbone ;

      3° de l'oxygène ;

      4° de l'hydrogène ;

      5° de l'azote ;

      6° des sels.

L'*azote*, l'*oxygène*, l'*hydrogène* et le *carbone* existent dans les aliments dits *azotés, protéiques, albuminoïdes* ou *quaternaires* parce qu'ils sont formés de quatre corps simples.

L'*oxygène*, l'*hydrogène* et le *carbone* entrent dans la composition des *graisses* (graisse, huile, beurre) et des *hydrates de carbone* (sucre, amidon, gomme, **glucoses**, **saccharoses**, **dextrines**, **cellulose**). Les graisses et les hydrates de carbone se distinguent des albuminoïdes par l'absence d'azote et sont connus également sous le nom d'aliments ternaires. Les hydrates de carbone sont ainsi désignés parce qu'ils renferment l'hydrogène et l'oxygène dans des proportions telles qu'ils peuvent former de l'eau.

Les sels de magnésie, de soude, de potasse, de fer, de chaux; le chlore, les phosphates, etc., se rencontrent dans tous les aliments suivant des proportions très variables.

Depuis les recherches de Liebig et de Dumas, les aliments azotés sont nommés aliments *plastiques* par opposition aux hydrates de carbone dits aliments *respiratoires :* les premiers s'assimilant aux tissus pour concourir à leur développement, à leur réparation et en devenir partie intégrante; les autres fournissant les matériaux nécessaires aux combustions organiques, sources de mouvement, de travail et de chaleur. Si, pour plus de simplicité et de clarté, nous comparons le corps humain à une machine, on peut dire que les pièces diverses de celle-ci sont formées et réparées chez l'homme et les animaux presque exclusivement avec les substances azotées (¹) et que le charbon qui met en activité tous ses

---

(¹) La graisse entre dans la constitution du système nerveux et de la moelle osseuse.

rouages est représenté par les graisses et les hydrates de carbone.

L'organisme humain puise donc les éléments dont il est formé ou avec lesquels il s'entretient : carbone, oxygène, hydrogène, azote, sels, eau, dans trois sortes d'aliments :

> Albuminoïdes ;
> Graisses ;
> Hydrates de carbone.

Les albuminates seuls, pas plus que les graisses ou les hydro-carbones, ne peuvent suffire aux besoins de notre organisme. Le concours des uns et des autres est nécessaire.

L'accroissement des tissus, leur renouvellement incessant nécessitent une activité et une énergie constantes que fournit la combustion des graisses et des hydrocarbones.

Ces deux dernières substances peuvent se suppléer réciproquement, mais elles sont impropres à remplacer les albuminates.

L'économie animale ne peut se passer ni des substances protéiques, ni des hydrates de carbone. Toutefois il est démontré que les corps gras et les hydrates de carbone à fortes doses diminuent la désintégration des albuminoïdes : c'est à ce titre qu'ils ont reçu le nom d'*aliments d'épargne,* parce qu'ils économisent en réalité les dépenses en matières azotées que les échanges intracellulaires font subir à nos tissus.

Il existe une catégorie de matières gélatineuses ou colloïdes qui, tout en fournissant au corps humain de faibles proportions de principes alibiles, c'est-à-dire assimilables, jouent aussi le rôle d'aliments d'épargne.

Nous allons étudier les aliments dans l'ordre suivant :

1° Matières albuminoïdes d'origine animale ;
2° Matières albuminoïdes d'origine végétale ;
3° Substances gélatineuses ;
4° Graisses ;
5° Hydrates de carbone ;
6° Sels.

1° ALBUMINOÏDES D'ORIGINE ANIMALE. — Les matières albuminoïdes ou azotées, qui constituent la partie essentielle de notre alimentation, existent dans les aliments d'origine animale et d'origine végétale. Plus abondantes dans le règne animal, on en trouve jusqu'à 20 o/o dans la viande de bœuf et 80 o/o dans la morue sèche. Cette richesse en albumine existe dans la viande des mammifères, des poissons, des oiseaux et des mollusques. On rencontre l'albumine dans les muscles, le sang et les os sous les noms de *myosine*, de *fibrine* et d'*osséine*. Dans 60 grammes de viande, elle y figure pour un sixième, soit 10 grammes. Le lait en contient environ 40 grammes par litre *(caséine)*. Un œuf de poule pesant 50 grammes en moyenne renferme 12 gr. 60 d'albumine.

2° ALBUMINOÏDES D'ORIGINE VÉGÉTALE. — La légumine, la fibrine, la glutine, constituent la partie azotée des légumineuses et des céréales. Les albumines animale et végétale possèdent les mêmes vertus nutritives, bien qu'elles aient entre elles quelques points de dissemblance. La première se digère et s'assimile beaucoup mieux et laisse des résidus moins abondants ; cette digestibilité paraît tenir aux qualités de l'albumine animale, qui se rapproche plus de la constitution moléculaire de nos tissus que l'albumine végétale. Ainsi, 10 grammes d'albuminoïdes empruntés à la viande de bœuf ou de mouton nourriront mieux que la même quantité d'albumine d'origine végétale. La différence dans le degré d'absorption des viandes et des végétaux explique la constipation opiniâtre qu'on observe chez les carnivores et les personnes qui mangent de grandes quantités de viande et peu de légumes. Les végétaux, en effet, constitués en grande partie par de la cellulose qui ne se digère pas, abandonnent après leur passage à travers le tube digestif une forte proportion de déchets se traduisant par les chiffres élevés de 17 o/o pour les pois, 20 pour le riz, 22 pour le pain et 30 pour les pommes de terre. Les résidus végétaux étant exagérés, le bol fécal se trouve plus volumineux et présente moins de tendance à séjourner dans l'intestin : d'où selles plus copieuses, plus fréquentes et plus régulières chez les végétariens.

L'abus des aliments d'origine animale favorise à un très haut degré la production des toxines, véritables poisons qui peuvent devenir le point de départ de fièvres infectieuses graves, surtout chez les enfants qui ont la funeste habitude d'avaler les morceaux de viande sans les mastiquer suffisamment. Les produits alimentaires de nature végétale, s'ils ne sont pas donnés à des enfants âgés de moins de quinze à vingt mois, ne provoquent jamais d'accidents de ce genre, à la condition toutefois qu'ils soient bien divisés et réduits en purée.

3° GÉLATINE. — Les substances gélatineuses ou non protéiques (gélatine, chondrine, tissu fibreux, etc.) se rapprochent de la classe des albuminoïdes de nature animale, dont elles ne se distinguent que par quelques équivalents de carbone en moins et une plus grande richesse en oxygène. Très abondantes dans le tissu conjonctif, les cartilages, la peau et les tendons, elles forment une matière colloïde nommée gélatine ou colle d'os. Elles sont douées de qualités nutritives médiocres; elles peuvent remplacer l'albumine, mais seulement à titre provisoire et pendant un délai très court. Elles calment le sentiment de la faim, excitent l'appétit par la variété qu'elles apportent dans la nourriture, et comme les hydrates de carbone elles jouent le rôle d'aliment d'épargne à l'égard de l'albumine assimilée. Ainsi 150 grammes de gélatine desséchée économisent à l'organisme 45 grammes d'albumine, soit 270 grammes de viande, plus 35 grammes de graisse. Sous l'influence des combustions organiques, l'azote et le carbone de la gélatine subissent des transformations chimiques profondes à la suite desquelles l'azote passe dans l'urine à l'état d'urée, tandis que le carbone s'exhale par les poumons et par la peau sous forme de vapeur d'eau et d'acide carbonique.

4° GRAISSES. — Les graisses sont formées par la combinaison d'un alcool triatomique, la glycérine, avec un des trois acides gras : palmitique, oléique ou stéarique et contiennent 2 équivalents d'oxygène, 16 à 18 équivalents d'hydrogène et 32 à 36 équivalents de carbone.

Les corps gras font partie de la texture anatomique de certains de nos tissus tels que le système nerveux et la moelle osseuse. Ils sont très abondants dans les graisses et les huiles animales, dans le beurre et dans les huiles végétales : 10 grammes de graisse équivalent à 24 grammes d'hydrates de carbone. Leur puissance thermogène est remarquable et leur utilisation serait plus généralisée pour augmenter l'activité des combustions et la calorification de l'organisme, pendant les froids rigoureux, si leur digestion était moins difficile et moins laborieuse.

La graisse ne se retrouve pas en nature dans le produit normal de nos sécrétions : une partie s'élimine par la peau et la surface pulmonaire sous forme de vapeur d'eau et d'acide carbonique ; le reste, c'est-à-dire la partie qui échappe à la combustion, s'emmagasine dans nos tissus et forme des réserves auxquelles l'organisme s'alimente en hydrates de carbone lorsqu'il en est privé par suite d'une abstinence volontaire ou imposée par la misère ou la maladie. Grâce à cette provende, nos tissus s'entretiennent et se nourrissent sans le concours d'aucun aliment en vertu d'un phénomène connu sous le nom d'*autophagie*.

Autant une provision modérée de graisse est utile en raison des maladies et de l'abstinence forcée possibles, autant l'excès est nuisible et pernicieux.

Sous l'influence de l'hérédité goutteuse ou arthritique, d'un défaut d'exercice physique, d'excès de nourriture et de boissons, on voit le tissu graisseux prendre un tel développement chez certains individus qu'il finit par engendrer une véritable infirmité. Les ecclésiastiques, les restaurateurs, les cuisiniers, les bouchers, les marchands de vin, les cochers de fiacre fournissent à la catégorie des cent kilos un contingent des plus respectables. Il existe quelques villes où le culte du tissu adipeux est poussé à un degré excessif. Certains gros industriels en comestibles, apportant dans l'appréciation des individus de l'espèce humaine les tendances, les habitudes et les considérations qui entraînent leur conviction et leur jugement sur un marché d'animaux gras, font un mauvais accueil au candidat à la main de leur fille s'il n'a pas un abdomen proéminent comme un tonneau de trois-six et un collier graisseux à plusieurs étages reliant en un seul bloc massif, épais et résistant, les joues, le menton, la nuque et le thorax. Pour ces admirateurs des exubérances graisseuses, une coloration écarlate de la face, tirant même légèrement sur le rouge vineux, compte parmi les meilleurs attributs d'une constitution robuste et d'une santé florissante. Hélas! ils seraient vite désenchantés sur la valeur réelle de leurs favoris si on obligeait ceux-ci à participer à une répétition ou même à une réduction de la course de Marathon dans laquelle ils auraient à couvrir au pas gymnastique, sans s'arrêter, non point 40 kilomètres, ni 4, mais 400 mètres seulement. 40 mètres suffiraient à coup sûr pour les mettre dans un état d'essoufflement, de suffocation, d'anhélation et d'asphyxie tels que la respiration artificielle et les tractions de la langue devraient leur être appliquées sans retard pour les empêcher d'étouffer.

Cette courte digression n'est qu'un simple avertissement donné à ceux qui seraient imbus de ces funestes préjugés sur les avantages de l'obésité et une invitation à l'abstinence pour ceux qui auraient des dispositions à l'engraissement exagéré. Car il faut savoir que si la graisse n'a pas de grands inconvénients quand elle est localisée aux joues, à la poitrine ou sous une partie quelconque de la peau, elle devient une cause de souffrance, de maladie et de mort quand elle envahit les organes importants de l'économie, comme le cœur, le foie, les reins, les poumons et le système artériel. On sait que les hémorragies cérébrales sont provoquées par la dégénérescence graisseuse des artères du cerveau et l'angine de poitrine par la même altération des artères du cœur, les artères coronaires. Le rein et le foie gras ne sont pas compatibles avec la vie pendant plusieurs années.

Les corps gras très riches en carbone, générateurs puissants d'énergie et de chaleur, sont d'autant plus recherchés dans l'alimentation qu'on s'éloigne davantage des pays chauds pour se rapprocher des contrées boréales où les Lapons et les Esquimaux se nourrissent presque exclusivement d'huile et de graisse de poisson. Dans les pays chauds, en Espagne, en Italie, en Afrique, en Chine, au Japon, l'usage des corps gras est très restreint et les hydrates de carbone, utiles aux besoins des combustions organiques, sont puisés dans l'amidon, la dextrine et le sucre que les céréales, le riz, le thé, le café, le cacao, la kola et les fruits très succulents et très variés renferment dans des proportions qui atteignent les chiffres élevés de 60 à 82 o/o.

5° Hydrates de carbone. — Les hydrates de carbone sont des substances exemptes de soufre et d'azote dont la formule générale $C^n(H^2O)$ indique qu'elles contiennent de l'hydrogène et de l'oxygène dans des proportions qui leur permettent de produire de l'eau et du carbone. Ils entrent dans la composition des céréales, des légumineuses, des fruits et de quelques graminées dans des proportions voisines de celles des graisses dans les viandes de diverse nature. Cette remarque est surtout exacte si on tient compte de ce fait que 10 grammes de graisse équivalent à 24 grammes de carbone.

L'amidon, les gommes, la lactose, la lévulose, les mucilages (racines des malvacées, graines de lin et de coing), le lichen d'Islande (lichenine), le topinambour (inuline), les matières pectiques (abondantes dans la chair des fruits sous la forme d'une matière gélatineuse qui par l'addition de sucre et par la chaleur donne les gelées), la canne à sucre, la betterave, le miel, la cellulose jeune, contiennent jusqu'à 86 o/o d'hydrates de carbone.

L'amidon et les dextrines sont convertis par la ptyaline

de la salive et l'amylapsine du suc pancréatique en sucre ou glucose qui passe directement dans le sang pour servir aux combustions cellulaires. L'amidon se digère infiniment mieux que la graisse; son absorption est presque totale, 99 o/o; le sucre ne réclame aucun travail à l'appareil digestif, puisqu'il est absorbé en nature par simple imbibition. Les hydrates de carbone des gommes, des mucilages, des matières pectiques, etc., sont transformés en sucre dans le tube intestinal par une fermentation spéciale.

Les hydrates de carbone jouent à l'égard de l'*albumine* et de la *graisse* le rôle d'aliment d'épargne, ce qui revient à dire qu'avec des quantités élevées d'amidon ou de sucre on peut réduire notablement les dépenses de l'organisme en azote et en graisse. Bien avant les découvertes de la chimie, les indigènes de l'Amérique du Sud, les Africains, les Chinois et les Japonais, pour atténuer les effets déprimants de l'abstinence, mettaient à profit les propriétés de la coca, du café, du thé et du maté, qui sont classés à côté des aliments d'épargne, dans la catégorie des antidéperditeurs, bien qu'ils renferment une petite proportion d'azote. Les grands explorateurs font une consommation très grande de sucre de canne, de sucre d'orge et de dragées pour remonter l'activité défaillante des hommes qui composent leur suite.

Les hydrates de carbone sont absorbés presque en totalité; les résidus qu'ils laissent ne sont que de 3 o/o pour les céréales, de 4 o/o pour les pois et de 5 o/o pour les pommes de terre.

Les aliments d'épargne, graisses et hydrates de carbone, concourent au même but dans l'organisme : ils modèrent les pertes en albuminoïdes et entretiennent le mouvement et la chaleur. Mais les graisses sont beaucoup plus indigestes et fournissent une plus grande quantité de calorique; aussi doit-on les considérer comme des aliments de la saison hivernale et des pays froids, tandis que les hydrates de carbone, qui engendrent une plus faible quantité de chaleur et qui sont très digestibles en général, conviennent mieux aux habitants des climats tempérés et des pays chauds.

6° SELS. — Les albuminoïdes, les graisses et les hydrates de carbone ne suffisent pas à la constitution et à l'entretien de nos tissus, quoique leur rôle soit prépondérant et que le chiffre total de leur proportion soit de 95 pour cent parties de substances organiques, liquides ou solides. Les matières minérales font aussi partie intégrante de notre organisme à raison de 5 o/o et complètent la composition de nos tissus. Ces éléments minéraux sont absorbés et assimilés en nature sans subir aucune transformation chimique de la part des réactifs gastrique, pancréatique ou intestinal. C'est uniquement dans le liquide sanguin que quelques-uns d'entre eux, les chlorures de sodium et de potassium, sont sujets à certaines modifications par suite de simples substitutions basiques. Aussi peut-on affirmer que tels on les absorbe, tels on les retrouve dans le produit de nos excrétions. Ils passent dans notre économie pour ainsi dire dans un état d'indifférence chimique absolue, bien que leur présence soit indispensable à l'accomplissement des actes intimes de la vie.

On trouve dans nos tissus et nos liquides organiques des sels de potassium, de sodium, de chaux, de magnésie combinés au chlore ou à l'acide phosphorique; du fer, de l'arsenic, du manganèse, du zinc et du cuivre.

Dans les liquides, on trouve surtout du sodium et du chlore; et moins de potassium et d'acide phosphorique.

Ainsi le chlorure de sodium est plus abondant dans :

Le plasma sanguin, le suc gastrique, le suc pancréatique, la sueur et les urines.

Le potassium domine dans :

Les globules sanguins, les muscles, les nerfs, le jaune d'œuf, le foie, les os, les céréales, les légumes et les pommes de terre qui sont très riches en potasse.

Les sels des liquides organiques sont en partie associés à l'albumine et en partie à l'état de simple solution. La partie combinée avec l'albumine, indispensable à la vie des éléments cellulaires, s'élimine par la destruction de celle-ci et se retrouve dans les urines et dans les fèces. La partie dissoute reste comme une réserve pour des combinaisons nouvelles. La décomposition de l'albumine produit de l'urée et des sulfates par suite de l'oxydation des atomes de soufre qui entrent dans sa constitution suivant les proportions de 0,25 à 1 0/0.

La quantité de sulfates éliminée est proportionnelle à la quantité d'albumine détruite.

D'après les recherches de Pettenkoffer, un homme adulte, avec une alimentation moyenne, élimine en vingt-quatre heures de 5 à 10 grammes de substances minérales, qu'il doit trouver dans ses aliments ou ses boissons.

Le *chlorure de sodium*, ou sel de cuisine, occupe une place très importante parmi les substances minérales nécessaires à l'organisme animal. Il excite l'appétit et augmente les vertus peptonisantes du suc gastrique. C'est lui, en effet, qui constitue la source essentielle de l'acide chlorhydrique du suc digestif. Il n'est donc pas surprenant que les animaux dont la ration comprend une dose élevée de sel marin soient plus vigoureux et plus alertes que ceux qui n'en reçoivent qu'une quantité insuffisante; et les expériences de Boussingault, qui ont mis en évidence les effets extérieurs bien appréciables du sel marin chez les sujets de la race bovine, sont absolument d'accord avec les données de la chimie. La privation pendant huit jours de sel marin réduit de un tiers sa quantité dans le sang et détermine rapidement la disparition de l'acide chlorhydrique dans le suc gastrique, qui devient inapte au travail de la digestion. Il en résulte des troubles graves dans l'état général, qui se traduisent par un amaigrissement notable et un ralentissement dans toutes les fonctions.

Les Trappistes, qui sont de véritables héros au point de vue de la sobriété, n'ont jamais pu supporter la privation du sel de cuisine.

La quantité de sel de cuisine indispensable à nos besoins journaliers varie de 4 à 5 grammes. Nous en absorbons de 15 à 20 grammes en moyenne, soit avec nos aliments, soit en nature. C'est le seul, parmi les sels minéraux, que nous ajoutions à notre nourriture.

Le lait contient peu de chlorure de sodium, 0,10 o/o. Les végétaux en renferment moins encore; mais, par contre, ils sont très riches en potasse, et c'est probablement à cause de cette richesse en potasse que le besoin de sel de cuisine est particulièrement impérieux chez les animaux et chez les végétariens. D'après Bunge, en effet, le sel de potasse en solution aqueuse pénètre dans le sang, où il se trouve en présence du chlorure de sodium. En vertu d'affinités chimiques spéciales, la potasse se substitue à la soude, il se forme du chlorure de potassium et du carbonate de soude qui s'éliminent. Mais le sang ayant ainsi perdu une certaine quantité de sel de cuisine, il devient indispensable de le lui restituer; d'où le besoin et l'habitude de saler nos aliments.

La *chaux* peut être placée, au point de vue de nos besoins en substances minérales, à côté du chlorure de sodium.

La chaux existe dans tous les tissus et liquides animaux ou végétaux à l'état de phosphate, de carbonate, de chlorure, d'urate, d'oxalate et de fluorure de chaux.

On la trouve à l'état de combinaison organique dans la lécithine, la nucléine et l'acide phosphoglycérique de nos tissus.

De tous les sels de chaux, le phosphate est le plus intéressant pour nous.

D'après Forster, l'enfant absorbe chaque jour, pendant la première année, 5o centigrammes de phosphate de chaux.

Le phosphate de chaux existe dans tous les liquides et tissus organiques : une partie s'y trouve en dissolution combinée avec l'albumine; mais la plus grande partie est déposée dans les os et les dents à l'état de sel neutre. 1000 grammes d'os humains renferment 57o grammes de phosphate de chaux, et dans l'émail des dents on en trouve 88 o/o. Le phosphate de chaux représente donc l'élément le plus important de la solidité des os. Il joue un rôle essentiel dans le développement et l'entretien de toutes nos cellules.

Une série d'expériences physiologiques et d'observations cliniques ont mis hors de doute l'action puissante du phosphate de chaux sur le développement du tissu osseux, sur la santé générale des hommes et des animaux, et son efficacité remarquable contre certaines maladies très graves telles que : le rachitisme, l'ostéomalacie, la bronchite chronique, l'anémie, les dyspepsies et l'usure organique sous toutes ses formes.

Le grand chirurgien français Gosselin et le naturaliste

belge Milne-Edwards ont montré que le phosphate de
chaux a une influence réelle sur la consolidation des
fractures. Chez un homme qui eut trois fractures successives du même bras et qui fut traité par le phosphate de
chaux la deuxième et la troisième fois, la consolidation
mit quarante-cinq jours à se former à la première
fracture, tandis qu'elle n'en mit que trente-cinq à la
deuxième, et seulement vingt-cinq à la troisième.

D'après les recherches de Davis et de Valentin, un os
sain et frais renferme 67 o/o de phosphate de chaux et
un os d'enfant rachitique ou de femme atteinte d'ostéomalacie n'en contient que 16 o o. Les cliniciens expliquent
ces faits en faisant remarquer que le rachitisme s'observe
le plus fréquemment chez les enfants à l'époque de la
dentition, alors qu'ils ont besoin de grandes quantités
de phosphate de chaux, — et que l'ostéomalacie se
développe chez les femmes enceintes, à l'organisme
desquelles le phosphate de chaux est soustrait par le
développement des os du fœtus.

Chossat a noté chez des pigeons privés de chaux des
crises diarrhéiques, un dépérissement considérable et
une fragilité remarquable du squelette.

Rolof (de Halle) a publié des observations concernant
des vaches qu'il nourrissait avec du foin pauvre en chaux
et chez lesquelles il vit se produire des troubles nutritifs
profonds, intéressant surtout le système osseux. Après
les avoir maintenues malades pendant une année entière,
il leur fournit en abondance de la chaux, et après quatre
semaines de traitement leur guérison fut complète, au
point qu'elles parcouraient en bondissant les pâturages
où elles ne pouvaient auparavant se traîner qu'avec
beaucoup de peine.

Milne-Edwards donna une nourriture pauvre en chaux

à de jeunes pigeons n'ayant pas encore atteint tout leur accroissement. Ces pigeons, au bout de trois mois, furent pris de diarrhée et devinrent très chétifs. Les ayant sacrifiés, il trouva que leurs os étaient d'un tiers plus petits que ceux d'autres pigeons témoins soumis au régime ordinaire.

Le phosphate de chaux exerce une action manifeste sur les fonctions digestives et sur le système nerveux. Rabuteau déclare avoir vu maintes fois, sous son influence, disparaître les taches blanches qu'on remarque sur les ongles des personnes chez lesquelles la nutrition est défectueuse par suite d'un mauvais état général ou d'une impression trop vive de joie ou de chagrin.

En 1876, Daremberg de l'Institut a démontré que les bronchitiques perdaient chaque jour, par les crachats, un gramme et demi de phosphate de chaux et un gramme de chlorure de sodium. J. Teissier a particulièrement mis en relief la phosphaturie dans la bronchite chronique. Becquerel et Rodier ont trouvé dans le sang des malades atteints d'affections chroniques pulmonaires 25 centigrammes de phosphate de chaux, tandis que le sang normal en contient 40 centigrammes. Cette déperdition de phosphate se fait en grande partie aux dépens du poumon dont le tissu conjonctif contient une forte proportion de phosphate de chaux (1).

Il sera donc rationnel de fournir à l'organisme des aliments riches en phosphates facilement assimilables qu'on trouve dans certaines catégories de viandes et de végétaux.

Le *fer* existe dans les globules rouges du sang dont il constitue en grande partie la matière colorante, l'hémoglobine. Un litre de sang normal contient en moyenne 50 centigrammes de fer : la quantité du sang étant en moyenne de 6 litres chez un adulte, il en résulte que la

(1) Dr CAYLA, *Notice sur le vin phosphaté.* Bordeaux, 1886.

quantité totale de fer est de 3 grammes environ. Il n'est donc pas nécessaire d'absorber des doses massives de fer pour obtenir la reconstitution du sang chez les anémiques; l'important, c'est d'administrer ce métal sous une forme qui convienne à l'organisme. Or, il est douteux que le fer des meilleures préparations pharmaceutiques soit assimilé; et il est vraisemblable, d'après les recherches les plus récentes des savants, que tous les produits ferrugineux n'ont d'autre avantage que de rendre plus absorbable le fer de nos aliments et de le mettre à l'abri de certaines décompositions qui compromettraient ses vertus régénératrices.

Le manganèse se retrouve dans tous les tissus végétaux et animaux, mais en très petite quantité, avec des traces d'arsenic, de cuivre et de zinc. On n'est pas encore bien fixé sur le chiffre exact de ces éléments minéraux, pas plus que sur leur rôle physiologique.

Besoins en substances minérales.

D'après les recherches de Lapicque et Richet, un homme de taille moyenne assimile en vingt-quatre heures 6 gr. 60 de substances minérales et il en absorbe quatre fois plus; l'excédent est rejeté sans être utilisé.

NATURE DES SELS	QUANTITÉS assimilées	QUANTITÉS consommées
	Grammes.	Grammes.
Soude	0,30	7,00
Potasse.	0,90	4,75
Acide phosphorique.	3,60	4,75
Chaux	0,30	0,75
Chlore.	1,50	8,00

Nous trouvons ces substances minérales dans nos aliments et nos boissons. Le chlorure de sodium, comme nous l'avons fait remarquer, est le seul principe minéral que nous ajoutions à nos aliments sous forme de sel de cuisine. Ces substances se rencontrent surtout dans les céréales, les légumineuses, les œufs, certaines viandes et le sang de porc.

L'ACIDE PHOSPHORIQUE est *abondant* dans le pain de seigle, la chair musculaire. le jaune d'œuf, la farine de froment. — *Rare* dans le blanc d'œuf.

L'ACIDE SULFURIQUE est *abondant* dans le navet, les pommes de terre et les asperges. — *Rare* dans le lait de vache.

La CHAUX est *abondante* dans la salade, les haricots, les fèves, les châtaignes, les asperges, le lait de vache et le jaune d'œuf. — *Rare* dans la viande et la cervelle.

Le CHLORE est *abondant* dans les haricots. les fèves, les lentilles. — *Rare* dans les pois, les châtaignes, les pommes de terre.

Le CHLORURE DE SODIUM est *abondant* dans le blanc d'œuf et le sang de porc. — *A l'état de traces :* dans les pois, les châtaignes et les pommes de terre, et n'existe pas dans les céréales.

Le CHLORURE DE POTASSIUM existe dans les pois. — *Néant* dans les autres légumes et les céréales.

La MAGNÉSIE existe en quantité notable dans les pois, les haricots, les fèves, les lentilles, les châtaignes, les pommes de terre et surtout le pain de seigle. — *Rare* dans le jaune d'œuf, le sang de porc (boudin) et la cervelle de porc.

La POTASSE se trouve dans le bouillon, les pois, les haricots. les châtaignes, les fèves, les lentilles et surtout dans les pommes de terre. — *A l'état de traces :* dans le jaune d'œuf.

L'OXYDE DE FER est *abondant* dans l'avoine, l'asperge, le sang de porc et les épinards. — *A l'état de traces :* dans le bouillon et l'extrait de viande.

La SILICE est *abondante* dans les salades, les asperges, l'orge et les fèves. — *Rare* dans le blanc d'œuf et le lait de vache.

La SOUDE est *abondante* dans les navets, les lentilles, la salade, les haricots, les fèves et les châtaignes. — *Rare* dans le pain de froment.

Le tableau suivant, emprunté à Moleschott, indique les proportions de matières minérales contenues dans certaines légumineuses, dans les châtaignes et dans les pommes de terre :

POUR 1000 PARTIES	Pois	Haricots	Fèves	Lentilles	Châtaig.	Pommes de terre
Potasse	8,60	9,82	6,24	5,71	5,96	6,26
Soude.	1,63	2,41	3,41	2,21	2,90	»
Chaux	1,04	2,36	1,53	1,04	1,18	0,26
Magnésie	1,82	1,85	2,05	0,41	1,18	0,53
Oxyde de fer	0,23	0,01	0,30	0,33	0,15	0,05
Acide phosphorique	8,50	6,46	9,01	5,97	1,37	1,79
Chlore	0,77	0,70	0,86	»	0,58	0,47
Chlorure de potassium	0,67	»	»	»	»	»
Chlorure de sodium	0,44	»	»	»	»	»
Silice.	0,05	0,22	1,42	0,22	0,35	0,18
Eau.	145,04	160,20	128,55	113,18	537,14	727,46
TOTAL DES SELS. . . .	23,75	24,08	25,33	16,65	15,17	10,25

Le fer ayant une importance capitale au point de vue alimentaire en raison de la fréquence actuelle de l'anémie, il nous paraît intéressant de reproduire les chiffres de cette substance trouvés à l'analyse dans un certain nombre d'aliments et communiqués par Bunge au Congrès de médecine interne de Munich, en 1895. Il est démontré en effet que le fer de nos aliments est beaucoup mieux absorbé que celui des meilleures préparations pharmaceutiques et que, dans le traitement de la chlorose et de l'anémie, on doit s'adresser aux aliments et à l'hygiène plutôt qu'au chimiste.

QUANTITÉ DE FER
(EN MILLIGRAMMES)

contenue dans 100 grammes de matières sèches des substances suivantes :

Sérum du sang.	o
Blanc d'œuf de poule	traces.
Riz	1,80
Lait de vache.	2,30
Lait de femme	2,70
Lait de chienne.	3,20
Seigle	4,90
Blé	5,50
Pommes de terre	6,40
Pois.	6,60
Haricots blancs.	8,30
Fraises.	8,90
Lentilles.	4,50
Pommes.	13,20
Viande de bœuf.	16,60
Jaune d'œuf.	11 à 24
Épinards.	35 »
Sang de porc.	226 »
Hématogène	290 »
Hémoglobine.	340 »

CHAPITRE II

Aliments. — Leur composition chimique.

Aliments d'origine animale.

Œufs. — Les œufs, par leur richesse en graisse et en albumine, en acide phosphoglycérique et en fer (hématogène de Bunge), constituent une ressource précieuse pour l'alimentation des enfants, des convalescents et des anémiques. Protégés contre toutes les souillures extérieures par leur coquille résistante formée de carbonate de chaux, ils représentent l'aliment à peu près unique qu'on puisse absorber, même à l'état de crudité, sans risquer d'avaler des poussières fermentescibles ou des microbes pathogènes.

COMPOSITION CHIMIQUE DE L'ŒUF

POUR 100 PARTIES	Eau	Albumine	Graisse	Substances extractives	Sels
Blanc d'œuf.	85,80	12,70	0,30	0,70	0,60
Jaune d'œuf	50,80	16,20	31,80	0,10	1,10
Œuf total (bl. et jaune).	73,70	12,60	12,10	0,50	1,10

J. König.

BEURRE. — Le beurre est un produit du lait. Pour l'obtenir, on recueille la crème qu'on soumet au battage afin de déchirer l'enveloppe des globules du lait : ceux-ci se réunissent pour former une pâte jaunâtre, onctueuse, savoureuse, qui n'est autre chose que le beurre. Le beurre de bonne qualité renferme 90 o/o de graisse, 2 o/o de caséine, de la lactose et des sels. D'après Avicenne, la graisse du beurre possède les mêmes propriétés que l'huile d'olive. C'est le beurre de brebis qui contient les proportions les plus élevées de graisse et qui rend si savoureux les fromages de Lacan et de Rocamadour. Le lait de chèvre est plus pauvre en beurre et sert à préparer les bons fromages du Mont-Dore.

FROMAGES. — Les fromages sont riches en albumine, en graisse et en sels et pauvres en hydrates de carbone. Pris avec du pain, du riz ou des pommes de terre et de l'eau, ils peuvent suffire aux besoins de notre organisme.

COMPOSITION CHIMIQUE DES PRINCIPAUX FROMAGES

	Albuminoïdes	Graisse	Hydrates de carbone	Cendres	Eau
Gervais.	11,50	27,30	3 »	2,50	53,90
Camembert.	18 »	20,75	5,70	3,50	52,50
Gruyère	32.50	29 »	4,25	4,50	35,09
Brie	19 »	25,08	5,25	5 »	45,74
Parmesan	45 »	15 »	»	5,25	27,95
Neufchâtel	10 »	40,25	»	6,75	49 »
Roquefort	28 »	33,13	3.25	3,35	30,10
Hollande.	29,50	26,69	4 »	5 »	36,53
Fromage gras	28 »	31 »	5 »	4,50	35,08
Fromage maigre	33 »	8,50	7 »	3,90	47 »
Fromage à la crème. . . .	25 »	7,50	7 »	4,25	60 »

RICHESSE PROGRESSIVE EN MATIÈRES ALBUMINOÏDES
ET RELATIVE EN GRAISSE
de 100 parties de morceaux divers de *viande de Bœuf*.

DÉSIGNATION DES PARTIES soumises à l'analyse	ALBUMINOÏDES	GRAISSE
Cœur.	14	12,25
Langue	14	7,50
Longe	16	4 »
Mou.	17	2,50
Rognon	17	1,50
Faux filet	18	10 »
Poitrine	18	4,25
Aloyau.	19	5,25
Épaule	19	6,50
Foie.	19	5,25
Culotte	20	4,20
Cou	20	1,10
Cuisse	20	4,50
Filet.	20	2,65
Joue.	20	3,61
Entrecôte.	21	6,50
Faux gîte	22	5,25

RICHESSE PROGRESSIVE EN MATIÈRES ALBUMINOÏDES ET EN GRAISSE
de 100 parties de viande de veau, de mouton, de porc,
de cheval, de lièvre, de lapin, d'oiseaux, de poissons, de crustacés et de mollusques.

Viande de Veau.

	ALBUMINOÏDES		GRAISSE
Collet	15 »	Ris de veau	2 »
Foie de veau. . . .	17,50	Foie.	2,40
Rognon	19 »	Épaule.	3,65
Poitrine.	19 »	Rouelle	3,70
Épaule.	19 »	Collet	6,10
Veau maigre. . . .	19,80	Côtelette.	6,35
Côtelette.	20,25	Tête.	7,25
Rouelle	20,25	Rognon	7,30
Ris de veau	22,20	Poitrine.	16 »
Cervelle	28 »		

Substance collagène . . . . 6 0 0.

D'après les chiffres indiqués dans ce tableau, il est facile de voir que le ris de veau ou thymus qui forme un corps glanduleux sous la gorge du veau mérite bien la réputation d'aliment très nourrissant et de facile digestion que tous les médecins hygiénistes lui accordent. De consistance molle, facilement divisible, il contient une proportion très élevée de matières albuminoïdes, une faible partie de graisse qui est toujours lourde à l'estomac et, enfin, 6 grammes pour 100 de substance collagène qui, en sa qualité d'aliment d'épargne, restreindra les pertes de l'albumine tout en élevant le taux de son assimilabilité. On remarquera, en outre, que la poitrine de veau, en raison de sa teneur excessive en matières grasses, ne saurait convenir aux enfants du premier âge, ni aux convalescents dont l'appareil digestif a besoin de ménagements.

Viande de Mouton.

	ALBUMINOÏDES		GRAISSE
Collet.	8,51	Rognons.	3,33
Cou.	10,25	Collet.	8 »
Gigot	11 »	Cervelle.	8 »
Côtelette.	11,10	Cou.	8,50
Cervelle	11,15	Côtelette.	8,50
Épaule	12,20	Gigot	8,60
Rognons.	16,25	Épaule.	9 »

Les divers morceaux du mouton présentent entre eux une faible différence dans leur richesse en substances albuminoïdes et en graisse. Un seul, le rognon, se distingue des parties les plus azotées par un quart d'albumine en plus et un tiers en moins de matières grasses. Ces particularités devraient le recommander comme un aliment très nutritif et facile à digérer s'il était moins compact et moins fibreux. En réalité, toute la viande de mouton est nourrissante et doit être permise aux enfants ayant dépassé deux à trois ans.

Viande de Porc.

	ALBUMINOÏDES		GRAISSE
Côtelette.	14 »	Jambon	5 »
Rognon.	15 »	Rognon	6,50
Boudin	16 »	Jambonneau. . . .	8 »
Filet.	16,50	Filet.	8,20
Cervelas.	17 »	Côtelette.	8,50
Saucisse.	18 »	Saucisse fumée. . .	11,10
Jambon	20,30	Boudin	24,25
Saucisson	22 »	Cervelas.	40 »
Jambonneau. . . .	24 »	Saucisson fumé. . .	41 »

La viande de porc est assurément très nutritive, mais sa richesse en matières grasses, qui s'élève de 10 à 40 pour 0/0 en moyenne, en fait un aliment trop lourd pour les estomacs jeunes, convalescents ou délicats. On doit faire cependant une exception en faveur du jambon, des rognons, très riches en matières albuminoïdes et contenant beaucoup moins de graisse que les autres morceaux. Inutile de faire remarquer que la digestion du boudin, du cervelas et du saucisson fumé n'est possible que pour des estomacs particulièrement robustes.

Viandes diverses.

	CHEVAL	LAPIN	CHEVREUIL	LIÈVRE
Albuminoïdes . .	18	21	22	24 »
Graisse.	4	7,80	2	1,25

Ces viandes diverses jouissent de propriétés reconstituantes remarquables, se digèrent bien, mais doivent être proscrites de la table des goutteux, des graveleux, des sanguins et des arthritiques en général, qui assimilent plus qu'ils n'éliminent de matières azotées. Elles conviennent plutôt aux faibles, aux anémiques et aux enfants qui ont besoin de matériaux de haute qualité pour construire la charpente de leur édifice.

Viande d'Oiseaux de basse-cour et sauvages.

	ALBUMINOÏDES		GRAISSE
Poulet.	18,25	Perdrix	1,25
Quartier d'oie . . .	21 »	Pigeon ramier. . .	1,80
Pigeon ramier. . .	21 »	Petits oiseaux . . .	1,80
Pigeon	21,50	Canard sauvage . .	3,50
Canard domestique.	22,25	Poulet.	3,80
Petits oiseaux . . .	23,25	Canard domestique.	6,25
Canard sauvage. . .	23,50	Poulet gras	10 »
Perdrix	25 »	Quartier d'oie . . .	31 »

Composition de la Poule et du jeune Coq.

	POULE		JEUNE COQ
	maigre	grasse	
Matières azotées.	19,50	18 »	23,50
Graisse.	1,50	9,45	3,25
Eau.	76,50	70,15	70,25

Le caractère de contexture des viandes d'oiseaux réside dans la finesse de leurs fibres musculaires : cette ténuité fibrillaire est un facteur important de leur grande digestibilité. C'est pour cette raison qu'elles sont données, de préférence aux viandes rouges, aux enfants jeunes et aux estomacs délicats. La facilité de leur dissolution par le suc gastrique tient aussi à la faible proportion de graisse qui entre dans leur composition. Une exception sera faite pour la viande d'oie et de canard, qui est très grasse et très indigeste.

La viande de grenouille se rapproche beaucoup de celle des oiseaux par sa teneur en albumine, qui est de 16 o/o et sa très petite quantité de graisse, o,10 o/o.

Viande de Poissons.

ALBUMINOÏDES		GRAISSE	
Perche.	10,50	Perche.	0,25
Sole.	12,25	Brochet	0,75
Anguille.	13,50	Sole.	0,85
Morue fraîche . . .	14,50	Morue salée	1,10
Saumon.	15,75	Carpe	2,25
Brochet	17,25	Morue fraîche . . .	2,25
Hareng frais. . . .	18,25	Turbot	2,25
Hareng salé	18,90	Saumon.	7,75
Carpe.	20,50	Hareng frais	10 »
Turbot	20,75	Maquereau.	11,50
Maquereau.	20,75	Hareng salé	16,90
Morue salée	80 »	Anguille.	28 »

La viande de poisson est aussi riche en principes albuminoïdes que la viande des mammifères; cependant, à poids égal, elle est moins nutritive. Sa digestibilité est plus grande à cause de la faible quantité de graisse qui entre dans sa composition, sauf pour le hareng salé et surtout pour l'anguille qui est très lourde à l'estomac. Cette viande joue un rôle important dans l'alimentation de la première enfance, dans la convalescence, et aussi parmi les classes pauvres qui trouvent dans le hareng et la morue salée un aliment fortement azoté, tout en étant accessible aux plus petites bourses.

Crustacés.

	ALBUMINOÏDES		GRAISSE
Crevettes	14,50	Crabes.	0,50
Crabes.	15 »	Crevettes.	0,90
Écrevisses	13 »	Écrevisses	1,50
Langoustes.	15,75	Langoustes.	1,80
Homards.	16 »	Homards.	2 »

Mollusques.

	ALBUMINOÏDES		GRAISSE
Moules	8	Huîtres	1
Huîtres	9	Escargots	2
Escargots	13	Moules.	2,50

Les mollusques constituent une nourriture très appétissante, agréable à l'estomac, et d'une digestion facile. La moule renferme quelquefois un produit toxique, emprisonné dans le foie, résistant à l'ébullition et donnant lieu à de véritables empoisonnements. Cet alcaloïde, la *mytilotoxine,* du nom du mollusque *Mytilus edulis,* est analogue dans ses effets aux toxines qui existent dans les œufs de certains poissons et qu'on soupçonne de provoquer des poussées urticariennes chez quelques personnes dont les reins fonctionnent médiocrement et qui, par contre, ont la peau très impressionnable.

Aliments d'origine végétale.

RICHESSE PROGRESSIVE
EN MATIÈRES AZOTÉES OU ALBUMINOÏDES ET EN GRAISSE
de 100 parties de céréales et de riz.

	ALBUMINOÏDES		GRAISSE
Sarrasin.	6,50	Riz	0,90
Maïs.	7,75	Blé	1 »
Riz	8,25	Orge	1 »
Avoine	9,25	Seigle.	2 »
Seigle.	10,50	Sarrasin.	3 »
Orge	12,50	Avoine	4,50
Blé	13,60	Maïs.	5 »

RICHESSE RELATIVE EN HYDRATES DE CARBONE ET EN CELLULOSE
de 100 parties de céréales et de riz.

	Hydrates de carbone	Amidon	Dextrine	Sucre	Cellulose
Avoine.	73,43	50,33	4,96	6,50	11,64
Orge.	77 90	48,26	9,95	9,95	9,74
Blé	69,59	56,86	4,66	4,84	3,23
Seigle	74,79	55,51	8,45	2,87	4,96
Maïs.	73,18	63,74	2,34	1,85	5,25
Sarrasin	74,72	67,23	2,12	0,59	4,78
Riz.	84,45	82,29	0,98	0,17	1,01

La composition des céréales est particulièrement remarquable par le chiffre des matières albuminoïdes qui est aussi élevé que celui de certaines viandes de boucherie ; par une proportion très réduite de matière grasse et enfin par le taux très élevé des hydrates de carbone dont la quantité oscille entre 69 et 84 o,o. Cette abondance d'hydrates de carbone, qui peut fournir deux ou trois fois plus de chaleur et de mouvement que les viandes les plus grasses, fait des céréales des aliments de premier ordre, surtout si on tient compte de la digestibilité et de l'assimilabilité beaucoup plus grandes des hydrates carbonés que des corps gras. C'est à cet ensemble de qualités que les aliments fournis par les céréales doivent leurs propriétés éminemment nutritives. Le pain est sans conteste le plus précieux des aliments : il renferme tous les éléments nécessaires à la constitution de nos tissus ; il est savoureux, de digestion facile, et son prix le rend accessible aux classes les plus humbles de la société. Il constitue un aliment complet qui se conserve pendant plusieurs jours sans subir d'importantes altérations ; son usage est courant dans tous les pays civilisés, mais c'est en France qu'il s'en fait la plus grande consommation. L'importance de cet aliment est si grande que les Pères de l'Église qui ont rédigé le *Pater noster* semblent avoir oublié qu'il en existait d'autres. « Donnez-nous notre pain quotidien, » disons-nous chaque matin en élevant notre première pensée vers Dieu. Nous négligeons entièrement le lait, le café, le vin de Bordeaux, le champagne, la viande, les confitures, dont nous sommes pourtant si friands. C'est que le pain peut à la rigueur nous permettre de vivre pendant plusieurs mois sans le concours d'autres aliments. Cependant il est juste de reconnaître qu'il ne tarderait pas à devenir insuffisant, car avec un régime composé exclusivement de pain, l'organisme perd chaque jour environ 2 à 4 grammes d'azote, soit 60 à 100 grammes de chair musculaire. Pour rendre le régime du pain apte à notre entretien d'une manière absolue, il faut une très petite quantité de substances grasses et d'albuminoïdes que nous trouvons facilement dans la soupe, le lait, les fromages ou les œufs.

Avec la farine des céréales on prépare plusieurs espèces de pains et diverses pâtes alimentaires.

Pour faire le pain, on délaye la farine avec de l'eau tiède additionnée de sel de cuisine et d'une certaine quantité de levain dans un local dont la température doit atteindre 20 à 25°. Le mélange ayant été opéré minutieusement par un pétrissage énergique et prolongé, on recouvre la pâte de toiles épaisses et on laisse la fermentation s'effectuer pendant douze heures environ. Sous l'influence d'un ferment diastasique, la *céréaline*, la dextrine, la maltose et le sucre de la farine subissent une transformation chimique qui donne naissance à de l'alcool et à des bulles d'acide carbonique qui font lever la pâte et qui formeront les porosités du pain de bonne qualité. Par la cuisson, qui exige une température de 200 à 300° centigrades dans le four, la partie extérieure de la pâte se dessèche, son sucre se caramélise, et il en résulte une croûte brunâtre, savoureuse, appétissante, recouverte d'un vernis brillant formé par la couche de gomme que l'évaporation abandonne sur toute sa surface. Quand la croûte est constituée, l'évaporation intérieure diminue et la mie reste plus tendre, plus aqueuse et plus souple. La température intérieure du pain, pendant la cuisson, n'étant pas cependant inférieure à 90°, tous les germes des fermentations acétique, lactique et butyrique sont détruits et sa conservation est assurée pour un temps relativement long. Sous la même influence, les divers microbes pathogènes sont détruits et les dangers de propagation d'un grand nombre de maladies contagieuses se trouvent ainsi très heureusement supprimés.

Les espèces de pain les plus usuelles sont, par ordre de qualité :

1° Le pain blanc;

2° Le pain complet;

3" Le pain de seigle;

4° Le pain de maïs;

5" Le pain composé de parties égales de farines de blé, de seigle et de maïs;

6" Le pain de blé noir ou sarrasin;

7" Le pain de riz et de froment.

Le pain blanc, de l'avis de tous les hygiénistes compétents, mérite d'occuper la première place en raison de ses qualités nutritives et de sa digestibilité. Les résidus qu'il laisse après son absorption ne sont que de : 5 o/o pour la substance sèche, de 20 o/o d'azote et de matières minérales et de 1 o/o pour les hydrates de carbone; tandis que ces mêmes déchets pour le pain de seigle sont de 15, 30 et 32 o/o.

Le pain complet, préparé avec tous les produits de la mouture, y compris le son, serait supérieur au pain blanc s'il était aussi facile à digérer, le son contenant une certaine proportion de phosphate de chaux et de magnésie très utiles à notre organisme. Sa digestibilité plus laborieuse, sa teneur plus faible en azote et en hydrates de carbone doivent le faire placer au deuxième rang.

Le pain de seigle est savoureux et rafraîchissant; mais il est moins riche en albumine et en hydrates de carbone que le pain blanc et se digère plus difficilement. On l'a accusé de produire des troubles circulatoires sérieux et des désordres nutritifs profonds dus à la présence, dans la farine qui sert à sa fabrication, de l'*ergot de seigle* dont l'alcaloïde. l'ergotine, resserre considérablement les vaisseaux capillaires. On met à profit ces propriétés constrictives en conseillant l'usage du pain de seigle aux femmes arrivées à la période critique et chez lesquelles les pertes sanguines sont trop abondantes.

Le pain de maïs est également très agréable au goût et très rafraîchissant; il renferme presque autant d'azote que le pain de seigle, beaucoup plus d'hydrates de carbone et cinq fois plus de graisse que le pain blanc. Il s'en fait une grande consommation dans le midi de la France. Dans la haute Italie, le pain de maïs est remplacé par une bouillie de farine de maïs avec du lait qu'on désigne sous le nom de *polenta*. Associée au lait ou au fromage, la farine de maïs, prise en quantité suffisante, peut suffire aux besoins de l'organisme, tandis qu'à elle seule elle est insuffisante à réparer les pertes en albumine qui dépassent chaque jour de 15 grammes le chiffre des recettes qu'elle peut fournir.

Comme le seigle, le maïs est souvent envahi par un champignon, le *verdet du maïs*, dont l'alcaloïde, la *pellagrozéine*, engendre une maladie généralement mortelle, la *pellagre* (le mal de la Rosa), qui a été découverte par un médecin de campagne aussi modeste qu'illustre, le précurseur de Pasteur, J. Hameau, de La Teste. Il est possible cependant que la gravité de la pellagre ne soit pas imputable uniquement à la présence du champignon qui la produit et qu'elle soit aussi la conséquence de l'insuffisance de nourriture et du faible degré de résistance des populations pauvres sur lesquelles on l'a particulièrement observée. Aussi n'est-il pas nécessaire de proscrire l'usage du maïs, à la condition que les rations alimentaires soient complétées par le lait, les œufs, le beurre ou les fromages.

Le pain composé de parties égales de farines de froment, d'orge et de maïs est adopté par certaines populations agricoles qui se livrent à des cultures variées. Ce pain est très appétissant, très nutritif et facile à digérer : les qualités des trois farines s'y trouvent réunies et les défauts en paraissent exclus.

Le pain de blé noir, formé d'une pâte grisâtre, compacte, mal levée, cuisant fort mal, est très lourd à l'estomac et s'absorbe médiocrement. Il est généralement abandonné depuis les progrès de la meunerie et de la boulangerie.

On fabrique encore des pains très délicats et très savoureux, dits *pains à café, pains viennois*, avec de belles farines de froment et de riz bien travaillées et additionnées d'une grande quantité de levure.

Le pain *viennois* est obtenu avec des farines de première qualité délayées dans un liquide composé de trois parties d'eau et d'une partie de lait avec une proportion élevée de levure.

Les *croissants* sont fabriqués avec de la farine de choix, des œufs et du lait.

Les *pains anglais* ou *pains de mie* sont préparés avec de la pâte de farine de riz et de froment, additionnée de beurre et de farine de pommes de terre.

Tous ces pains sont fort appétissants et d'une grande digestibilité.

Pâtes alimentaires.

Les pâtes alimentaires : vermicelle, macaroni, nouilles, perles du Nizam, semoule, etc., sont préparées avec du blé finement concassé. Plus la division du blé est complète, plus la digestibilité des pâtes est parfaite. Leur composition chimique est celle de la farine de froment. Elles constituent des aliments d'autant plus nutritifs qu'elles sont toujours associées à des bouillons consommés qui relèvent notablement leur teneur en principes azotés.

Pâtisseries.

Les pâtisseries confectionnées avec la farine, les œufs, le lait, le sucre et quelques condiments comme la vanille, le café, le chocolat, sont les meilleures. Le pain d'épices est un mélange de farine de seigle, de mélasse et de miel.

On emploie pour les faire lever des levains artificiels, le bicarbonate d'ammoniaque ou bien un mélange de bicarbonate de soude et de crème de tartre qui, au contact de l'humidité de la pâte, dégagent une grande quantité d'acide carbonique. A dose modérée, ces levains sont absolument inoffensifs.

COMPOSITION

DE QUELQUES FARINES DE CÉRÉALES ET DE LÉGUMINEUSES[1]

(Pour 100 parties.)

DÉNOMINATION DES FARINES	MATIÈRES		Hydrates de carb.	Cellulose	Cendres	Eau
	azotée	grasse				
Farine de blé.	11,82	1,36	72,23	0,98	0,96	12,65
— seigle	11,52	2,08	69,66	1,59	1,44	13,71
— orge	14,89	1,48	71,71	0,47	0,59	14,83
— avoine	14,67	5,91	64,73	2,39	2,21	10,07
— sarrasin	9,28	1,89	72,46	0,89	1,21	14,27
— maïs	14 »	3,80	70,68	»	0,86	10,60
— millet	9,81	8,80	71,78	»	»	10,30
— pois	25,10	0,60	54,90	»	3,20	16,80
— haricots	25,56	1,55	53,13	»	3,28	13,48
— lentilles	33,71	0,84	60,77	»	2,42	13,25
— tapioca.	0,63	»	85,95	»	0,12	13,30
— arrow-root	0,88	»	82,41	»	0,21	16,50
Fécule de pommes de terre .	1,03	»	80,83	»	0,96	17,18

[1] *Documents sur les falsifications des substances alimentaires.*

COMPOSITION DE LA FARINE ET DU SON[1]

(Pour 100 parties.)

	FARINE	SON
Eau	15,54	12,67
Matière azotée	11,17	12,99
Graisse.	1,07	2,88
Amidon	70,43	31,31
Cellulose.	0,98	34,57
Cendres	0,81	5.58

COMPOSITION CHIMIQUE DU PAIN[1]

(Pour 100 parties.)

PAINS	Eau	Albumine	Graisse	Hydrates de carb.	Cellulose	Cendres
Pain blanc.	33 »	8,80	1 »	55 »	»	1,70
Pain de gruau	33 »	7,80	1,88	41 »	2,70	2 »
Pain de seigle	40 »	7,70	1 »	48 »	1,80	1,60
Mie de pain	34,56	6,60	0,70	57,30	»	0,84
Croûte.	29 »	13 »	1,10	66,40	»	1,24
Pain de gluten	34,40	65 »	»	20 »	2,70	0,60
Pain de son	33 »	6,20	1,88	21,50	24 »	4,70

Ces chiffres nous donnent la raison de la digestibilité du pain blanc, qui contient une quantité moyenne de principes azotés, beaucoup d'hydrates de carbone et pas de traces de cellulose que les sucs digestifs n'attaquent pas et dont la présence entrave l'absorption des parties assimilables des aliments. Le pain de son, malgré 6 gr. 20 d'albumine et 21 gr. 50 d'hydrates de carbone,

(1) *Documents sur les falsifications des substances alimentaires.*

n'a qu'une médiocre valeur nutritive en raison de sa richesse en cellulose. Il n'est utile que chez les constipés qui ont l'appareil digestif assez tolérant pour s'en accommoder.

Légumes.

Les légumes jouent un rôle très important dans l'alimentation : les uns à cause de leur richesse en substances albuminoïdes (graines des légumineuses) ou en hydrocarbonées (pommes de terre); les autres par leurs principes aromatiques, eupeptiques et digestifs (oseille, laitue, radis, truffes, etc.). Les légumes possèdent le précieux avantage d'apporter une variété très grande dans la nature des aliments et de contenir une faible quantité d'éléments nutritifs sous un volume considérable, de telle sorte qu'ils donnent à l'estomac la sensation de satiété et empêchent ainsi les favoris de la fortune d'absorber des doses trop élevées de viande dont l'abus engendre rapidement la goutte, l'obésité, les maladies de peau et toutes les manifestations de l'arthritisme. Nous devons noter aussi qu'ils servent de véhicule à la graisse des autres aliments; qu'ils abandonnent dans l'intestin des résidus copieux, par suite de leur teneur élevée en cellulose à laquelle ils sont redevables de leurs propriétés laxatives manifestes et que quelques-uns d'entre eux activent les sécrétions urinaire, cutanée et pulmonaire.

Leur richesse relative en matières minérales justifie la grande consommation qu'on en fait dans toutes les classes de la société.

En résumé, s'ils ne sont pas aptes à faire face aux dépenses de l'organisme humain, ils complètent très heureusement la catégorie des substances qui assurent notre alimentation.

On a divisé les légumes en deux classes :

Les *féculents* et les *herbacés*.

Les *premiers*, qui contiennent de grandes quantités de principes albuminoïdes et qui sont pauvres en graisses, comprennent :

1° Les *graines de légumineuses*, riches en azote ou albumine, fécule et fer, telles que les *fèves*, les *haricots*, les *féveroles*, les *lentilles*, les *pois secs*.

2° Les *tubercules*, comme la pomme de terre, qui contient peu d'albumine, encore moins de graisse, mais beaucoup de potasse et un cinquième de son poids d'amidon ou hydrates de carbone. La châtaigne peut prendre place à côté de la pomme de terre par sa richesse en fécule et sa digestibilité.

3° Les *racines* (carottes, salsifis, crosnes, navets, betteraves), abondamment pourvues d'eau avec un dixième environ de leur poids d'hydrocarbone, très peu de graisse, mais une proportion relativement élevée de matières minérales.

Les *légumes herbacés* comprennent aussi trois ordres de végétaux :

1° Ceux relativement riches en azote (jusqu'à 3 o/o de leur poids), dont les principaux sont le *chou*, le *cresson*, l'*asperge*, les *champignons* et les *truffes*, qui se distinguent tous par une indigestibilité remarquable.

2° Les légumes riches en matières salines et mucilagineuses, telles que l'oxalate de chaux et de potasse, l'inosite et le sucre, qu'on trouve surtout dans la laitue, l'artichaut, la chicorée, le céleri, les haricots verts, la carotte, la betterave, les petits pois, les navets, le potiron et les épinards.

3° Les herbacés riches en acide oxalique, comme l'oseille, l'épinard et la tomate.

L'acide oxalique se rencontre dans ces derniers végétaux sous la forme de cristaux microscopiques de bioxalate et de quadroxalate de potasse réunis autour du nucléole de la cellule, au sein de l'élément protoplasmique. Après avoir été séparé de la potasse dans l'organisme, cet acide passe dans les urines à l'état d'oxalate de chaux insoluble et devient souvent l'origine de la gravelle oxalique.

COMPOSITION CHIMIQUE
DES PRINCIPALES LÉGUMINEUSES D'APRÈS KÖNIG

(Pour 100 parties.)

	Haricots	PETITS POIS		Lentilles	Fèves
		en gousse	pelés		
Eau	14,80	15 »	12,70	12,30	12,50
Albumine	24,30	22,90	21,10	25,70	30,80
Graisse.	1,60	1,80	0,80	1,90	1,90
Hydrates de carbone. . . .	49 »	52,40	61 »	53,50	48,30
Cellulose.	7,10	5,40	2,60	3,80	3 »
Cendres	3,20	2,50	1,80	2,80	3,50

COMPOSITION CHIMIQUE DES TUBERCULES D'APRÈS KÖNIG

(Pour 100 parties.)

	Eau	Albumine	Graisse	Hydrates de carb.	Cellulose	Cendres
Pommes de terre	75,50	2 »	0,20	20,60	0,70	1 »
Carottes	87,10	1 »	0,20	9,30[1]	1,40	0,90
Navets	89,40	1,40	0,20	7,40[2]	1 »	0,70

1. Dont 7 0/0 de sucre.
2. Dont 4,20 0/0 de sucre.

COMPOSITION CHIMIQUE DES LÉGUMES HERBACÉS (KÖNIG)

(Pour 100 parties.)

	Légumes racines : Raifort, radis, céleri, salsifis	Chou-fleur	Chou vert frisé	Chou blanc
Eau	93 à 76	90,90	87,10	90 »
Substances azotées	1,20 à 2,70	2,50	3,30	1,90
Graisse.	0,80	0,30	0,70	0,20
Extrait non azoté. (Sucre, fécule, dextrine, gomme.)	3,8 à 15,9	4,60	6 »	4,90
Cellulose.	0,80 à 2,80	0,90	1,20	1,80
Cendres	0,70 à 2,50	0,80	1,70	1,20

	ÉPINARDS	ASPERGES	SALADES : Endive, laitue	CONCOMBRES
Eau	88,50	93,80	92 à 94	95,50
Substances azotées	2,50	1,80	1,3 à 2,1	1 »
Graisse	0,60	0,30	0,10 à 0,50	0,10
Extrait non azoté. (Sucre, fécule, dextrine, gomme.)	4,40	2,60	2,60 à 3,60	2,30
Cellulose.	0,90	1 »	0,60 à 0,70	0,60
Cendres	2,10	0,50	0,8 à 1 »	0,40

RICHESSE EN ACIDE OXALIQUE

DE CERTAINS LÉGUMES FARINEUX ET HERBACÉS (ESBACH)

(Pour 100 parties.)

1° *Farineux.*

	Grammes.
Haricots blancs.	0,31
Fèves de marais.	0,15
Céleri rave.	0,13
Pommes de terre	0,04

2° *Végétaux et herbes cuites.*

Oscille.	2,74 à 3,63
Épinards.	1,91 à 3,27
Rhubarbe	2,46
Choux de Bruxelles.	0,002
Choux blancs.	0,003
Betteraves	0,39
Haricots verts.	0,06 à 0,21
Salsifis.	0,07
Tomates	0,002 à 0,03
Carottes	0,02
Céleri en branches	0,02

3° *Salades.*

Chicorée.	0,10
Barbe de capucin.	0,04
Escarole.	0,017
Mâche.	0,016

RICHESSE PROGRESSIVE EN SUBSTANCES ALBUMINOÏDES DE CERTAINS LÉGUMES

(Pour 100 parties.)

On trouve de 0,10 à 1,50 0/0 de matières albuminoïdes dans les légumes ci-dessous :

Tige de céleri.	Chicorée.
Arrow-root	Carotte.
Chou-rave.	Radis.
Tomate.	Laitue.
Poireau.	Betterave.

1 gr. 50 à 3 grammes :

Salade verte.	Mâche.
Navet.	Pommes de terre.
Oignon.	Raifort.
Endive.	Oscille.
Épinard.	Persil.
Asperge.	Haricots verts
Topinambour.	Ciboulette.

4 à 6 grammes :

Chou d'hiver.	Chou de Bruxelles.
Morille.	Feuilles de céleri.
Champignon de couche.	Petits pois.

Les châtaignes et les truffes en contiennent 8 gr. 5o o/o, les pois secs 25 ; les lentilles 22,71 ; la graine de moutarde 26,25 ; les haricots flageolets 27,5o et les féveroles 31.

TENEUR DES LÉGUMES EN MATIÈRES GRASSES

Comme nous avons déjà eu l'occasion de le faire remarquer, les légumes contiennent une très faible proportion de matière grasse, et c'est à ce titre surtout qu'ils doivent toujours accompagner sur nos tables les plats de viande dont l'usage immodéré deviendrait nuisible si nous n'avions pas les végétaux pour calmer les exigences de notre appétit.

D'après les recherches les plus récentes des chimistes, nous trouvons dans les légumes les quantités suivantes de matières grasses :

De 0,05 à 0,5o centigrammes dans les :

Betteraves.	Laitues.
Radis.	Tomates.
Pommes de terre.	Chicorée.
Haricots verts.	Céleri.
Épinards.	Oseille.
Asperges.	Salade verte.
Carottes.	Petits pois.
Champignons sur couche.	Truffes.

De 0,5o à 1 gramme dans les :

Choux-fleurs.	Céleri.
Châtaignes.	Farine de lentilles.
Pois.	Cèpes.

De 1 à 2 grammes dans les :

Haricots rouges.	Pois cassés.
Haricots blancs.	Féveroles.

Les haricots flageolets en contiennent 2 gr. 50.

TENEUR DES LÉGUMES EN HYDRATES DE CARBONE

Les légumes herbacés ne sont guère plus riches en hydrates de carbone qu'en graisse; mais, en revanche, certains farineux, comme les haricots, les lentilles et l'arrow-root, ne le cèdent en rien aux farines des céréales les plus abondamment pourvues en principes ternaires.

On trouve 2 à 4 o/o d'hydrates de carbone dans les :

Épinards.	Oseille.
Salades vertes.	Laitues.
Choux-fleurs.	Tomates.
Radis.	Asperges.

8 à 10 o/o dans les :

Feuilles de céleri.	Carottes.
Haricots verts.	Betteraves.

14 o/o	dans les	navets.
20	—	pommes de terre.
36	—	châtaignes.
48	—	féveroles.
49	—	haricots flageolets.
55	—	farines de pois.
80	—	fécules de pommes de terre.
82	—	arrow-root.
86	—	farines de tapioca.

Les légumes constituent à n'en pas douter la source la plus féconde à laquelle notre organisme vient puiser les matières salines qui sont indispensables à son accroissement ou à son entretien. Il en est même quelques-uns qui doivent leurs propriétés diurétiques et laxatives aux sels de potasse et de soude qu'ils contiennent dans des proportions relativement élevées. Nous croyons utile de présenter dans le tableau suivant la teneur des principaux légumes en matières minérales :

TENEUR EN SUBSTANCES MINÉRALES
DE 100 PARTIES DE CENDRES DES PRINCIPAUX LÉGUMES

DÉSIGNATION des légumes	Potasse	Soude	Chaux	Magnésie	Oxyde de fer	Acide	Acide sulfu iq.	Silice
Asperge. . . .	18,50	3,75	»	1 »	1,10	12 »	9,05	»
Betterave . . .	»	»	21 »	»	traces	7,10	8,45	»
Châtaignes. . .	39,30	19,23	7,35	7,80	0,95	7,95	3,75	»
Champignons .	50 »	1,50	0,80	0,60	1,05	»	»	54,75
Carottes. . . .	33,05	30 »	9,50	9,35	»	15 »	8,25	»
Céleri.	32,78	»	13,75	»	traces	14,50	1,05	1,75
Chou d'hiver. .	17,95	1 »	45,75	4,50	0,40	9,50	14,10	4,70
Chou-fleur. . .	23,90	6,50	24 »	10,15	2,25	21,95	14,25	1,45
Chou blanc . .	»	»	12,50	3,80	»	16 »	8,50	0,45
Fèves	33,10	»	4,80	2,75	0,59	39,05	4,05	0,50
Haricots. . . .	19,95	»	5,50	4,75	0,30	35,50	»	1,50
Lentilles . . .	34,15	13 »	6,45	2,35	2,10	36,50	»	»
— (farine)	28 »	8,75	5,10	2 »	»	21,95	16,05	1,05
Navet	43 »	»	11,95	1,45	1,35	14,10	9,25	1 »
Oignon	42,50	»	»	4,15	»	19,75	6,50	0,25
Petits pois. . .	37 »	»	10,45	»	»	»	»	1,50
Pommes de ter"	61,95	»	3,50	3,75	0,06	21 »	8 »	»
Raves.	»	»	15 »	2,50	traces	16,25	2,25	»
Radis	25 »	25 »	17,75	1,80	0,07	12 »	4,75	0,40
Salade.	23,05	19 »	10,75	5,50	2,95	3,35	3,75	12 »
Truffes	55 »	1,50	5 »	5,01	0,49	33 »	1,25	1,25

La lecture de ce tableau, aussi instructive que peu attrayante, je le reconnais, nous fournira des indications précieuses pour le choix des légumes que nous ferons entrer dans notre alimentation et pour l'exclusion de ceux que leur trop grande richesse en certains principes minéraux pourrait rendre nuisibles à notre constitution.

Les légumineuses, haricots, pois et lentilles, doivent leurs propriétés nutritives à un principe azoté, la *légumine*, qui présente une grande ressemblance avec l'albumine animale au point de vue chimique et en diffère notablement en ce qui concerne les effets physiologiques, la première réparant les pertes en albumine aussi bien que l'autre, mais n'excitant pas au même degré le système nerveux. La légumine est plus abondante dans les haricots et les lentilles que la fibrine dans la viande; mais elle possède un degré moindre de nutritivité à poids égal, parce qu'elle est associée à des éléments cellulosiques qui en restreignent considérablement l'assimilation.

La légumine se dissout en grande partie dans l'eau à la condition qu'elle soit soumise à une température progressivement élevée; car elle se comporte comme l'albumine de la viande, qui ne se coagule entièrement et en bloc que si elle est plongée brusquement dans l'eau bouillante.

Les eaux de cuisson que les cuisinières ont l'habitude de jeter font perdre la partie de légumine qui a été dissoute. Il vaut mieux faire subir aux légumes un ou plusieurs lavages préalables à l'eau froide et les faire cuire dans la quantité d'eau strictement nécessaire.

Champignons.

Les champignons frais renferment autant de matières albuminoïdes que le lait de vache, mais ils sont pauvres en graisse et en hydrates de carbone. Toutefois, ils possèdent une valeur alimentaire relative par le fait de leur cuisson dans le beurre ou dans la graisse.

Voici leur composition d'après König :

| | CHAMPIGNONS | | CÈPES | MORILLES |
	frais	desséchés		
Eau.	73 » à 91 »	19 » à 67 »	75 » à 90 »	92 »
Albumine	3,5 à 8,7	25 » à 36 »	5 »	4,50
Graisse	0,2 à 0,5	1,6 à 1,9	0,75	0,70
Mannite, sucre . .	0,7 à 1,4	6 » à 11,4	1 »	2 »
Extrait non azoté.	2,7 à 10,17	17 » à 37 »	2 »	2,25
Cellulose	0,7 à 5,60	5,5 à 18,7	2,50	3 »
Cendres	0,6 à 1,8	6 » à 8 »	1 »	1,25

Les champignons desséchés se conservent très bien.
Ils reprennent par la cuisson l'eau qu'ils avaient perdue
et leur goût ne diffère presque pas de celui des champignons frais.

Fruits.

Les fruits doivent leurs propriétés diurétiques, eupeptiques, laxatives et nutritives à l'eau, aux sels, au sucre,
aux acides, et aux principes aromatiques et azotés qu'ils
renferment. Leur valeur alimentaire est médiocre à cause
de leur pauvreté en substances albuminoïdes ; mais la
teneur considérable en hydro-carbures de quelques-uns
d'entre eux en fait des aliments d'épargne d'une incon-
testable utilité.

Pour simplifier leur étude, nous les diviserons en
quatre classes :

1° *Fruits acides, aqueux, sucrés, charnus.*

Abricots.	Citrons.	Framboises.
Ananas.	Cerises.	Fraises.
Bananes.	Figues.	Groseilles.

Grenades.	Oranges.	Pommes.
Myrtilles.	Pastèques.	Prunes.
Mirabelles (prunes).	Pêches.	Raisins.
Melon.	Poires.	

2° *Fruits astringents.*

| Coings. | Nèfles |
| Cormes ou cornouilles ou poires de Serbie. | Senelles |

3° *Fruits huileux.*

Amandes fraîches.	Noisettes.
Amandes sèches.	Noix de coco.
Noix fraîches ou cerneaux.	Pistaches.
Noix sèches.	

4° *Fruits desséchés.*

| Dattes. | Prunes |
| Figues sèches. | Raisins. |

La nature des acides varie peu avec les espèces diverses de fruits.

Les pommes
Les poires
Les prunes
Les abricots
Les cerises · contiennent de l'acide malique.
Les oranges
Les framboises
Les fraises
Les raisins contiennent de l'acide malique et de l'acide tartrique.
Les citrons contiennent de l'acide citrique.
Les groseilles rouges · contiennent de l'acide malique
Les groseilles vertes · et citrique.

Ces acides existent soit à l'état de liberté, soit combinés avec des bases et plus particulièrement avec la potasse et avec la soude, sous forme de citrates, de malates et de tartrates de potasse et de soude qui sont décomposés dans notre estomac par l'acide chlorhydrique avec formation de chlorure de potassium ou de sodium et d'acide citrique, malique et tartrique. L'acide des fruits, quand il n'est pas trop abondant, n'exerce aucune action nuisible sur nos organes, car il n'est ni caustique, ni irritant; et, particularité intéressante, il subit rapidement dans nos tissus des transformations dont les produits : les carbonates de potasse et de soude, jouissent des propriétés alcalisantes de nos meilleures eaux minérales du bassin de Vichy. Toutefois, quand le taux de l'acide est trop élevé, les oxydations intra-cellulaires ne parviennent pas toujours à opérer sa transformation et l'excès reste dans le sang, se dépose dans nos tissus et y provoque des réactions pathologiques généralement très douloureuses. Cette exagération dans l'acidité est rare et ne mérite d'être mentionnée que pour le tamarin, qui contient 11,50 o/o d'acide libre et pour le cacao (4 à 5 o/o).

Les fruits frais les plus riches en matières albuminoïdes n'en contiennent pas au delà d'un demi-gramme pour 100 grammes du poids total, exception faite pour les prunes (1 o/o) et pour les bananes (5 o/o). Les figues sèches en renferment 5,10 o/o et le raisin sec 2,75 o/o.

Les hydrates de carbone et le sucre se trouvent dans les fruits frais à doses bien supérieures : 12 o/o dans les cerises, 7,30 dans les prunes et 26,30 dans les raisins; 67 o/o et 65 o/o dans les pommes et les poires séchées.

Quant à la cellulose, que nous connaissons comme particulièrement inattaquable par les sucs digestifs, elle existe dans les fruits suivant des proportions qui n'ont rien d'excessif, sauf pour les myrtilles, qui en renferment jusqu'à 12,50 o o et qui, selon toute probabilité, lui doivent leurs vertus laxatives.

COMPOSITION CHIMIQUE DES FRUITS A L'ÉTAT FRAIS (KÖNIG)

(Pour 100 parties.)

	Pommes	Poires	Prunes	Cerises	Raisins	Airelles	Oranges
Eau.	84,08	83 »	84,9	79,8	78,2	89,6	89 »
Albumine.	0,40	0,40	0,40	0,70	0,60	0,10	0,70
Acide.	0,82	0,20	1,50	0,90	0,80	2,30	2,40
Sucre.	7,20	8,30	3,60	10,20	24,40	1,50	4,60
Hydrates de carbone .	5,80	3,50	4,70	1,70	1,90		1 »
Cellulose et noyaux .	1,50	4,30	4,30	6,10	3,60		1,80
Cendres.	0,50	0,30	0,60	0,60	0,50	0,20	0,50

TENEUR EN ACIDES ET EN HYDRATES DE CARBONE
DES PRINCIPAUX FRUITS FRAIS

(Pour 100 parties.)

DÉSIGNATION DES FRUITS	ACIDES	HYDRATES de carbone (sucre non compris)
Poire	0,20	3,50
Mirabelle (prune)	0,53	4 »
Raisin	0,80	1,90
Cerise.	0,90	1,70
Prune.	1,50	4,70
Fraise.	0,92	7 »
Pêche	0,93	4,48
Pomme	0,82	5,80
Abricot	1,16	4,69
Framboise.	1,38	3,95
Groseille maquereau	1,60	6 »
Myrtille.	1,66	5,02
Mûres.	1,86	9,19
Groseilles	2,20	6,45
Raisin (sec)	2,45	1,90
Figues (sèches).	5,10	54,30
Tamarin	11,50	»
Bananes.	»	20 »

Ces chiffres seront intéressants pour les personnes qui sont atteintes de dyspepsie acide, d'aigreurs, de rhumatisme goutteux, de gravelle urique ou hépatique et qui devront, dans le choix de leurs desserts, donner la préférence aux fruits les moins acides.

COMPOSITION DE QUELQUES FRUITS DESSÉCHÉS (KÖNIG)

(Pour 100 parties.)

	Pommes	Poires	Prunes	Cerises	Raisins	Figues
Eau	28 »	29,4	29,30	49,40	32 »	31,20
Albumine	1,30	2,10	2,30	2,10	2,40	4 »
Acide	3,60	0,80	2,70	»	»	1,20
Sucre	42,80	29,10	44,40	31,20	54,60	49,80
Hydrates de carbone	16,90	29,70	17,90	14,30	7,50	4,50
Cellulose et noyaux.	5 »	6,90	1,50	0,60	1,70	5 »
Cendres	1,60	1,70	1,30	1,60	1,20	2,90

Les fruits secs possèdent tous une grande quantité de sucre, presque la moitié de leur poids. Les diabétiques doivent connaître cette particularité et savoir que ces fruits leur sont nuisibles. Les mères de famille tireront également leur profit de l'étude de cette analyse pour donner des fruits desséchés avec modération à leurs enfants, car nous avons déjà fait remarquer que le sucre pris en trop grande quantité fatigue les voies digestives, favorise les fermentations intestinales, prédispose aux diarrhées cholériformes et que son excès se transforme en acide lactique qui irrite et affaiblit le tissu osseux et le prépare au rachitisme. Les fruits fraîchement cueillis en contiennent des quantités beaucoup moins élevées, et leur consommation peut être autorisée dans de plus larges limites. La liste suivante indique la richesse progressive en sucre des plus intéressants :

DÉSIGNATION DES FRUITS FRAIS	QUANTITÉ DE SUCRE pour 100 parties
Airelles.	1 50
Prunes.	3 60
Oranges.	4 60
Pommes.	7 20
Poires.	8 30
Cerises.	10 20
Raisins.	24 40
Framboises (suc).	58 »
Fraises (suc).	61 »

Les fruits astringents (coings, nèfles, myrtilles), d'une acidité moyenne qui peut être évaluée à 1.50 o o et renfermant de 4 à 5 o/o d'hydrates de carbone, empruntent leurs propriétés constipantes à leur richesse en tanin. Cette notion sera suffisante pour préciser les cas particuliers où leur emploi sera justifié.

Les fruits huileux sont représentés par les amandes, les noix, les noisettes, les noix de coco, les pistaches de terre et le pin pignon. Ils se distinguent tous par une grande richesse en substances albuminoïdes et en graisse qui, dans l'huile de coco, atteint le chiffre de 100 o/o. Les huiles de noix, de coco ou de pistache se digèrent aussi bien que les huiles animales et leur pouvoir thermogène est aussi grand. Mais les fruits eux-mêmes sont très peu accessibles à l'action des sucs digestifs en raison du tassement extrême de leurs éléments constitutifs qui les rend durs, compacts et d'un broyage très difficile. Or, pour être digérés et assimilés, il est de toute nécessité qu'ils soient finement divisés.

Les amandes, les noix et les noisettes desséchées sont consommées comme desserts; elles ont un goût particulier très agréable qui flatte le palais et réveille l'appétit. A l'état frais, elles sont également très recherchées.

L'arachis *(Arachis hypogæa)* ou pistache de terre sert à fabriquer une huile analogue à l'huile de noix, d'un prix très peu élevé, qu'on mélange à l'huile d'olive dans un but frauduleux. Grillée et moulue, la pistache de terre fournit le gruau de pistache, qui sert à préparer de bonnes soupes.

Avec la noix de coco, on obtient le beurre de coco, incolore, contenant son poids de matière grasse, très employé pour les produits communs de la pâtisserie et de la boulangerie.

Les pins pignons sont peu employés comme aliments; mais dans ces derniers temps on les a soumis au même traitement que les noix, le coco et la pistache pour en extraire une huile comestible ayant un bouquet et un goût des plus fins.

COMPOSITION DES FRUITS HUILEUX

(Pour 100 parties.)

DÉSIGNATION DES FRUITS	Albuminoïdes	Graisse	Hydrates de carb.	Cendres	Cellulose	Eau
Amandes.	24,20	53,45	7,20	2,95	6 »	5,35
Noix fraîches.	12 »	3,80	»	»	»	4,80
Noix sèches.	25 »	62,90	7,90	2 »	2,25	2,75
Pistache	40 »	19 »	19 »	3 »	2 »	2,95
Pin pignon.	38,50	41 »	»	4,25	1,25	2,80
Noisettes.	15,65	66,50	9 »	1,85	1,80	3,80

CHAPITRE III

Rations.

———

Nous sommes fixés maintenant sur la composition des principaux aliments, sur leur richesse en principes nutritifs, albuminoïdes, gras et hydro-carbonés. Il nous reste à étudier leur degré de digestibilité, car il ne suffit pas qu'un aliment contienne beaucoup d'éléments nutritifs, il faut encore et surtout que notre organisme puisse s'en approprier, sans trop de difficultés, les parties essentielles. Ainsi, l'estomac d'un enfant de deux ans digérera et assimilera à merveille un œuf à la coque avec ses 12 gr. 60 d'albumine bien que le poids total de l'œuf soit de 50 grammes, tandis que 15 grammes de morue sèche ou 50 grammes de jambon, représentant une quantité équivalente d'albumine, provoqueront chez le même enfant des vomissements violents avec des accidents aigus de gastrite et de gastro-entérite qui pourront amener la mort.

Mais avant d'aborder cette intéressante question de la digestibilité des aliments et conjointement celle de leur nutritivité, il nous paraît utile de faire connaître le chiffre des principes azotés ou autres, nécessaires aux besoins de notre organisme, c'est-à-dire de déterminer les rations alimentaires. La connaissance de la quantité

d'éléments utiles nous renseignera au moins approximativement sur le plus ou moins de substances alimentaires
que nous devrons prendre à nos repas ; et, même sans le
secours de la balance, qui n'est pas indispensable comme
le croyait certain ministre de la guerre, nous saurons
ainsi nous maintenir dans un juste milieu : à égale distance d'une privation exagérée qui nous conduirait à
l'inanition et des excès toujours plus à craindre qui
nous exposeraient à l'obésité, aux maladies d'estomac, à
la goutte, au diabète et à toutes les manifestations de
l'arthritisme.

Les physiologistes ne sont pas absolument d'accord
sur le chiffre précis des trois éléments qui doivent com-
poser notre alimentation (les minéraux n'entrant pas
en ligne de compte) :

1° Albuminoïdes (ou azotés) ;
2° Graisses ;
3° Hydrates de carbone (sucres, alcools, fécules).

D'après Voit, la moyenne pour un adulte doit être de :

> 118 grammes d'albumine,
> 50　　—　　de graisse,
> 500　　—　　d'hydrates de carbone.

Pour la femme, elle serait moindre :

> 90 grammes de matières albuminoïdes,
> 40　　—　　de graisse,
> 400　　—　　d'hydrates de carbone.

De l'avis de tous les spécialistes en la matière, le
chiffre de l'albumine peut être considérablement réduit,
et 90 grammes de cet élément suffisent à un adulte robuste
en temps normal et 100 grammes pour un travail
pénible.

Eykmann et Kumawaga, qui se sont pris eux-mêmes comme sujets d'expérimentation, affirment qu'un homme adulte peut se contenter de 5o grammes de substances albuminoïdes avec un supplément de produits hydrocarbonés. Voit, d'ailleurs, a reconnu que les 118 grammes indiqués par lui s'appliquaient à des hommes accomplissant des travaux extrêmement pénibles. Il résulte des recherches de Munk que la ration moyenne pour un adulte serait de :

> 100 grammes d'albumine,
> 56   —   de graisse,
> 400   —   d'hydrates de carbone,

en temps ordinaire, et de :

> 110 grammes d'albumine,
> 56   —   de graisse,
> 500   —   d'hydrates de carbone.

pour un travail modéré.

Le rapport des trois substances serait de :

> 1 gramme d'albumine,
> 1/2   —   de graisse,
> 4   —   d'hydrates de carbone.

Pendant les six premiers mois, l'enfant absorbe par jour :

> 3 à 8 grammes d'albuminoïdes,
> 3 à 5   —   de beurre (graisse),
> 4 à 8   —   d'hydrates de carbone (sucre de lait).

Chez les enfants de deux à six ans, il faut en moyenne :

> 45 grammes d'albumine,
> 30   —   de graisse,
> 110   —   d'hydrates de carbone.

Chez les enfants de sept à quinze ans :

> 65 grammes d'albumine,
> 40 — de graisse,
> 250 — d'hydrates de carbone.

D'après ces chiffres, il est facile de voir que, proportionnellement à son poids, l'enfant consomme près de trois fois plus de carbone et de quatre fois plus de principes albuminoïdes que l'adulte. Malgré cette consommation excessive, les résidus de la nutrition sont beaucoup moins abondants : tandis que l'enfant n'élimine par jour et par kilo de son poids que 5 centigrammes d'urée, l'adulte en excrète 50 centigrammes. C'est que l'enfant fixe une très grande proportion de matières azotées pour la formation de sa charpente et de ses tissus, alors que l'adulte, dont la croissance est finie, n'a plus qu'à fournir à ses besoins d'entretien.

Certains auteurs calculent les besoins nutritifs en azote et en carbone. On arrive à déterminer ces deux éléments à l'aide d'un calcul très simple. Mais il faut savoir que : 1 gramme d'azote correspond à 6 gr. 50 d'albumine; 1 gramme de graisse équivaut à 1 gr. 70 d'amidon, qui est de l'hydrate de carbone à peu près pur; 100 grammes d'hydrates de carbone contiennent 44 gr. 4 de carbone.

Calculons sur la ration d'un adulte qui prendrait :

> 100 grammes d'albumine,
> 50 — de graisse,
> 400 — d'hydrates de carbone.

Il consommera autant de grammes d'azote que de fois 6,50 seront contenus dans 100 : soit $\dfrac{100}{6,50} = 15$ gr. 38 d'azote. Nous savons qu'un gramme de graisse équivaut à 1 gr. 70 d'amidon; donc notre adulte prendra sous forme de graisse 5o gr. $\times$ 1,70 = 85 grammes d'hydrates de carbone, que nous devons ajouter aux 4oo grammes qu'il absorbe à l'état de pureté, soit au total 485 grammes d'hydrates de carbone.

Nous avons vu que 100 grammes d'hydrate de carbone contenaient 44 gr. 4 de carbone; 1 gramme en contiendra 100 fois moins $\left(\dfrac{44,4}{100}\right)$ et 485 en contiendront $\dfrac{44,4 \times 485}{100}$ = 215 gr. 34 de carbone.

L'adulte consomme, par conséquent :

> 15 gr. 38 d'azote.
> 215 gr. 34 de carbone.

Si l'on veut connaître la quantité de ces éléments par kilogrammes du sujet, on divisera ces chiffres par son poids en kilogrammes.

Calories.

Il existe une troisième méthode pour déterminer le chiffre des rations nécessaires, c'est celle qui consiste à calculer en calories ou unités de chaleur la richesse nutritive des divers aliments. La calorie représente la chaleur nécessaire pour élever 1 kilogramme d'eau de 0° à + 1°. C'est depuis les découvertes de la physique sur la transformation de la chaleur en travail et réciproquement du travail en chaleur qu'on est arrivé à calculer les équivalents mécaniques de la chaleur.

Pour obtenir du travail mécanique d'une machine, il faut lui fournir du charbon qui, en brûlant ou en s'oxydant, pour employer le vrai terme scientifique, produira du mouvement. Notre corps, nous l'avons déjà indiqué, est comparable à une machine, mais à une machine d'un

genre spécial, car elle fonctionne sans jamais se reposer,
et un arrêt pendant quelques secondes seulement de l'un
de ses rouages essentiels, comme le cœur ou le cerveau,
serait une halte définitive et une destruction irrémédiable
du mécanisme tout entier. Toujours en mouvement,
même durant le sommeil, notre machine a besoin pour
se suffire d'une certaine quantité d'aliments qui jouent le
rôle de charbon. D'après les calculs d'Armand Gauthier,
elle absorbe pour son unique entretien 80 o/o des matériaux que lui apporte l'alimentation ; il ne lui en reste que
20 o/o comme réserve pour le travail supplémentaire que
nécessite la marche, un effort musculaire ou cérébral. Si
donc la quantité de chaleur dégagée par la combustion
des aliments ingérés n'est pas supérieure au chiffre de
calories indispensables pendant le repos, soit 2,600 calories (Hervé-Mangon), il ne sera pas rationnel de lui
demander un surcroît de travail. La loi de la nutrition
est analogue à la loi qui régit le travail dans les sociétés :
si vous augmentez le nombre d'heures de travail, vous
devez élever proportionnellement le chiffre du salaire.
Il en sera de même pour la machine humaine dont vous
ne pourrez pas accroître le travail de production si vous
ne lui fournissez pas un supplément de combustible sous
forme d'aliments.

En s'oxydant, les produits alimentaires abandonnent
des résidus qui se trouvent dans les urines à l'état
d'urée et d'acide urique. L'urée ($COAz^2H^4$) est le résultat
ultime de la combustion des matières albuminoïdes,
c'est le charbon transformé en poudre, en cendre
impalpable, qui passera entièrement à travers la grille
du cendrier. L'acide urique ($C^5H^3Az^4O^3$) est le pendant du charbon incomplètement oxydé, dont la
moitié ou le quart seulement, pulvérisé par la combus-

tion, pourra s'échapper par les interstices du grillage; et dont l'autre portion, durcie, mais pas divisée par la combustion, parce que le produit (charbon ou aliment) est de mauvaise qualité ou parce que le tirage est défectueux, encombrera le foyer, deviendra plus abondant si on n'y veille pas et finira par compromettre le fonctionnement de l'organisme le plus perfectionné. Ces parcelles de charbon imparfaitement pulvérisé, nous les trouvons dans les reins ou dans le foie sous forme de calculs, de gravier ou de sable, et dans les nodosités rhumatismales et goutteuses qui déforment nos articulations.

L'urée provient surtout de la destruction de l'albumine des muscles sous l'influence du travail et aussi des aliments albuminoïdes dont une partie est assimilée et l'autre détruite. Le travail des muscles est aussi entretenu par la combustion des hydrates de carbone qu'ils contiennent sous forme de glycogène.

L'urée et l'acide urique existent en proportion inverse l'un de l'autre; l'excès d'acide urique témoigne toujours d'une nourriture trop substantielle et trop animale ou d'un ralentissement dans l'activité des combustions organiques. De là découle l'utilité de soumettre ses urines à l'analyse, de loin en loin, et principalement si on ressent des malaises inaccoutumés.

D'après Hervé-Mangon, l'homme doit produire 2,600 calories au repos; 4,200 pour un travail faible, et 6,000 pour un travail considérable. D'un autre côté, Frankland a démontré qu'en s'oxydant

1 gramme d'albumine dégage	. . . . . .	4 calories.
1	—	d'amidon	—	4
1	—	de graisse	—	9 —

Avec ces données, il est facile d'évaluer en calories la

valeur de la ration d'entretien que nous avons choisie pour un adulte, soit :

$$
\begin{array}{llll}
\text{100 grammes d'albumine} & \times\ 4 \text{ calories} & = & 400 \text{ calories.} \\
\text{50 grammes de graisse} & \times\ 9 & = & 450 \\
\text{400 gr. d'hydr. de carb.} & \times\ 4 & = & 1,600 \\
\end{array}
$$

TOTAL . . . . . 2,450 calories.

La ration d'entretien sera de 2,450 calories.

Rubner a trouvé les chiffres suivants pour la dépense totale en calories et par kilogramme chez l'enfant et l'adulte :

			DÉPENSE	
			totale en calories.	par kilogramme.
Enfants	de . . .	$4^{k}o3$	368	91,3
—	de . . .	11,8	966	81,50
—	de . . .	16,4	1213	73,9
—	de . . .	23,7	1411	59,5
—	de . . .	39,9	1784	57,7
—	de . . .	40,4	2106	52,1
Hommes	de . . .	67 »	2843	42,4

On ne perdra pas de vue que ces chiffres ne représentent que des moyennes.

D'après Kœnig, l'équivalence en calories des aliments les plus usuels serait la suivante :

LAIT

		Calories.
100 grammes de lait naturel. . . . dégagent	67,5
— — écrémé. . . . —	39 »
— de crème. . . . . . —	214,70

ŒUFS

100 grammes d'œuf de poule . . . dégagent	144 »
— de jaune d'œuf . . . —	356 »
100 grammes de pain rôti. . . . . dégagent	258,8
50 — — beurré . . . —	407 »

VIANDES

		Calories.
100 grammes de viande crue . . . . . dégagent	337	»
— de rôti de bœuf . . . . . . —	413,8	
— de côtelettes de veau crues —	142,45	
— — cuites —	230	»
— de poulet . . . . —	106,4	
— de pigeon . . . . —	99,70	
— de cervelle de veau . . . . —	140	»
— de ris de veau . . . . . . —	90	»

POISSONS

100 grammes de carpe crue . . . . . dégagent	93	»
— de brochet . . . . —	71,75	
— de barbue . . . . —	100,6	
— de truite . . . . —	104,4	
— de saumon . . . . —	133,33	
— d'huîtres . . . . —	20,5	
— de morue . . . . —	61,5	
— de sole . . . . —	95,2	
— de perche . . . . —	76,1	

CÉRÉALES ET LÉGUMES

100 grammes de riz au lait . . . . . dégagent	176,1	
— de purée de pommes de terre au beurre . . . . —	127,4	
— de carottes . . . . —	41	»
— de purée de haricots . . . —	193	»
— de petits pois . . . . . . —	318	»
— de haricots verts . . . . . —	41	»
— d'asperges . . . . —	18,5	

METS FARINEUX

100 grammes de gâteau de semoule . dégagent	288,5	
— d'omelette soufflée . . . . —	236,5	
— d'omelette au jambon . . —	244,6	
— de nouilles, macaroni . . —	352	»

Pouchet donne les chiffres suivants comme puissance calorigénique de certaines substances alimentaires :

				Calories.
100 grammes d'alcool	dégagent	700,5
—	d'albumine	—	575,5
—	d'amidon	—	447,7
—	de poudre de viande	—	530 »
—	de farine de froment	—	446,6
—	de gruau d'avoine	—	400 »
—	de gélatine	—	549 »
—	de muscle de grenouille	—	553,70
—	de sang de bœuf	—	590 »
—	de pommes de terre	—	423 »
—	de pain blanc	—	435 »
—	de riz	—	480 »
—	de lentilles	—	488 »
—	de maïs	—	518 »
—	de beurre	—	726 »
—	de cacao	—	687 »
—	de lait de femme	—	483 »
—	de pain de seigle	—	471 »
—	d'avoine entière	—	510,70
—	de choux	—	41 »

Parmi tous ces produits alimentaires, on remarque le cacao, l'alcool et le beurre, qui se distinguent par la quantité considérable de calories qu'ils dégagent pendant leur combustion. Cette propriété doit recommander l'alcool aux habitants du Nord qui ont à lutter contre les rigueurs d'une température glaciale; et le beurre ainsi que le chocolat, très faciles à digérer et beaucoup moins excitants, devront entrer largement dans l'alimentation des enfants, qui dépensent beaucoup de chaleur par suite de l'activité incessante de tous leurs muscles, pour lesquels il n'y a de vrai repos que pendant le sommeil. Cette richesse en calories explique l'utilité de l'alcool chez les fébricitants privés de nourriture et qui trouvent dans l'alcool étendu d'eau une ressource précieuse pour faire face aux dépenses en calorique des combustions organiques.

On ne doit pas supposer toutefois que nous pourrions vivre longtemps et sans ressentir des troubles graves avec la quantité de calories fixée par les physiologistes, soit 2,600, puisée à une source unique, le beurre, la graisse ou l'alcool par exemple, qui. à la dose de 500 grammes, dégagent 3,000 à 3,700 calories. Ni l'estomac ni les autres organes ne s'accommoderaient de ce mode d'alimentation. Les hydrates de carbone qui produisent beaucoup de calories nous permettent bien de réduire jusqu'à 50 grammes par jour, d'après quelques auteurs, les albuminoïdes, mais, malgré tout. ils n'ont pas la propriété de les remplacer entièrement. Même à ce point de vue, notre mécanisme se rapproche de la machine qui, pour produire un mouvement utile, a besoin non seulement de la chaleur du combustible brûlant dans son foyer, mais encore du travail de l'ingénieur, du chauffeur, du mécanicien et même du manœuvre chargé de nettoyer et de graisser ses ressorts.

En résumé, il est facultatif de calculer nos rations en albuminoïdes, graisses et hydro-carbones ou en azote et en carbone ou bien encore en calories; l'important est de savoir que la variété dans la nature de nos aliments est indispensable et qu'il n'est pas inutile de connaître leur degré de digestibilité et de nutritivité pour éviter l'encombrement et la fatigue de notre appareil digestif tout en assurant les frais de notre développement et de notre entretien.

CHAPITRE IV

Propriétés nutritives et digestibilité des aliments.

———

Aliments d'origine animale.

Beurre. — Le beurre, qui contient 90 o/o de graisse, de la caséine ou albumine avec du sucre de lait, est un aliment nourrissant, se digère mieux que les autres graisses d'origine animale, constitue un condiment précieux pour beaucoup de préparations culinaires et, associé au pain sous forme de tartines saupoudrées de cassonade, de sucre candi ou pulvérisé, convient parfaitement aux enfants, aux dyspeptiques et aux convalescents. Malheureusement, il est souvent préparé avec du lait de vaches atteintes de tuberculose et renferme le bacille de cette implacable maladie. Comme cet aliment est précieux dans l'alimentation, nous avons imaginé, pour ne pas en restreindre l'usage, de le soumettre à l'ébullition pendant un quart d'heure, de manière à détruire tous les germes morbides qu'il pourrait tenir d'une source impure. Il est additionné d'une petite quantité de sel et chauffé à feu nu ou dans un bain-marie. Après l'ébullition, on le coule dans de petits pots de grès ou bien dans une tasse; on le met ensuite au frais après avoir eu soin de le recouvrir; et après quelques heures, la coagulation effectuée, le beurre le plus infectieux est devenu d'une innocuité parfaite. Le goût est peu modifié par la cuisson, et du reste la certitude d'éviter des dangers aussi redoutables que ceux d'une infection tuberculeuse compenserait, s'il y avait lieu, une diminution dans la finesse de son arome. Ainsi préparé, il peut se conserver pendant une semaine sans rancir ni subir aucune altération (¹).

Le beurre rance est irritant, indigeste et nuisible.

Œufs. — Les œufs occupent une place très importante dans notre alimentation. Mélangés ou absorbés concurremment avec des aliments riches en hydrates de carbone, tels que le pain, le riz et toutes les fécules, ils suffisent aux besoins de notre économie.

On consomme surtout les œufs de poule, parce qu'on peut s'en procurer partout, en toute saison, et à des prix modiques. Cependant on fait aussi usage des œufs de dinde, de canard, d'oie, de mouette et de vanneau. On a prétendu que les œufs de canard étaient susceptibles de provoquer des accidents d'empoisonnement; mais l'œuf, pas plus que la viande de canard, ne contient de principes nuisibles, et la littérature médicale, tant étrangère que française, est absolument muette sur cette nocivité, qui est imputable plutôt à des préparations culinaires dans des récipients malpropres ou vert-de-grisés.

L'œuf de poule pèse en moyenne 53 grammes; l'œuf de canard, 70; d'oie, 150; de dinde, 100; de mouette, 90.

La coquille est formée presque entièrement de carbonate de chaux et représente de 11,50 à 12,50 0/0 du poids total de l'œuf.

(¹) Dr F. Cayla. *Repas des dyspeptiques et des nerveux.*

Le poids d'un œuf se décompose de la manière suivante :

6 grammes pour la coquille,
31   —   pour le blanc,
16   —   pour le jaune.

TOTAL : 53 grammes (œuf moyen).

Nous savons qu'un œuf entier contient 12 gr. 60 d'albumine et 12 gr. 10 de graisse et que, dans le blanc d'œuf, l'analyse trouve des traces de carbonate de soude, d'urée, de soufre et de glucose et surtout de l'albumine (6 grammes).

Dans le jaune, contrairement aux idées en cours, il existe plus d'albumine que dans le blanc, 10 o/o en plus (6 gr. 60); une quantité notable de graisse, 11 gr. 80 pour un jaune d'œuf; de l'acide phosphoglycérique, des acides gras, de la lécithine, des sels phosphatés de potasse et de chaux et de l'oxyde de fer; tandis que, dans le blanc, on rencontre du chlorure de sodium.

La lécithine (λεκιθος, jaune d'œuf), comme l'indique son étymologie, est une substance qui se trouve à un taux très élevé dans le jaune d'œuf; elle est grasse et phosphorée. Le suc pancréatique attaque et sépare les éléments de la lécithine en donnant naissance à des acides gras : oléique, palmitique, stéarique et phosphoglycérique. Ce dernier se décompose à son tour en glycérine et en acide phosphorique.

Les tissus et les liquides organiques contiennent de la lécithine dans des proportions variables. On en trouve, pour 100 parties :

12 dans la substance blanche du cerveau ;
8 dans le thymus (ris de veau ou d'agneau) ;
7 dans le jaune d'œuf ;
2 dans le foie ;

1 à 2 dans les légumineuses (pois, haricots, lentilles, lupin);
2 dans la substance grise du cerveau :
2 dans la bile ;
1 dans les globules rouges.

La lécithine, qui est très digestible et facilement assimilable, joue un rôle très important dans notre économie : elle concourt au développement de nos tissus organiques, du système osseux et nerveux particulièrement; elle augmente le nombre et la vitalité des globules rouges et accroît la puissance nerveuse et génitale; enfin elle rend de réels services dans le traitement de la tuberculose et du rachitisme.

Le jaune est donc la partie la plus nourrissante de l'œuf et aussi la plus facile à digérer. Dix jaunes fournissent 66 grammes d'albumine, presque la ration en principes azotés pour un adulte de force moyenne. Il sera donc avantageusement prescrit aux enfants, aux dyspeptiques et aux convalescents, surtout délayé dans du lait ou du bouillon ou mélangé à des fécules.

Les œufs doivent être frais. Huit à dix jours après la ponte, ils commencent à perdre leurs qualités. Vers le quinzième jour, il se produit une espèce de décomposition dans leurs éléments constitutifs avec production de sulfures alcalins : hydrogènes phosphoré et sulfuré, qui par leur odeur caractéristique, se dégageant quand la coquille est brisée, trahissent leur mauvaise qualité.

L'œuf mollet, à peine cuit ou à la coque, se digère infiniment mieux que l'œuf dur. Le degré de coagulation de l'albumine, sous l'influence d'une chaleur très élevée, est en raison inverse de sa digestibilité. Il n'est pas démontré que l'œuf cru se digère mieux que l'œuf à la coque. L'œuf dur est très indigeste, mais les physiologistes prétendent que le blanc d'œuf dur divisé en tranches très minces et offrant ainsi une surface très étendue à l'action du suc gastrique artificiel se dissout presque aussi vite que le blanc cru ou à peine coagulé.

Pour être facile à digérer, le blanc d'œuf devrait avoir la consistance d'une gelée de fruits.

Le jaune, même très dur, se digère facilement.

Les œufs en omelette pas trop cuite, un peu baveuse ou soufflée, se digèrent très bien. Se méfier des omelettes au lard, au jambon salé, aux champignons et aux pommes de terre frites, car ces divers produits conservent leur caractère d'indigestibilité, quelle que soit la forme culinaire sous laquelle on les présente.

Les œufs pochés, les œufs mollets à la reine, les œufs sur le plat, la purée d'œufs à la reine, les œufs brouillés au naturel, aux pointes d'asperges, les œufs à la neige, les œufs au lait, les réduits, les omelettes au rhum et aux pommes, les œufs associés aux purées de pommes de terre, constituent des plats très savoureux, nourrissants et faciles à digérer. Les pâtisseries et les biscuits préparés avec des œufs, de la bonne farine, du sucre et de la vanille constituent des desserts délicats, nourrissants et légers à l'estomac.

Si l'on veut obtenir des préparations culinaires ayant le goût et le parfum de la truffe, il suffit de mettre un ou deux de ces précieux tubercules dans le bocal ou dans la boîte contenant les œufs. Ceux-ci s'imprègnent très vite de l'arome dégagé par les truffes et le conservent même après la cuisson.

Les œufs d'esturgeon desséchés et salés fournissent un mets très recherché, le caviar, dont les dyspeptiques et les convalescents peuvent digérer sans inconvénients de petites quantités.

Le professeur Bouchut avait essayé sans succès de rem-

placer le lait chez les nourrissons par la composition
suivante :

> 1 jaune d'œuf;
> 15 grammes de beurre de cacao;
> 500 grammes d'eau sucrée.

Ce mélange présente des différences trop grandes avec
celles du lait pour en constituer un succédané sérieux.

Le blanc d'œuf sert à préparer une excellente tisane,
l'*eau albumineuse*, très tonique en même temps que très
efficace dans toutes les formes de diarrhée. On la prépare
en battant deux blancs d'œufs dans un litre d'eau de bonne
qualité, crue, ou cuite si elle est suspecte, additionnée de
deux cuillerées à soupe de sucre en poudre, d'une cuillerée à soupe d'eau de fleurs d'oranger ou de cognac, ou
de rhum ou de vin de Madère. On la prend par tasse
toutes les demi-heures ou toutes les heures. Elle contient
12 grammes d'albumine, 25 grammes de sucre et à peine
des traces de graisse qui est toujours répugnante et
nuisible dans les inflammations du tube digestif.

On a prétendu que l'albumine de l'œuf prise en excès
pouvait irriter le rein et provoquer l'albuminurie; on l'a
accusée également d'aggraver les maladies rénales et
d'augmenter la proportion d'albumine dans les urines
des albuminuriques. Il n'y a rien de vrai dans ces
diverses hypothèses. Il résulte des recherches d'Oertel,
d'Hartmann et de Löwenmeyer que l'albumine de l'œuf
ne passe jamais à travers le filtre rénal, même absorbée
pendant longtemps et à doses élevées, et que, loin
d'aggraver l'état général et local des albuminuriques,
elle exercerait, au contraire, une influence favorable,
reconstituante et ferait baisser plutôt qu'augmenter le
taux de l'albumine des urines.

FROMAGES. — Les fromages, qui rendent de grands services dans l'alimentation, résultent de la précipitation de la caséine du lait. Cette précipitation est obtenue artificiellement par la présure ou simplement par le développement spontané dans le lait du *Bacterium termo*, qui transforme la lactose en acide lactique dont les effets sont identiques à ceux de la présure. La précipitation de la caséine par l'un ou l'autre de ces deux procédés divise le lait en deux parties : l'une, solide, c'est le *caillé* ou le *caseum*; l'autre, liquide, c'est le *petit-lait*, qu'on emploie dans le traitement de la tuberculose et de la gastrite chronique, et qui réussit quelquefois, bien qu'il ne contienne que de l'eau et une faible quantité de sels, de lactose et de crème.

La caséine ainsi obtenue est pétrie, salée, épicée, suivant le genre de fromages qu'on veut préparer. On la presse pour la sécher ensuite ou la faire cuire et obtenir les fromages durs (Gruyère, Parmesan, Chester, Hollande, Roquefort); ou bien on l'abandonne à elle-même pendant trente à quarante-cinq jours dans un endroit humide, à la température de 12 à 15°, et on a des fromages mous résultant de multiples fermentations qui produisent la *maturation* de la pâte : c'est ainsi qu'on prépare les bons fromages de Brie, de Neufchâtel, les fromages mous de Rocamadour et de Lacan et ceux de Pontgibaud. C'est l'acide lactique qui est l'agent principal de cette décomposition de la caséine; mais il faut pour cela que, sous l'influence d'un autre bacille, le *Bacillus amylobacter*, il se transforme lui-même en acide butyrique pour engendrer la fermentation putride avec production de leucine, de thyrosine et d'ammoniaque. Aussi Dujardin-Beaumetz disait-il, avec raison, que les fromages sont le produit des fermentations butyrique et putride. Il est probable aussi que les champignons des moisissures apportent leur contingent d'activité dans les phénomènes de la maturation qui rend la caséine alcaline d'acide qu'elle était. Trop avancée, la maturation des fromages devient nuisible en diminuant leurs qualités nutritives et en déterminant la formation de toxines et de ptomaïnes, dont la plus connue, le *tyrotoxicon*, existe surtout dans les vieux fromages de Roquefort et a donné lieu, dans quelques cas exceptionnels il est vrai, à de véritables symptômes d'empoisonnement.

Le fromage mou, frais, dit fromage à la crème, préparé avec de la caséine récemment précipitée, additionnée de sucre, de sel ou de vanille, est de beaucoup le meilleur et le plus facile à digérer. Le Brie, le Neufchâtel, le Rocamadour frais et le Camembert jouissent aussi d'une digestibilité suffisante pour être permis aux enfants ayant dépassé quatre à cinq ans. Quant aux autres fromages, durs, secs, fortement salés, on ne doit les permettre qu'aux adultes ayant un bon estomac.

Par leur richesse en albumine et en graisse, les fromages sont des aliments très nourrissants et peuvent suffire si on les mélange à d'autres produits alimentaires riches en amidon ou hydrates de carbone, comme le pain, les pommes de terre et le riz. Ils possèdent, en outre, une action stimulante qui favorise la digestion du lait et des fécules. L'habitude d'en manger une petite quantité à la fin du repas s'explique et se justifie par leurs propriétés digestives. Gubler avait noté l'influence favorable du ferment du fromage sur le travail de la digestion.

VALEUR ESTIMÉE EN VIANDE ET EN HYDRATES DE CARBONE
DES ALIMENTS ÉTUDIÉS PLUS HAUT

Les fromages \
Les haricots / équivalent à un peu plus / les fromages, 40,5 o/o
Les pois \ que leur poids de viande et \ les haricots \ 5o à 6o o/o
Les lentilles / contiennent en hydrate de / les pois { de leur
    carbone : \ les lentilles / poids.

Le riz \
Le pain / équiv. à un tiers au moins.   Hydr. carb., les 3/4 o/o

Le macaroni   équivaut à la moitié. . . .   Hydr. carb., les 4/5 o/o

Le beurre   équivaut à un huitième. . .   Hydr. carb.,   95 o/o

La pomme de terre équivaut à un dixième. Hydr. carb.,   1/5 o/o

Un œuf de poule correspond à 6o grammes de viande, plus que son poids total.

VIANDES. — La viande, en raison de sa teneur élevée en principes azotés, environ un cinquième de son poids; de sa richesse en hydrates de carbone qu'elle contient à des doses élevées sous forme de graisse; et surtout de sa grande digestibilité en général, constitue une ressource alimentaire de premier ordre dont la consommation tend à se généraliser de plus en plus, même dans les classes les plus modestes de la société. Il n'y a pas bien longtemps encore, à peine vingt-cinq à trente ans, dans les bourgs, les villages éloignés des grands centres, la viande de boucherie ne faisait son apparition sur la table des prolétaires qu'une ou deux fois par an, le jour de carnaval ou à Pâques. À l'heure actuelle, partout on consomme de la viande de boucherie au moins une ou deux fois par semaine.

Il existe dans la viande un principe de stimulation, un agent vivant que l'analyse chimique ne trouve pas, mais qui agit sur notre organisme beaucoup plus favorablement et bien plus énergiquement que l'azote ou le carbone. On le connaît surtout dans ses effets qui se manifestent très rapidement après l'ingestion de la viande par une augmentation notable de notre énergie physique et intellectuelle. Tous les travailleurs appartenant aux professions manuelles ou intellectuelles ont apprécié sur eux-mêmes la rénovation presque immédiate de leur activité matérielle et cérébrale après un repas de viande. Les grands entrepreneurs, pressés par les circonstances, savent bien que pour obtenir de leurs ouvriers ce qu'ils appellent un bon coup de collier, c'est-à-dire un rendement de travail d'un tiers supérieur à la production moyenne, ils n'ont qu'à augmenter leur ration de 150 à 200 grammes de viande de boucherie et de 500 grammes de vin. Partout, dans les petites ou les grandes industries, dans les jours de surproduction, il y a sur la table des ouvriers de la viande et du vin en abondance. On a bien dit que les ouvriers végétariens, japonais ou chinois, vivaient et produisaient une dose de travail très raisonnable sans le secours de la viande ni du vin. Ces hommes, il est vrai, travaillent assidûment et régulièrement, mais ils travaillent lentement et avec peu d'ardeur; ils ne résistent pas aux travaux pénibles qui demandent une dépense rapide d'énergique activité. Ne leur demandez pas un effort plus violent aujourd'hui que celui de la veille : ils en sont incapables. Il n'est pas possible, du reste, au point de vue physiologique, qu'ils puissent donner plus qu'ils ne reçoivent. Leur genre de nourriture leur apporte des éléments azotés et hydro-carbonés qui s'assimilent lentement et incomplètement, et qui mettent un délai assez long à dégager les calories indispensables au mouvement, c'est-à-dire à la production du travail. En outre, cette alimentation est dépourvue du stimulant qui se trouve dans la viande, le vin ou l'alcool. Du reste, l'albumine de la viande, par son analogie avec celle de nos tissus, est rapidement assimilable et produit très vite ses effets. Dans la fécule du riz, du pain ou de la pomme de terre, l'amidon a besoin d'être digéré pour se transformer en sucre et en alcool; dans le vin et dans l'eau-de-vie, nous trouvons cet élément tout formé et par conséquent susceptible d'agir immédiatement. Aussi la capacité productrice des ouvriers nourris avec un régime composé de viande, de végétaux et de vin sera-t-elle toujours incontestablement supérieure à celle des végétariens. Un expérimentateur anglais a démontré, à l'aide du dynamomètre, que la force musculaire augmentait notablement aussitôt après un repas de viande, et que cet accroissement ne se produisait point si le repas était composé de légumes contenant, au point de vue chimique, la même proportion d'azote et de carbone. De sorte que la pratique et l'expérimentation scientifique se corroborent et se complètent par la similitude de leurs conclusions en ce qui concerne les propriétés stimulantes de la viande.

La viande de bœuf possède au plus haut degré cette puissance excito-motrice qui est moins accusée dans le mouton, bien moins dans le veau et les oiseaux de basse-cour, et beaucoup moins encore dans le poisson. Cette augmentation croissante du pouvoir stimulant de la viande nous guidera dans la progression ascendante que nous devons appliquer au choix des aliments pour l'alimentation des enfants depuis l'âge de deux ans jusqu'à l'âge adulte.

Poissons. — Les poissons offrent une ressource sérieuse pour l'alimentation des enfants, des convalescents et des dyspeptiques. Ils sont nourrissants, parce qu'ils contiennent autant d'azote que la viande des mammifères; la texture plus lâche de leurs fibres et leur petite proportion de graisse les rendent d'une plus grande digestibilité, mais en général seulement, car il est des poissons qui font exception à cette règle. Comme il est facile de le voir par l'analyse de leur composition chimique, la chair des poissons présente une certaine analogie avec celle du poulet et des oiseaux.

On les divise en deux catégories : les poissons d'eau douce et les poissons de mer, ou bien en poissons maigres et en poissons gras.

POISSONS D'EAU DOUCE

Truite.	Rouget.	Brochet.	Perche.
Carpe.	Brème.	Goujon.	Anguille

POISSONS DE MER

Sole.	Maquereau.	Mulet.	Hareng.
Barbue.	Éperlan.	Merlan.	Morue
Turbot.	Limande.	Saumon.	Esturgeon.
Alose.	Lamproie.	Raie.	Thon.

Les poissons de mer comprennent les poissons de la côte et les poissons de la haute mer. Les premiers, à chair molle, gélatineuse, sont plus digestibles; les autres, plus huileux, sont beaucoup plus lourds à l'estomac. L'écaille doit être rejetée. Les poissons à peau lisse, dépourvue d'écailles, sont d'une remarquable indigestibilité : l'anguille et la lamproie, par exemple.

Les poissons les plus gras, et par conséquent les plus indigestes, sont :

Le saumon	qui contient	$7^{gr}75$ o/o de graisse.	
Le maquereau	—	11,50 o/o	—
Le hareng frais	—	10 » »	—
La sardine	—	11,50 o/o	—
Le hareng salé	—	16,90 o/o	—
La lamproie	—	27,80 »	—
L'anguille	—	28 » »	—

Ce n'est pas que ces poissons soient à proscrire de la consommation, car ils rendent de grands services; mais nous les signalons comme impropres à la nourriture des enfants, des convalescents et des dyspeptiques.

Les poissons maigres sont les meilleurs au point de vue de la digestibilité. Les uns vivent dans les eaux des lacs, des rivières ou des fleuves; les autres sont des poissons de mer. Les plus connus sont : la sole, la limande, la barbue, la truite, le brochet, le turbot, la carpe, le mulet, l'éperlan, le rouget, le goujon, la brème, la perche, le hareng frais, la morue peu salée.

Certains poissons de mer, sans être trop chargés de graisse, sont indigestes, parce que leur chair, trop dense, trop compacte, rend difficiles leur imbibition et leur dissolution par le suc gastrique. Dans cette catégorie se placent : l'alose, la lamproie, la raie et le thon.

Le poisson doit être frais : à l'air, il se décompose très rapidement et devient très nuisible; tandis que, sortant de l'eau, il peut être pris sans aucun inconvénient même par les sujets atteints d'une maladie de peau.

Les poissons séchés, fumés, salés, saurés, marinés ou en conserve dans l'huile contiennent très souvent des toxines qui agissent comme de véritables poisons, et en interdisent l'usage aux enfants, aux convalescents, aux dyspeptiques, aux eczémateux et psoriasiques, ainsi qu'aux albuminuriques. Nous ferons une exception pour la sardine à l'huile sans arêtes qui se digère assez bien pendant l'hiver et qui rend des services aux malades atteints d'affections pulmonaires. Nous recommanderons de consommer dans la même journée le contenu de la boîte ouverte, parce que, sous l'influence de l'air, les viandes de conserve se décomposent très rapidement, beaucoup plus vite que les viandes fraîches.

Mollusques *(moules, huîtres, clovisses, escargots)*. — Les mollusques, les escargots principalement, équivalent au moins à la moitié de leur poids de viande de boucherie et contiennent peu de graisse. Leur tissu n'est pas trop dense; aussi leur valeur nutritive est notable et leur digestibilité facile, à la condition qu'ils ne soient pas préparés avec de l'ail ou de l'échalote. Le foie de la moule contient un alcaloïde, la *mytilotoxine*, que ne détruit pas l'ébullition, très toxique dans les mois de mai, juin, juillet et août, qui provoque des poussées d'urticaire et même des empoisonnements mortels.

Les huîtres crues sont légères et nourrissantes; leur substance albuminoïde, comme celle de l'œuf, se digère moins bien quand elle est cuite. Elles doivent être consommées du commencement de septembre à fin avril, car pendant les autres mois de l'année elles sont susceptibles de produire des dérangements gastro-intestinaux. Pour être comestible, l'huître doit être vivante, ce que l'on reconnaît aux mouvements de rétraction qu'on observe quand on la touche, avec un couteau ou une fourchette, sur les expansions rayonnantes de son manteau. Si elle dégage une mauvaise odeur, elle est à repousser, car elle est malade ou morte. Sa congélation pendant les grands froids produit la décomposition et la putréfaction de ses tissus et les rend impropres à la consommation.

Clovisses. — Les clovisses ou palourdes *(Venus virginea ou decussata)* sont des mollusques lamellibranches de petite taille, aux coquilles élégantes, bivalves et bigarrées de gracieuses couleurs. La chair de ces mollusques, qu'on désigne aussi sous le nom d'huîtres du Nord et de l'étang de Thau, où on les trouve en très grande abondance, est délicate, savoureuse, de digestion facile, et remplace dans la classe ouvrière l'huître, plus chère, d'Arcachon et de Marennes.

CRUSTACÉS ET COQUILLAGES. — Les crabes et l'écrevisse ont une réelle valeur nutritive et se digèrent bien ; le homard, la langouste, les coquilles de Saint-Jacques, les oursins, sont aussi très nourrissants, mais moins digestifs. Les crevettes et les petites écrevisses ne sont pas à conseiller, car on les avale entières après un broyage imparfait et les fragments tranchants de leur enveloppe écailleuse peuvent déchirer la muqueuse de l'estomac et donner lieu à des vomissements de sang (hématémèses).

La laitance des harengs, des maquereaux, des carpes et de l'esturgeon fournissent un aliment recherché, nourrissant et digestif, pris à doses modérées. Celle du brochet passe pour être nuisible.

On ne saurait trop recommander aux mères de famille de veiller à ce que la viande des poissons destinée aux enfants ne contienne pas la plus petite arête. Quand ces corps étrangers arrivent dans l'estomac, ils sont dissous par le suc gastrique et deviennent inoffensifs ; mais lorsqu'ils s'implantent dans les amygdales, les piliers de la voûte membraneuse du palais, la face postérieure du pharynx ou dans les parois de l'œsophage, ils peuvent occasionner des accidents inflammatoires et infectieux redoutables.

On digère bien les poissons bouillis ou préparés avec des sauces peu épicées, dans lesquelles n'entrent ni le vin, ni l'ail, ni l'échalote, ni les champignons, ni les coulés, ni les cornichons, ni le gratin. Les sauces aux champignons et aux cornichons ne sont pas trop nuisibles si on a soin de ne pas consommer ces condiments et si on sait se contenter du goût et du parfum qu'ils communiquent aux aliments. Le sel, le jus de citron et le vinaigre sont les condiments qui les relèvent très agréablement et augmentent leur degré de digestibilité. Les fritures sont surtout indigestes par la quantité de graisse qu'elles introduisent dans l'estomac, et les poissons ainsi préparés ne sont bien digérés que débarrassés de la farine et de la graisse qui les enveloppe.

Veau. — La viande de veau, pour être facilement digérée, ne doit pas provenir d'un animal trop jeune, parce que la chair du veau ayant moins de deux mois est molle, gluante et lourde à l'estomac. Après deux mois, le veau fournit une viande justement appréciée, nourrissante, et plus légère que la viande de bœuf. Voici les parties du veau les plus recherchées :

1° Les ris formés par les deux lobes d'une glande située à la partie inférieure de la trachée et qui disparaît à l'âge adulte de l'animal, constituent un mets très délicat, recherché et permis aux enfants après le sevrage (les ris d'agneau ont les mêmes qualités).

2° La cervelle, qui présente dans sa composition une certaine analogie avec les œufs et qui contient un chiffre élevé d'albumine et d'acide phosphoglycérique, peut être également donnée comme un des premiers aliments solides aux enfants sevrés. Les estomacs les moins robustes la digèrent généralement bien.

3° La fraise (¹), la tête et les pieds, en sauce blanche ou légèrement vinaigrée, la langue, le carré, les côtelettes, le cuissot, la longe, le poumon, la noix, le cœur, servent à confectionner des plats nourrissants, savoureux et faciles à digérer, à la condition qu'ils soient relevés par

(¹) La fraise de veau se compose de tout l'intestin et du mésentère ou toile du ventre.

des condiments aromatiques. Le foie, la poitrine et les rognons sont un peu plus lourds, les deux premiers à cause de leur richesse en graisse, et le troisième en raison de sa charpente fibreuse très serrée.

OISEAUX DE BASSE-COUR *(poulet, poule, coq, pigeon, dindonneau, dindon, pintade, canard, oie).* — Les oiseaux de basse-cour possèdent une notable quantité de matières albuminoïdes et une très grande finesse dans la texture de leurs fibres. Dans notre énumération, nous les rangeons par ordre de digestibilité.

Le poulet jeune fournit une chair savoureuse et appétissante. La peau et la graisse seront à rejeter comme parties indigestes, principalement pour les enfants, auxquels la viande de poulet sera interdite jusqu'à l'âge de quatre ans, excepté cependant si, après avoir été cuite et refroidie, elle est finement divisée à l'aide du moulin américain.

La chair du coq pas trop gras est plus nutritive et moins lourde que celle de la poule grasse.

Le chapon et la poularde, très riches en graisse, ne conviennent qu'aux estomacs vigoureux.

La chair du pigeon adulte est abondamment pourvue de principes azotés (23 o/o) et contient peu de graisse (1 o/o); mais elle est fade, molle, médiocrement divisible et demande à être préparée avec des sauces remontées qui, trop épicées, doivent en rendre l'usage très modéré aux convalescents et aux dyspeptiques. Les enfants s'en abstiendront jusqu'après la cinquième année.

Le pigeon et les poulets jeunes, bouillis et relevés simplement par l'addition d'une petite quantité de sel de cuisine, sont bien mieux digérés par les enfants et les dyspeptiques que sous toutes les autres formes culinaires.

Le dindon ni vieux ni jeune est un aliment nutritif et appétissant et pas trop lourd s'il n'est pas gras; mais le dindonneau de deux ou trois mois lui est supérieur comme digestibilité.

La pintade et le faisan rôtis constituent un aliment délicat et digestible.

Le canard domestique est lourd à digérer à cause de sa richesse en graisse; le canard sauvage l'est aussi, mais à un degré moins élevé.

L'oie est de tous les oiseaux de basse-cour de beaucoup le plus indigeste. Il faut avoir un bon estomac pour digérer sa viande fraîche ou conservée dans la graisse; et il faut l'avoir particulièrement robuste pour supporter le pâté de foie d'oie, sauf pourtant si on se contente d'en absorber de petites quantités, comme on le fait pour le fromage par exemple. Cette indigestibilité tient à l'énorme proportion de graisse que renferme la viande d'oie.

Lapin domestique. — Le lapin domestique donne une viande qui présente beaucoup d'analogie avec celle du poulet; aussi nous croyons pouvoir le classer après les oiseaux de basse-cour. Cette viande est nourrissante, facile à digérer et savoureuse, à la condition que l'animal ne soit pas nourri exclusivement avec des feuilles de chou, des débris de légumes avariés ou putréfiés, et qu'il ait son logement formé d'une cage aérée, bien entretenue, s'ouvrant sur une cour où il puisse venir s'ébattre en liberté. Les céréales, les farines, le son et les plantes sans goût trop caractéristique conviendront spécialement pour obtenir chez le lapin une chair ayant de la valeur comme finesse, comme digestibilité et comme saveur. Les lapins élevés dans des clapiers puants, infects, fournissent un aliment des plus détestables.

La chair du lapin, quand elle est trop chargée de graisse, peut fatiguer l'estomac des dyspeptiques. Elle n'entrera dans l'alimentation des enfants qu'à l'âge de cinq à six ans.

Le lapin et le lièvre sauvages, élevés en pleine liberté, nourris d'herbes aromatiques, ont une chair d'une plus grande richesse en albumine, d'un goût plus savoureux et d'une digestibilité plus grande que celle du lapin domestique, parce qu'elle renferme moins de graisse. Cette chair ne devient indigeste que si elle est trop faisandée, absorbée en trop grande quantité ou préparée avec un luxe de condiments qui lui communiquent leurs propriétés irritantes. Les cuisinières habiles, si elles y mettent un peu de bonne volonté, pourront éviter ces reproches et préparer avec le lièvre ou le lapin des plats qui nous feront toujours plaisir et qui ne fatigueront pas notre estomac.

OISEAUX. — Nous avons dans les oiseaux une chair délicate, savoureuse et nourrissante. Ce qui en restreint beaucoup la consommation, c'est leur prix très élevé. On trouve des oiseaux comestibles dans presque toutes les espèces, dont les ordres les plus communs sont les gallinacés, les palmipèdes, les échassiers et les passereaux.

Gallinacés. — A cet ordre appartiennent la perdrix grise, la perdrix rouge, la bartavelle ou perdrix grecque *(Perdrix græca)*, la caille, la perdrix des neiges ou lagopède blanc, le coq de bruyère, la gelinotte et le faisan.

La perdrix grise a une chair délicate, sapide et nourrissante.

La perdrix rouge et la bartavelle, plus répandues dans le midi que dans le nord de la France, fournissent une chair beaucoup plus succulente encore que celle de la perdrix grise.

La digestibilité des perdrix jeunes est très grande : la chair des perdrix vieilles est plus dure, moins digestible, et demande une cuisson plus prolongée. Les perdrix jeunes seules conviennent aux enfants.

La caille est un oiseau de passage qui nous vient surtout de l'Afrique, de l'Égypte et de l'Italie ; elle est fine, savoureuse et facile à digérer.

Les autres gallinacés, coq de bruyère, perdrix des neiges, gelinotte, présentent les mêmes qualités de succulence et de digestibilité.

La chair du faisan élevé dans nos basses-cours constitue un mets des plus savoureux et des plus nourrissants, sans être lourd à digérer.

Palmipèdes. — Parmi les palmipèdes, nous avons le canard sauvage, le canard domestique et la sarcelle. Il en a été parlé à propos des oiseaux de basse-cour. Le canard sauvage et la sarcelle ont une chair plus ferme et moins lourde que celle du canard domestique, parce qu'elle est moins chargée de graisse.

Échassiers. — Nous trouvons parmi les échassiers comme oiseaux intéressants pour notre alimentation :

La bécasse, dont la chair est plus succulente quand elle est légèrement faisandée.

Le chevalier cul-blanc ou graveline, gibier à plume très estimé pour sa finesse.

Le râle d'eau, hôte assidu des marécages et dont la chair est médiocre.

Le pluvier et le vanneau, recherchés des gourmets.

Passereaux. — Parmi les passereaux, nous avons : l'ortolan, d'un goût très fin ; la grive et le merle, qui ont la chair très savoureuse, surtout à l'époque de la maturité des raisins que ces oiseaux consomment avec avidité; le corbeau qui, dit-on, servirait à faire un bouillon possédant des propriétés réconfortantes d'une très grande valeur; l'alouette, dont les spécialistes de Pithiviers font des pâtés délectables.

Tous ces oiseaux constituent une nourriture agréable, nutritive et facile à digérer, et sont à recommander; mais les plus petits exigent une mastication très complète à cause des fragments d'os qui doivent être broyés avec beaucoup de soin pour ne pas irriter les voies digestives. Ils conviendront aux convalescents et aux estomacs délicats, à la condition qu'ils soient bien assaisonnés et qu'ils soient frais; le faisandage, qui n'est en somme qu'un commencement de décomposition putride, étant de nature à occasionner un certain degré d'empoisonnement.

Agneau, Chevreau. — La viande d'agneau et de chevreau a une fibre ténue, tendre, facilement accessible à l'action des sucs digestifs; mais elle est surchargée de graisse et peut devenir lourde par ce fait aux estomacs délicats. Ceux qui digèrent difficilement auront soin de ne manger que les parties maigres de cette viande. La tête d'agneau fait un bouillon agréable et rafraîchissant.

Chèvre. — La viande de chèvre, dure, coriace, douée d'un goût très prononcé, n'est guère utilisée dans l'alimentation.

Mouton. — Toute la viande de mouton est nutritive et digestible. Son tissu, composé de fibres plus fines, plus molles que celles du bœuf, est très soluble dans le suc digestif. Son odeur et sa saveur quelquefois trop

accusées diminuent sa qualité. Il est rare qu'on trouve
dans la viande du mouton les œufs du tænia. Quand on
prescrit la viande crue, c'est à la viande de mouton
qu'on accorde la préférence à cause de cette particularité
qu'elle partage avec la viande de cheval.

Bœuf. — La viande de bœuf est une des plus agréables
et des plus nutritives. Au point de vue du goût, on peut
dire que sa grande qualité c'est de n'en avoir aucun,
d'être une viande neutre comme saveur et, par suite, de
convenir à tous les palais et à tous les estomacs. C'est
elle qui possède, avec la viande de cheval, le maximum
de pouvoir stimulant. Son tissu est riche en suc et sa
fibre, quoique plus serrée que celle du mouton, se laisse
bien dissoudre par les sucs digestifs. Toutes les parties
du bœuf sont recommandables pour l'alimentation : le
filet est pourtant de beaucoup la plus remarquable par
l'exquise ténuité de ses fibres et sa grande digestibilité;
c'est un morceau de choix pour les convalescents, les
anémiques et les dyspeptiques.

Cheval, Mulet, Ane. — Isidore Geoffroy Saint-Hilaire
et H. Bouley furent les premiers expérimentateurs qui
étudièrent la composition et la valeur nutritive de la
viande de cheval, pendant la période comprise entre
1856 et 1860. Ils reconnurent que cette viande est aussi
saine, aussi nourrissante et qu'elle se digère aussi bien
que la meilleure viande de bœuf. Elle a même sur cette
dernière l'avantage de ne pas renfermer dans ses tissus le
germe du tænia. On a prétendu que la viande de cheval
n'était pas salubre, cet animal étant sujet à une multitude
de maladies; cette accusation est si peu justifiée que
c'est précisément le cheval qu'on choisit de préférence

pour la fabrication des sérums médicamenteux destinés à la guérison d'un certain nombre de maladies de l'espèce humaine. Depuis déjà longtemps on emploie de grandes quantités de ces divers sérums avec succès et sans avoir jamais observé des accidents graves dont on puisse les rendre responsables. Les mêmes considérations s'appliquent à la viande de mulet. L'âne fournit une viande délicate, très digestible et se rapprochant beaucoup par ses qualités de celle du veau; on en fait d'excellents saucissons.

Porc. — Le porc est un animal précieux en raison de la simplicité de son élevage, de la richesse nutritive et de la conservation facile de sa viande. Sa graisse, qu'on garde pendant une année et plus sans qu'elle subisse la moindre altération, est aussi utile que sa viande et sert à préparer non seulement de bonnes sauces pour tous les aliments, mais aussi d'excellentes soupes et du bouillon savoureux dont la valeur alimentaire n'est pas aussi médiocre que le disent beaucoup de physiologistes. La consommation du porc est très répandue parmi les populations agricoles. Les marins considèrent la viande de porc comme un élément indispensable à leur alimentation. Moïse et Mahomet l'avaient défendue à une époque où le porc, se nourrissant de toutes sortes de détritus putréfiés et même quelquefois de cadavres humains, contractait un grand nombre de maladies qui pouvaient se transmettre par l'ingestion de sa viande. Aujourd'hui, l'hygiène des animaux a bénéficié dans une large mesure des progrès scientifiques. La nourriture du porc, composée de végétaux herbacés ou farineux comme les pommes de terre et les topinambours, ou bien de céréales comme les farines de seigle ou de maïs, ne peut produire qu'une viande succulente, saine et très nutritive. Si elle a un défaut pour les estomacs jeunes et délicats, c'est d'être trop compacte et trop chargée de graisse. La viande salée, fumée ou conservée dans la graisse présente les mêmes vices de composition, mais un peu plus accentués.

Le rognon et surtout la cervelle de porc sont deux parties fines et de digestion facile. Le maigre de jambon, le jambon d'York frais débarrassé de sa graisse, sont également bien supportés par l'estomac.

ABATS. — Les abats ou abatis sont des parties d'animaux de boucherie considérées comme des morceaux de valeur inférieure. Bien que nous en ayons mentionné plusieurs, nous les présenterons tous dans un résumé succinct. Ils comprennent la tête, la cervelle, la langue, le cœur, les poumons, le ris, l'estomac, le pancréas ou cigogne, l'intestin, le mésentère ou ratis, l'épiploon ou crépine, la rate, les reins ou rognons et les pieds.

Tête. — Celles de veau et de porc sont seules utilisées couramment; celles d'agneau et de mouton servent plus rarement pour le pot-au-feu et sont mangées bouillies.

Poumon. — On ne mange que celui du veau, les autres étant réservés aux chiens et aux chats.

Cœur. — Celui du veau et du porc est le meilleur; le cœur du mouton ainsi que celui du bœuf sont plus compacts, plus serrés dans leur trame musculaire et d'une digestion plus laborieuse.

Cervelle. — A recommander, les cervelles de veau, de porc et de mouton comme un aliment nourrissant, phosphaté et très digestible.

Langue. — Est aussi nourrissante, mais d'une constitution fibrillaire plus délicate que celle des autres muscles, par conséquent plus facile à digérer.

Foie. — Les foies de veau et de mouton sont recherchés et méritent de l'être, car leur valeur nutritive est notable, mais de petites quantités suffisent; ceux de bœuf et de porc sont beaucoup plus gras et aussi plus lourds à l'estomac.

Rognons. — Ceux de veau, de mouton et de porc sont nourrissants et digestibles; les rognons des animaux adultes, du bœuf en particulier, sont plus fibreux, plus durs et moins savoureux.

Ris. — Conviennent aux enfants et à tous les estomacs.

Fraise de veau. — La fraise de veau est un mets justement apprécié.

Les *pieds* de veau et de mouton se digèrent assez bien, mais leur valeur nutritive est médiocre; ils constituent des aliments d'épargne par leur richesse en matière gélatineuse. Les pieds panés de porc sont très indigestes.

Les viandes se digèrent mieux crues que cuites, rôties que bouillies.

La viande crue fait des merveilles chez les enfants atteints de diarrhées chroniques. Les médecins russes l'introduisirent dans la thérapeutique infantile. Trousseau suivit leur exemple; il la mélangeait à de la confiture et la désignait sous le nom de conserve de Damas. La viande crue doit être d'abord débarrassée de sa graisse, de ses aponévroses, des vaisseaux et des tendons; elle est ensuite ou râpée ou passée au moulin américain qui la réduit en pulpe. Pour la râper, on l'étale sur une table, on la fixe à une extrémité avec une fourchette, et à l'aide de la lame peu tranchante d'un grand couteau de cuisine on la râpe lentement, délicatement, de façon à n'enlever que la pulpe, qui doit s'écraser comme une gelée de coings. Pour s'assurer que l'opération est bien réussie ou pour la compléter, on peut passer la viande râpée à travers une étamine. Ainsi préparée, on l'administre soit sous forme de boulettes saupoudrées de sucre, de poudre de chocolat ou de farine de maïs et qu'on avale avec une gorgée de bouillon; ou bien on l'incorpore à une tasse de bouillon ou de potage au tapioca *tiède* (jamais bouillant) qu'on fait prendre comme un consommé ordinaire et dont l'aspect rappelle celui du potage à la tomate. On peut encore la mélanger à une purée de pommes de terre.

Les viandes de bœuf, de mouton et de cheval peuvent servir indifféremment. Si le bœuf donne le tænia, il est facile de s'en débarrasser et la crainte du ver solitaire ne doit pas nous faire renoncer à l'usage de la viande crue en raison des services inappréciables qu'elle rend.

La dose quotidienne sera :

Pour un enfant de	2 ans. . .	de 20 à	5o grammes.
—	3 ans. . .	25 à	6o —
—	4 ans. . .	3o à	8o —
—	5 ans. . .	45 à	9o —
—	6 ans. . .	5o à	100 —
—	7 ans. . .	55 à	120 —
—	8 ans. . .	6o à	13o —

Les adultes commenceront par 5o grammes, pour arriver progressivement à 15o et 2oo grammes en deux fois.

Pour éviter les dangers de contagion morbide par la viande crue, on a préparé des viandes en poudres qui sont desséchées à des températures très élevées que ne supportent ni les microbes ni leurs spores. A ce point de vue, les poudres constituent un réel progrès; mais on leur reproche, avec raison, de s'altérer rapidement et de dégager une odeur repoussante qui rebute les malades les plus dociles. Il en existe cependant qui sont à l'abri de ces critiques et qui font merveille dans l'alimentation des enfants délicats et des dyspeptiques.

Pour avoir de la poudre de viande fraîche, on peut la préparer soi-même tous les jours. Après avoir exposé la viande sur le gril pendant quelques minutes, on en exprime tout le jus en la passant à la presse; puis on la divise en tout petits fragments qu'on étale sur un gril recouvert d'une toile métallique semblable à celle des garde-manger; on l'introduit ainsi dans un fourneau de cuisine chauffé et on la retire dès qu'elle est assez desséchée pour être moulue dans un moulin à poivre ou à café ou pulvérisée dans un mortier. Chaque cuillerée à soupe de cette poudre représente environ 60 grammes de viande fraîche. On peut la prendre soit avec un potage quelconque, soit avec une purée.

La viande se digère moins bien bouillie que rôtie. Cuite dans l'eau froide portée progressivement à l'ébullition, la viande abandonne une petite proportion d'albumine (4 gr. o/o) qui se mélange au bouillon et le rend nourrissant, à la condition qu'on n'enlève pas l'écume qui tient l'albumine en suspension; elle s'appauvrit ainsi en principes azotés et devient moins digestible parce que l'ébullition coagule les couches superficielles albuminoïdes de ses fibres et les rend peu accessibles à l'action du suc digestif. Plongée dans l'eau bouillante, la viande n'abandonne presque rien de ses éléments azotés : elle conserve toutes ses qualités nutritives, mais son indigestibilité persiste toujours par le fait de la coagulation albumineuse. Dans le premier cas, on aura un bouillon nourrissant et savoureux avec un bouilli médiocre; dans le second, au contraire, on aura un bouillon mauvais et de la viande très nutritive, mais lourde à l'estomac.

Le rôtissage n'enlève aucun principe nutritif à la viande; il développe au contraire les éléments volatils qui constituent son parfum et sa saveur si nécessaires à une bonne digestion. Sous la même influence, il se forme aussi dans les couches excentriques du rôti une certaine quantité d'acide acétique qui active sa dissolution dans le suc digestif.

Le rôtissage se fait soit à feu nu, soit sur la braise, au four ou à l'étouffée.

Les volailles jeunes et les poissons, en général, sont plus digestibles bouillis que rôtis, contrairement aux autres viandes, et grillés que frits.

Les viandes sont quelquefois mieux supportées froides que chaudes.

Bouillon. — Le bouillon gras, s'il n'est pas soigneusement dégraissé, se digère mal; mais, débarrassé de ses principes graisseux, il constitue un aliment légèrement nourrissant et surtout un apéritif excellent, et le *seul* apéritif qui soit utile aussi bien aux dyspeptiques qu'à ceux qui jouissent de la plus florissante santé.

Le bouillon maigre rend presque autant de services que le bouillon gras, car il stimule au même degré la sécrétion gastrique et contient, dans des proportions à peu près identiques, les substances salines qui concourent à la réparation des pertes minérales que le mouvement de désassimilation fait subir à l'organisme. En outre, avec le bouillon maigre on n'a pas l'inconvénient du bœuf bouilli, qui constitue un aliment très lourd pour les estomacs délicats. Il est préférable de réserver le bœuf pour un succulent rôti, qui aura l'avantage d'être plus agréable au palais et plus léger à l'estomac (¹).

______
(¹) Dr F. Cayla, *Repas des dyspeptiques et des nerveux*, 1900.

PEPTONES. — Les peptones sont des matières albuminoïdes digérées artificiellement dans une solution de pepsine. On les fait dissoudre à chaud dans du bouillon, du lait ou de l'eau pure ou aromatisée et on les administre soit par la bouche, soit en lavement, chez les malades déprimés qui ne supportent aucune nourriture. Avec cette alimentation, on peut soutenir les malades pendant plusieurs jours et attendre l'amélioration qui permettra de faire mieux.

Aliments tirés du règne végétal.

Les céréales fournissent le blé, l'avoine, l'orge et le maïs qui, réduits à l'état de farine, constituent des aliments d'une grande digestibilité. Employées à l'état de matières pulvérulentes, chez les enfants, les vieillards ou les dyspeptiques, on en fait pour les adultes des préparations multiples : pain, biscottes, grissini, gruau, pâtes, semoule, etc., qui rendent de très grands services dans l'alimentation. Elles contiennent de grandes proportions de principes albuminoïdes (12 à 23 o/o), peu de graisse et une proportion très élevée d'hydrates de carbone (50 à 70 o/o), qui sont d'une digestion facile et qui possèdent une grande puissance calorigène favorisant à un très haut degré l'activité de nos fonctions organiques. Après les céréales, viennent les fécules indigènes ou exotiques : pommes de terre, châtaignes, glands doux, arrow-root, tapioca, racahout, sagou, salep, riz et légumineuses. Enfin, en dernière analyse, nous avons les légumes et les fruits.

FARINE D'AVOINE. — La farine d'avoine contient une proportion élevée de matières albuminoïdes, 65 o/o d'hydrates de carbone et un principe stimulant qui augmente notablement ses propriétés toniques, plus accusées que celles de la farine de froment. Elle est beaucoup plus employée en Angleterre, en Écosse et en Irlande que dans nos pays.

On fait germer l'avoine dans un lieu humide, à la température de 20 à 25°, pour la dessécher ensuite et la soumettre à la torréfaction comme l'orge destinée à la fabrication de la bière. L'avoine torréfiée est passée sous la meule ou au cylindre, et la farine qu'on obtient constitue l'*avenaline*, dans laquelle il s'est développé de la dextrine, du sucre et un principe diastasique, la *maltine*, qui transformera les fécules en sucre. On prépare de la même manière un certain nombre de poudres végétales. avec des graines de céréales et de légumineuses en voie de germination, qui sont désignées sous le nom de malto-léguminoses.

FROMENTINE. — La fromentine est une poudre préparée avec l'embryon du blé torréfié et pulvérisé. Sa composition est de :

50 o/o de matière azotée.
30 o/o d'amidon.
7 o/o de sels.
13 o/o de cellulose.

Sa richesse en azote la recommande chez les enfants de faible constitution.

Toutes les farines de céréales : blé, orge, avoine, seigle, maïs, peuvent être employées avec avantage ; mais nous accorderons nos préférences aux trois premières pour les raisons indiquées à propos du pain (p. 40). Ces produits alimentaires ont le grand avantage de se conserver pendant longtemps et de présenter un rapport fixe dans leurs éléments constitutifs. Dans le cas où l'on supposerait qu'elles renferment certaines impuretés, il est facile de les rendre inoffensives en les soumettant à la stérilisation. Pour cela, on étend une couche de farine d'un travers de doigt d'épaisseur sur une assiette et on place le tout dans un four chaud de boulanger pendant quinze à vingt minutes.

PAIN. — Le pain blanc, léger, bien cuit, se digère très bien. La croûte est plus facile à digérer que la mie. Le pain constitue une nourriture de premier ordre, agréable, savoureuse, riche en principes nutritifs et qui, additionnée d'une petite quantité de lait et de fromage, peut suffire à notre entretien. Le pain chaud est extrêmement indigeste : il doit être mangé froid. et toujours douze heures au moins après sa cuisson; mieux vaut encore qu'il soit cuit de la veille. Un bon moyen pour le rendre plus digestible consiste à le couper en tranches minces qu'on fait griller au four ou sur la braise. Ainsi préparé, il convient surtout aux enfants, aux convalescents et aux dyspeptiques; il se digère mieux et présente des garanties particulières au point de vue microbien, la température élevée à laquelle il est soumis ayant pour résultat immédiat de détruire les agents pathogènes et les ferments dont il pourrait être imprégné.

Ainsi que nous l'avons indiqué page 36, les pains de son et de seigle, qui jouissent de propriétés laxatives et rafraîchissantes marquées, sont beaucoup plus lourds à l'estomac. Le pain d'épices fait avec la fleur de la farine du seigle et avec du miel est moins difficile à digérer.

BISCOTTES. — Les biscottes sont des tranches de pain

préparé avec de la bonne farine de froment, des œufs et du beurre et soumises dans des fours de boulanger à une température élevée. En résumé, la biscotte est une tranche de très bon pain séchée au four. Ce qui la distingue du pain grillé, c'est sa plus grande richesse nutritive due aux œufs et au beurre et son mode de séchage.

Les grissini sont formés par des bâtonnets de pain que la cuisson a complètement transformés en croûte.

Les grissini, mais surtout les biscottes, servent à préparer des soupes et des panades très nourrissantes au bouillon, au beurre ou au lait. On peut en donner aux enfants à discrétion, la satiété se manifestant chez eux dès que l'appétit est satisfait.

GRUAU. — Le gruau est constitué par le grain des céréales (blé, orge, avoine) débarrassé de son enveloppe corticale par une mouture incomplète à l'aide d'appareils spéciaux. Le gruau d'orge et d'avoine sert à faire d'excellents potages pour les enfants. On délaye deux ou trois cuillerées à café de gruau dans une demi-tasse d'eau froide qu'on incorpore à un verre de lait bouillant, additionné de sel et de sucre. Vingt à trente minutes de cuisson suffisent pour avoir une gelée aussi appétissante que nutritive, *gelée d'orge* ou *gelée d'avoine*.

Le gruau d'orge est encore désigné sous le nom d'*orge mondé* et d'*orge perlé* quand son grain est arrondi à la façon d'une perle.

Le gruau d'avoine contient 14 o/o de matières albuminoïdes et 1 centigramme de fer pour 1000 parties.

SEMOULE. — Avec le gruau des céréales on prépare des farines de premier choix (fleur de farine) dont on fait une pâte qui, après avoir été soumise à la cuisson, est divisée en tout petits grains désignés sous le nom de semoule de blé, d'orge, d'avoine, d'après son origine.

Bouillies. — Soupes.

Les bouillies, les soupes préparées avec les farines, le pain grillé, les biscottes, les grissini, le gruau ou les semoules constituent des aliments nutritifs et de facile digestion. L'albumine, il est vrai, s'y trouve à l'état d'albumine végétale, moins assimilable que celle d'origine animale; mais leur préparation avec du lait relève leur degré d'assimilabilité par la présence de la caséine. Elles rendent de grands services dans l'alimentation du premier âge et aussi chez les convalescents. On peut augmenter considérablement leur richesse alimentaire par l'addition d'une petite proportion de sucre, de beurre et d'un jaune d'œuf ou d'un œuf entier.

Cependant il faut remarquer qu'elles sont des aliments antiphysiologiques jusqu'à dix ou douze mois chez l'enfant, dont la salive et le suc pancréatique n'acquièrent une réelle activité qu'à partir de cet âge. La propriété saccharifiante de l'amylapsine et de la ptyaline commence bien à se manifester après le deuxième mois, mais elle ne devient suffisamment énergique pour transformer en sucre les principes amylacés des céréales que vers les dixième, onzième et douzième mois. Les fécules mal digérées fermentent rapidement et donnent naissance à des acides lactique, butyrique et acétique dont l'action irritante sur la muqueuse des voies digestives est féconde en conséquences funestes pour la santé des enfants.

Pâtes alimentaires.

Les blés durs et demi durs décortiqués, très riches en gluten, principe azoté, sont réduits en fragments de très petit volume qui servent à faire une pâte par leur mélange avec du lait, du beurre ou de la graisse et du jaune d'œuf. Cette pâte est passée à travers des appareils spéciaux dont elle sort sous des formes variées qui prennent le nom de macaroni, de chiffres, de lettres alphabétiques, de vermicelle, de nouilles et de semoule. La semoule contient 8 o/o d'albumine, les nouilles 9, le vermicelle 10, et le macaroni 22; leur teneur en hydrate de carbone varie de 60 à 75 o/o. Ces pâtes possèdent une réelle valeur nutritive qui s'accroît par l'addition de bouillon, de graisse, de fromage, de sel et de condiments que nécessite leur préparation culinaire. Leur digestibilité est en rapport direct avec le degré de division du blé. Elles sont beaucoup plus difficiles à digérer que les farines en raison de leur compacité et du volume de leurs grains qui représente 100 fois celui des grains de farine. Elles ne conviennent pas toutes aux enfants avant l'âge de quatre ou cinq ans et les adultes ne les supporteront bien que s'ils jouissent de l'intégrité de leurs fonctions digestives. Au point de vue de la digestibilité, il existe cependant une différence de 50 o/o en faveur de la semoule, des nouilles et du vermicelle. La semoule bien cuite est digérée par les enfants ayant dépassé deux ans; les nouilles et le vermicelle, après trois ans.

Fécules.

Les fécules, comme nous l'avons déjà vu en étudiant la composition chimique des aliments d'origine végétale, sont très riches en hydrates de carbone, dont nous connaissons l'importance comme agents d'épargne. Elles sont facilement digérées, mais à la condition qu'il existe dans les voies digestives le réactif saccharificateur qui les transforme en sucre, et qu'elles soient débarrassées, par la coction prolongée, des enveloppes cellulosiques qui les protègent contre l'action des ferments diastasiques. Elles seront donc absolument contre-indiquées chez les enfants au-dessous de quinze mois, et toujours soumises à la cuisson et données sous forme de purées.

Nous avons les fécules indigènes et exotiques. Les premières sont retirées de la pomme de terre, de la châtaigne et du gland doux, qui se rencontrent abondamment dans tous les pays de l'Europe centrale et méridionale. Les fécules exotiques comprennent l'arrowroot, le tapioca, le sagou, le salep et le riz.

Les pommes de terre sont très utiles dans l'alimentation ; mais leur pauvreté en azote les rend peu nutritives. Elles sont surtout utiles comme aliments d'épargne ; cependant elles ne deviennent vraiment nourrissantes et très digestibles que préparées sous forme de purées, mélangées avec du lait, du beurre et des œufs. Incorporées au lait seul, légèrement sucré et salé, elles font d'excellentes bouillies pour les enfants âgés de dix-huit à vingt mois. Il est indispensable que la fécule soit bien cuite pour être bien digérée.

Entière, cuite à l'eau, divisée en morceaux et préparée en ragoût, la pomme de terre est nuisible aux enfants, parce qu'ils ne la mastiquent pas, et aussi à cause des condiments qui l'accompagnent. Les morceaux avalés entiers ne se digèrent pas ; ils se putréfient dans l'intestin et déterminent non seulement la diarrhée lientérique, mais encore des convulsions. Il faut, pour les

enfants, que les pommes de terre soient toujours bien
écrasées. Les pommes de terre frites sont absolument
indigestes et provoquent fréquemment des affections
gastro-intestinales sérieuses chez les enfants et même
quelquefois des accidents mortels. Je connais un cas
très remarquable de troubles gastriques avec phénomènes généraux inquiétants observé chez l'enfant d'un
professeur de la Faculté de médecine de Bordeaux, et
que les lumières paternelles cliniques, physiologiques,
expérimentales et bactériologiques ne parvenaient pas
à éclairer, qui fut brusquement expliqué par la dénon-
ciation d'un camarade jaloux signalant le malade à
ses parents comme un mangeur invétéré de pommes de
terre frites. Tous les jours, cet enfant s'arrêtait devant la
poêle aux âcres et puantes vapeurs de graisse roussie de
la marchande qui stationne sous la porte Saint-Julien ;
il y faisait une ample provision de l'indigeste tubercule
avec les deux ou trois sous destinés à l'achat du pain au
lait et s'en bourrait consciencieusement l'estomac, ayant
bien soin de n'en jamais offrir le moindre fragment à
ses jeunes amis ; son égoïsme le sauva. Un des témoins
assidus de ces ripailles quotidennes, furieux de n'y pouvoir jamais participer, trahit un beau matin notre petit
gourmand et, sans le vouloir, lui rendit un signalé service.

Les pommes de terre frites sont indigestes et irritantes
par suite de leur mode de cuisson et de la grande quantité de graisse dont elles s'imprègnent. On les jette dans
la graisse bouillante qui ratatine et durcit la coque celluleuse servant d'enveloppe aux grains de la fécule. Cette
enveloppe ne se dissout pas ou presque pas dans le suc
gastrique ; quand la pomme de terre est bouillie, le
grain de fécule, en se gonflant dans l'estomac et surtout dans l'intestin, déchire sa gaine, s'en dégage,

s'imbibe de suc pancréatique et se transforme en sucre. Or, dans la pomme de terre frite, la fécule et son enveloppe sont tellement resserrées par la graisse bouillante qu'elles deviennent presque entièrement insolubles dans les sucs digestifs. Pour que la pomme de terre se digère bien, il faut, comme pour la viande, qu'elle soit placée dans un récipient rempli d'eau froide qu'on soumet progressivement à l'ébullition; sous l'action lente de la chaleur, le grain de la fécule, comme nous venons de le voir, se gonfle, déchire sa capsule, et l'écrasement, la réduction en purée complètent sa mise en liberté. La graisse bouillante produit un effet diamétralement opposé et rend presque indigestible un aliment qui, sous une autre forme, passe généralement bien. Les ragoûts de pommes de terre avec des débris de viande grasses de veau ou de mouton, sont très indigestes à cause de la grande proportion de graisse qu'ils renferment.

Les pommes de terre doivent être bien mûres avant d'être consommées; les vertes ou les nouvelles sont nuisibles à l'estomac et n'ont qu'une faible valeur alimentaire, même au point de vue de leur puissance antidéperditrice, les parties féculentes n'ayant pas atteint leur complet développement. Celles en voie de germination sont dangereuses par l'alcaloïde qu'elles contiennent, la *solanine*.

Les châtaignes sont très riches en matières féculentes; elles contiennent 8,50 o/o de matières albuminoïdes et peuvent remplacer le pain, et mieux encore les pommes de terre. Avec le lait, le pain et le lard elles constituent la base de l'alimentation des paysans dans certaines contrées du Limousin. Elles ont une saveur sucrée très agréable qui les fait rechercher par les palais les plus raffinés. Elles servent à faire des purées d'un goût délicieux et d'une digestion facile. Elles se digèrent mieux cuites à l'eau que grillées. Ce qui explique leur apparente indigestibilité dans les classes aisées, c'est qu'on les sert sur la table après un repas copieux composé de deux ou trois plats; qu'on en mange une quantité d'autant plus grande qu'on les trouve très savoureuses; et que la somme de leurs éléments nutritifs absorbés représente presque la moitié du chiffre nécessaire à nos besoins organiques.

Le gland doux comestible se trouve surtout en Espagne. On le soumet à la torréfaction, pour le pulvériser ensuite; sa poudre, mélangée avec quelques feuilles de menthe, sert à faire des infusions légèrement toniques et aromatiques pouvant remplacer avec avantage le thé et le café chez les enfants et les nerveux.

Le racahout des Arabes est préparé avec une substance féculente composée en grande partie de farine de glands doux. Cette poudre plaît beaucoup aux enfants et les nourrit bien.

La Revalescière est aussi une farine à potages et à bouillies, supérieure au racahout, très nourrissante et d'une grande digestibilité. Elle est bien acceptée par les enfants et les dyspeptiques, qui la digèrent à la perfection. Elle est composée de :

4o grammes de farine de	lentilles	
20 — —	maïs	
10 — —	haricots	
10 — —	pois	grains germés.
10 — —	riz	
10 — —	orge	
1 —	de sel de cuisine.	

Fécules exotiques.

Les fécules exotiques les plus connues sont l'arrow-root, le tapioca, le salep, le sagou et le riz.

L'arrow-root est une fécule retirée de la racine de plusieurs plantes cultivées à la Jamaïque et appartenant à la famille des amomées. Son grain est très ténu, plaît aux enfants par son goût, qui est agréable, et se digère bien. Cette fécule est entièrement dépourvue de graisse et ne contient pas 1 o/o de matières albuminoïdes (0,80 o/o); par contre, c'est elle qui, après le tapioca, contient le chiffre le plus élevé de matières hydro-carbonées, qui sont d'une digestion généralement facile et qui deviennent nourrissantes quand elles sont associées au lait, aux laitages, au bouillon et aux œufs.

Le tapioca est la fécule du rhizome du *jatropha manihot;* il se dissout dans le bouillon et sert à faire de très bons potages bien supportés par les enfants. Il est encore plus pauvre en albumine que l'arrow-root (0,63) mais renferme plus d'hydrates de carbone (85,95 o/o).

Le salep est fourni par la racine et les tubercules de quelques orchidées. Les bouillies préparées avec cette fécule sont peu savoureuses, épaisses, compactes, et peu estimées.

Le sagou provient de certains palmiers : on en fait d'excellentes bouillies ou des potages qui rappellent le tapioca. Il est presque exclusivement composé d'amidon, comme la pomme de terre, le riz et l'arrow-root.

Le riz est une des meilleures fécules; il contient une énorme proportion d'hydrates de carbone, 8 o/o d'albumine, huit fois plus que l'arrow-root, le tapioca ou les pommes de terre et deux fois plus que le lait de vache. Il constitue un bon aliment et sert de base à un grand nombre de préparations culinaires très nourrissantes : crème de riz (¹), riz au lait, poule au riz, gâteaux au

---

(¹) La poudre de riz est aussi appelée crème de riz.

riz, etc. La crème de riz est à recommander pour les bouillies destinées aux enfants du premier âge. Le riz est utile également pour les convalescents et les dyspeptiques, qui le digèrent facilement.

On ne perdra pas de vue que toutes les fécules sont faibles en azote et que leur richesse en hydro-carbone est très élevée; qu'elles constituent des aliments d'épargne remarquables, mais qu'on doit les associer à d'autres aliments plus remontés en azote. Avec des aliments simples, mais variés, on arrivera à fournir des rations digestibles et réconfortantes.

Un adulte, qui prendrait à son principal repas :

		d'albumine		d'hyd. de carbone
2 œufs,	représentant	25 grammes	et	41 grammes
100 gr. de pain	—	9 —	et	70 —
50 gr. de beurre —		1 —	et	30 —
1 verre de vin —		» —	et	70 —
150 gr. de riz	—	12 —	et	125 —
absorberait à un seul repas		47 gr. d'alb.	et	336 grammes

d'hydrates de carbone.

Nous savons que pour un adulte il faut comme ration journalière de 50 à 100 grammes d'albumine, suivant qu'il absorbe plus ou moins d'hydrates de carbone, et de 400 à 550 grammes d'hydrates de carbone fournis par la graisse, la fécule, le sucre, l'alcool, etc. Si, dans un repas léger comme celui que nous indiquons, il absorbe plus que la moitié des éléments nécessaires, il ne lui sera pas difficile de se procurer la différence avec le premier déjeuner et le repas du soir.

Préparation des bouillies.

On prépare les bouillies en faisant dissoudre à froid dans une demi-tasse d'eau ou de lait une cuillerée à soupe de farine d'avoine, de blé, de maïs ou d'orge; de semoule, de revalescière, d'arrow-root, de racahout, de salep ou de sagou; et quand on a obtenu une bouillie très épaisse, bien liée et sans grumeaux, on la coule dans un grand verre de lait en la délayant et on fait bouillir à petit feu pendant vingt minutes, après avoir légèrement salé et sucré avec deux ou trois morceaux de sucre coupé à la mécanique. Remuer le mélange de temps en temps pour éviter le goût de brûlé. Un récipient en caillou vaut mieux que le poêlon métallique. Quand on a des sujets difficiles, on peut aromatiser fort agréablement ces bouillies en leur incorporant une cuillerée à café de poudre de cacao au moment de les retirer du feu.

Ces bouillies, surtout celles à base de farine de blé, d'avoine, de semoule et de revalescière, sont d'une grande digestibilité et possèdent de sérieuses propriétés nutritives.

La semoule et le tapioca n'ont pas besoin d'être préalablement délayés à froid; on doit les jeter directement dans le lait bouillant.

Le racahout possède un goût assez doux pour qu'il soit inutile d'ajouter du sucre à ses préparations.

POIDS DES FARINES ET DES FÉCULES

1 cuillerée à soupe rase de farine d'avoine pèse : 11 grammes.

—	farine de blé	—	10	—
—	farine de maïs	—	10	—
—	revalescière	—	10	—
—	sagou	—	13	—
—	semoule	—	16	—
—	arrow-root	—	17	—
—	racahout	—	13	—

La cuillerée à soupe comble pèse environ, pour chaque substance. un tiers de plus.

La poudre de cacao qui sert à les aromatiser pèse :

    2 grammes par cuillerée à café,
    8 grammes par cuillerée à soupe.

Légumineuses : fèves, haricots, pois, lentilles.

Les légumes secs contiennent un chiffre plus élevé de substances albuminoïdes que les meilleures viandes, et leur pouvoir nutritif serait également supérieur si leur dissolution dans les sucs digestifs était moins difficile. Tandis que la viande s'assimile en grande partie et laisse peu de résidus, les légumes ne sont absorbés que dans des proportions très faibles et abandonnent dans les matières fécales jusqu'à 25 o/o de leurs parties constituantes. Cette différence dans la digestibilité tient à l'état moléculaire de la légumine, qui est plus compacte et plus résistante à l'action des sucs digestifs que la fibrine de la viande, *légumine* et *fibrine* représentant l'une la substance albuminoïde végétale et l'autre la substance albuminoïde animale. C'est encore, disent les physiologistes, parce que la légumine, absorbée et transformée en fibrine par l'organisme des animaux, a dû acquérir une constitution spéciale qui se rapproche de plus en plus de celle de nos tissus.

Cependant, il est nécessaire de savoir que la densité et la compacité des molécules des légumineuses ne sont pas le facteur unique de leur indigestibilité et que la cellulose, qui forme la presque totalité de leur enveloppe et traverse le tube digestif sans subir la moindre désintégration, contribue pour une très grande part à rendre leur dissolution et leur assimilabilité plus incomplètes et plus laborieuses. Aussi devra-t-on les débarrasser de cette enveloppe éminemment indigeste et **irritante** et les absorber sous forme de purées pour éviter les dérangements gastro-intestinaux qui, trop souvent répétés, ne tardent pas à dégénérer en maladies graves. Ces parcelles cellulosiques non seulement ne se digèrent pas, mais elles entravent encore notablement la saccharification des parties amidonnées des légumineuses, et nous savons que les fécules non digérées s'altèrent rapidement dans nos voies digestives en donnant naissance à la fermentation lactique avec production abondante de gaz et d'acides très pernicieux pour la muqueuse de l'estomac et de l'intestin.

En conséquence, il sera prudent d'interdire l'usage des graines de légumineuses aux enfants âgés de moins de quatre à cinq ans, et à tous ceux dont l'appareil digestif ne jouit pas d'une intégrité absolue; et quand on les permettra, il y aura avantage à les faire absorber sous forme de purées.

FÈVE. — La fève est une des légumineuses les plus riches en matières azotées; elle est aussi la plus indigeste avec le haricot. La fève est le premier légume qui aurait servi à l'alimentation d'Adam et de sa compagne. En Égypte et en Italie, elle a eu des moments de vogue et de discrédit. Sa fleur blanche, maculée de taches noires, évoque dans l'esprit inquiet des sujets impressionnables l'image des tentures aux larmes d'argent qui forment la lugubre décoration de toutes les cérémonies funèbres. Pour les anciens, cette fleur représentait le symbole de la mort. Pythagore enseignait à ses disciples que les âmes s'incarnaient dans la tige de cette légumineuse. La croyance à cette transmigration était si profonde parmi les Pythagoriciens, que dix d'entre eux, poursuivis par les soldats de Denys de Syracuse, se laissèrent massacrer plutôt que de s'échapper en traversant un champ couvert de fèves en fleur. Il était défendu aux Flamines de manger les graines de cette plante aux fleurs infernales parce qu'elles empêchaient les songes devinatoires.

Il est vraisemblable que la raison véritable de ces préjugés à l'égard de la fève avait trouvé son origine dans ses effets nuisibles sur l'appareil gastro-intestinal et que les troubles divers (insomnie, agitation, angoisses, excitation cérébro-spinale) produits par son usage intempestif ou immodéré étaient attribués à une influence surnaturelle par les philosophes de l'antiquité, plus enclins aux interprétations chimériques que documentés sur les lois de la physiologie.

Ce qui contribuait à rendre ce légume plus indigeste, c'était l'ignorance où on était de la nécessité de le dépouiller de son enveloppe coriace et de le réduire en purée pour en faire un aliment comestible.

La fleur sèche de la fève est douée de propriétés aromatiques et antispasmodiques. Son infusion à la dose d'une cuillerée à café de fleurs pour une tasse d'eau bouillante, prise matin et soir, à jeun et en se couchant, est recommandée contre la gravelle et les sables qui infiltrent les reins. La cendre des gousses et des tiges de fèves, infusée à froid pendant quarante-huit heures, dans les proportions de 100 grammes pour un litre de vin blanc, communique à celui-ci des vertus curatives analogues à celles de la fleur, mais douées d'une activité plus énergique. On en prend 50 grammes avec autant d'eau, le matin à jeun et le soir en se couchant.

HARICOTS. — Les haricots se digèrent très difficilement et méritent à ce point de vue d'être placés à côté des fèves. Soit que la fécule du haricot se transforme imparfaitement dans le suc digestif à cause de sa constitution, soit qu'en raison même de sa richesse nutritive et de son goût savoureux on soit porté à exagérer les doses compatibles avec nos facultés digestives, il est fréquent d'observer des pesanteurs d'estomac, des gargouillements, du ballonnement et de la diarrhée chez les personnes qui en font la base de leurs repas plusieurs fois par semaine.

Cet aliment est un peu moins indigeste à l'état de purée; mais il ne doit être permis sous aucune forme ni aux enfants en bas âge, ni aux dyspeptiques, ni aux convalescents. Les ouvriers qui dépensent beaucoup de force musculaire les supportent mieux que les intellectuels aux professions sédentaires.

La gousse du haricot, cuite, consommée verte avant le développement des graines, est d'un goût agréable, d'une digestion facile, si elle est bien mastiquée, et légèrement nourrissante par sa fécule et ses principes minéraux.

Assaisonnés à l'huile et au vinaigre, les haricots verts constituent de bonnes salades qui se digèrent beaucoup mieux que les autres, parce que leur tissu a été ramolli par la cuisson. Cuits au beurre ou blanchis avec des œufs, ils deviennent plus nourrissants sans être plus lourds à digérer.

Vert ou sec, cuit ou cru, le haricot est interdit aux enfants jusqu'à quatre ou cinq ans.

Pois. — Le pois est un aliment savoureux et nutritif, moins indigeste que la fève et le haricot. Il contient une huile riche en acide phosphorique (3 o/o) qui agit comme reconstituant très énergique du système nerveux. La purée est encore la meilleure forme culinaire qu'on puisse lui donner.

Les pois, privés de leur pellicule par une mouture incomplète et vendus sous le nom de pois cassés, se digèrent mieux que les pois entiers. Ces derniers pourtant sont assez digestibles lorsqu'ils sont dépouillés de leur enveloppe celluleuse; et cette dernière n'est pas difficile à éliminer, car il suffit pour cela de laisser tremper les pois pendant deux ou trois heures dans de l'eau froide et de les brasser ensuite soit dans un petit sac, soit encore sur un crible. Cette simple opération, qui est applicable aux fèves et aux haricots, favorise leur cuisson et augmente leur digestibilité.

Les pois verts ayant acquis la moitié ou les deux tiers de leur développement, se digèrent beaucoup mieux que les pois secs; mais leur enveloppe peut fatiguer les voies digestives, si elle n'a pas été minutieusement divisée par une méthodique et lente mastication. Il est vrai cependant que cette enveloppe est moins irritante et moins lourde que celle des pois secs; mais elle n'est ni digérée ni assimilée par l'appareil digestif et on la retrouve soit entière, soit fragmentée dans les matières fécales. Aussi on bannira les pois, même verts, de l'alimentation des petits enfants.

Les pois torréfiés, comme le café, sont doués de propriétés diurétiques et sédatives, et l'infusion faite avec 3o grammes de graines dans un demi-litre d'eau bouillante, prise à jeun en deux ou trois fois, à demi-heure d'intervalle, favorise l'élimination des sables et des graviers qui encombrent les reins et calme les phénomènes inflammatoires que ces concrétions ont déterminées dans les conduits urinaires.

LENTILLES. — Comme les fèves, les lentilles sont employées dans l'alimentation depuis la plus haute antiquité. On sait qu'Ésaü vendit son droit d'aînesse à son frère Jacob pour un plat de lentilles. Son héritage paternel devait être bien médiocre ou le sentiment de sa gourmandise bien exagéré pour rendre possible un marché aussi désavantageux.

La lentille est très nourrissante par sa teneur en matières albuminoïdes, et très utile aux chlorotiques et aux anémiques par les proportions relativement élevées d'oxyde de fer qu'elle renferme. Elle se digère beaucoup mieux que la fève, le haricot et le pois. Les lentilles *blondes* de l'année sont plus délicates et plus digestibles. La pellicule étant indigeste, il sera préférable de les consommer sous forme de purée. La fameuse Revalescière, qui a été considérée pendant longtemps comme une panacée universelle, serait composée surtout de farine de lentilles.

En résumé, toutes les légumineuses, et spécialement les pois et les lentilles, par leur richesse nutritive et la modicité de leur valeur marchande, constituent des aliments précieux pour les classes ouvrières. Quant à leur indigestibilité, il est facile de l'atténuer considérablement à l'aide des artifices culinaires que nous avons mentionnés. Du reste, on trouve aujourd'hui dans le commerce des farines de fèves, de haricots, de pois et de lentilles qui rendent ces légumineuses beaucoup plus digestibles en raison de l'état de division de leurs parties constituantes.

Légumes. — Racines.

CAROTTE. — La carotte est un légume à racine pivotante, agréable par son goût aromatique et sucré. Elle contient 10 o/o de sucre, des phosphates et une matière colorante cristallisable désignée sous le nom de carottine. La carotte, qui sert à préparer d'excellents potages et de très bons ragoûts, se digère, mais à la condition qu'elle soit bien cuite et bien mastiquée. Frites au beurre ou à la graisse, les carottes fatiguent l'estomac. Elles ne seront permises aux enfants au-dessus de cinq ans qu'à l'état de purée.

La carotte a joui de tout temps d'une grande réputation comme agent thérapeutique. Personne n'ignore que la jaunisse est soignée couramment, avec ou sans l'assentiment du médecin, par la tisane ou le jus de carottes. Il est probable que ce légume ne possède aucune vertu spéciale susceptible de guérir la jaunisse, mais le jus et la tisane qu'il fournit peuvent cependant exercer une action favorable sur les canaux biliaires grâce à leurs propriétés émollientes et rafraîchissantes.

Certains médecins allemands font manger la carotte crue aux enfants comme vermifuge. En admettant que l'emploi de la carotte soit justifié dans les affections vermineuses, il me paraît très dangereux de la faire manger crue et entière, car ses fragments, qui se digèrent très mal peuvent déterminer des phénomènes inflammatoires du côté de l'intestin avec troubles réflexes graves, se traduisant par de l'agitation et quelquefois par des convulsions. Il est plus prudent de râper la carotte et de donner 2 ou 3 cuillerées à café de pulpe, qui passe mieux tout en produisant les mêmes effets. Cette pulpe est encore appliquée sous forme de cataplasmes sur les plaques dartreuses ou eczémateuses et sur les brûlures dont elle calme rapidement les cuisantes douleurs.

La semence possède les propriétés stomachiques et carminatives du fenouil et des anis verts : les Anglais et et les Écossais en font des infusions qu'ils prennent à la place du thé comme boisson apéritive et stimulante. Ces infusions paraissent avoir aussi la vertu d'activer l'élimination des graviers urinaires.

NAVET.— Le navet est un légume de l'espèce des choux, dont il possède à un faible degré les qualités nutritives, l'odeur et le goût. Il ne diffère guère du chou que par sa digestibilité qui est plus marquée, et par sa racine, qui est sa seule partie comestible. Il convient mieux que le chou aux estomacs délicats, car il dégage moins d'acides et moins de gaz sulfurés. Mélangé aux autres légumes, il communique un excellent goût au bouillon que supportent bien même les convalescents.

Le navet entre comme assaisonnement dans un grand nombre de préparations culinaires; il est aussi consommé en purée, glacé, au beurre, en sauce blanche.

Ce légume-racine est utilisé dans la médecine populaire contre les rhumes comme calmant et expectorant. Quelques ménagères, après avoir choisi un beau navet, le lavent soigneusement, coupent ses deux extrémités, le creusent d'une cavité assez profonde pour recevoir 2 ou 3 cuillerées à café de sucre cristallisé ou en poudre et le placent dans un verre en le faisant supporter par une aiguille qui le traverse de part en part; au bout de quelques heures, le sucre se fond en absorbant le suc du légume avec ses principes adoucissants et expectorants et se transforme en un sirop qui est administré aux enfants, à la dose de 3 ou 4 cuillerées à café par jour, dans une petite quantité de tisane de fleurs pectorales.

BETTERAVE. — La betterave est la plus volumineuse de toutes les racines-légumes; elle est ou fusiforme, ou cylindro-conique, ou globuleuse, charnue et très riche en sucre. Sa valeur nutritive est sensiblement égale à celle de la pomme de terre et de beaucoup supérieure à celle des carottes et des navets. En raison de sa teneur élevée en principes sucrés, elle constitue un bon aliment d'épargne. Elle est moins digestible que la pomme de terre et nuit aux dyspeptiques et aux diabétiques.

Les betteraves se mangent en salade, à l'huile et au vinaigre, cuites au four ou bouillies.

Le sirop de betteraves, qui peut être préparé comme celui de navets, est un remède populaire qu'on administre aux enfants atteints de coqueluche. Il ne mérite pas toute la confiance qu'on lui accorde.

L'infusion forte de betteraves administrée en lavements tue les oxyures vermiculaires qui fourmillent dans l'ampoule rectale de quelques enfants; elle préserve aussi des accidents du vert-de-gris, si elle est prise à temps.

Les vaches et les chèvres nourries presque exclusivement avec des betteraves produiraient un lait identique, comme composition, à celui de la femme.

Salsifis. — Le salsifis appartient au genre des laitues et fournit une racine pivotante comestible, de constitution très délicate et de facile digestion. On le prépare à la poulette ou à l'italienne. On mange aussi en salade la partie inférieure des feuilles.

Légumes herbacés.

Cresson. — Les *feuilles* du cresson consommées crues avec la viande comme condiment plutôt qu'à titre d'aliment ont la propriété d'exciter l'appétit et de favoriser la digestion, pourvu que la muqueuse de l'estomac ne présente aucune altération pathologique. Quand il existe, même à un faible degré, de l'inflammation gastro-intestinale aiguë, subaiguë ou chronique, le cresson produit les plus déplorables effets, parce qu'il est éminemment indigeste, comme tous les légumes herbacés à l'état de crudité, et irritant par l'huile sulfo-azotée qu'il renferme dans la trame de ses tissus. Ce n'est donc pas avec raison qu'on dit de cette plante qu'elle est la santé du corps; et si, par hasard, dans quelques circonstances tout à fait exceptionnelles, elle a opéré de véritables résurrections, il en est malheureusement une infinité d'autres où elle a singulièrement aggravé les états morbides dont les patients espéraient se guérir grâce à son emploi. On cite l'histoire d'un jeune poitrinaire qui, dans ses promenades à travers la campagne, découvrit une source dans laquelle poussait une plante dont les feuilles vertes et délicates le tentèrent au point qu'il en mastiqua quelques-unes, leur trouva un goût piquant très savoureux, revint le lendemain pour en absorber une dose nouvelle plus copieuse, et ainsi tous les jours, encouragé par le retour de l'appétit, de l'entrain et de la vigueur. Après un mois de cette cure de feuilles de cresson, car la fameuse plante était bien du cresson de fontaine, ce malade, entièrement transformé, avait recouvré la santé. Ce retour à la vie est compréhensible, mais à une condition, c'est qu'on admette que le jeune homme qui en fut le héros était simplement un anémique, un surmené, un neurasthénique, et non un poitrinaire avéré. Car le cresson ne possède malheureusement pas la propriété de guérir des lésions aussi graves que celles de la tuberculose. Cette plante excite l'estomac, réveille les fonctions digestives chez les personnes épuisées et anémiées. et peut ainsi contribuer au relèvement de l'état général par l'iode et par le fer qu'elle contient, surtout quand elle croît dans une eau ferrugineuse; mais là se bornent ses effets et encore faut-il que le tube digestif soit indemne de tout état inflammatoire; sans quoi, son usage serait plutôt nuisible, à moins de la faire absorber sous forme de purée.

Si on mange le cresson en salade, il faut autant que possible ne consommer que les feuilles, la tige étant beaucoup plus indigeste. Les feuilles doivent être vertes, leur jaunissement indiquant que la plante n'est pas fraîchement cueillie.

Le jus de cresson pur ou mélangé avec du lait est employé dans les campagnes contre les manifestations de la scrofule et les affections chroniques cutanées de nature dartreuse.

Le cresson est un des meilleurs légumes à conseiller aux diabétiques, parce qu'il ne contient que des traces de sucre et presque pas de matières amylacées.

Avec le jus de cresson associé au miel par parties égales, on fait une pommade qu'on applique sur le visage le soir en se couchant pour faire disparaître les éphélides, taches de rousseur ou lenticulaires.

Le cresson produit chez certains sujets des poussées urticariennes très violentes. Comby cite le cas d'une nourrice dont le nourrisson présentait des phénomènes d'agitation très vive avec des plaques de rougeur et d'urticaire chaque fois qu'elle mangeait du cresson. Ces susceptibilités feront interdire son usage aux personnes chez lesquelles on aura eu l'occasion de les constater une première fois.

Asperge. — L'asperge est un végétal légumier dont la tige ou turion fournit un mets délicat, savoureux et très digestible. Les Romains, qui avaient un véritable culte pour les raffinements de la table, en faisaient une grande consommation, et les vieux Sybarites la mangeaient non seulement à titre d'aliment agréable et nourrissant, mais surtout comme une plante spécifique susceptible de leur donner un regain de jeunesse.

L'asperge est un légume de printemps, et son apparition sur nos tables excite d'autant plus agréablement notre estomac qu'il succède aux légumes secs, aux poissons de conserve, à la morue, aux sardines, etc., qui constituent la base de notre alimentation durant le Carême. J'ai vu certains malades, profondément anémiés et découragés par une longue convalescence les ayant condamnés à la réclusion pendant les mauvais mois de l'hiver, reprendre courage et renaître à la vie dès qu'ils apercevaient sur leur table les violettes d'avril et les premières bottes d'asperges.

Les impressions pénibles les plus légères dépriment le moral du malade; par contre, une bonne parole, une promesse faite à propos et avec tact, une odeur agréable, un visage souriant, sont autant de leviers qui aident à relever sa confiance et lui donnent le courage de supporter et de vaincre les tortures des plus graves maladies morales ou physiques. D'où qu'ils viennent, ces éléments de guérison doivent être mis à profit, car ils font souvent plus de bien au patient que les formules les plus compliquées de notre arsenal thérapeutique. Les médecins aussi bien que l'entourage tiendront compte de tous ces petits détails en général et particulièrement en ce qui concerne les ressources fournies par l'art culinaire pour activer le rétablissement de leurs malades.

Quoi qu'il en soit, les asperges ne conviennent pas à tous les tempéraments, et les personnes qui ne jouissent pas d'une bonne santé habituelle n'en feront pas usage sans prendre l'avis de leur médecin.

Elles sont diurétiques et communiquent à l'urine une odeur pénétrante désagréable qui serait détruite par l'addition d'une petite quantité de vinaigre ou changée en odeur de violette à l'aide de quelques gouttes d'essence de térébenthine versées dans le vase de nuit. C'est l'asparagine, principe cristallisable de l'asperge, qui, sous l'influence de la fermentation, se transforme en succinate d'ammoniaque et donne à l'urine son odeur toute spéciale. D'après les recherches de Corlieu, cette odeur ne se produirait pas dans les urines des albuminuriques atteints de lésions rénales, tandis qu'elle serait très appréciable chez les albuminuriques sans altérations organiques. Cette particularité serait donc un bon syndrome clinique pour le diagnostic de l'albuminurie avec ou sans lésions, et pourrait corroborer les indications fournies par l'état moléculaire de l'albumine qui, d'après Bouchard, serait rétractile quand il existe des lésions rénales destructives ou de dégénérescence et non rétractile dans le cas contraire [1].

L'asperge, laxative par sa richesse en matières savonneuses, exerce aussi une action calmante sur la circulation, modère et régularise les battements de cœur. Des effets d'excitation se produisent au contraire du côté du système nerveux chez certains névropathes ou hystériques, qui éprouvent, après l'ingestion des asperges, une insomnie et une agitation comparables à celles qu'engendre le café.

On prépare avec les pointes d'asperges un sirop diurétique et sédatif.

Les graveleux, les albuminuriques, les vésicaux, les

[1] Les recherches ultérieures de Lépine ont démontré que la non-rétractilité dépendait surtout du degré d'acidité et de la densité de l'urine, que la rétractilité existe toutes les fois qu'il y a inflammation du rein avec chute de l'épithélium et qu'elle n'exclut pas la guérison.

prostatiques supportent mal les asperges, qui congestionnent et irritent tout l'appareil urinaire et provoquent quelquefois de véritables écoulements.

On a vu des rechutes de rhumatisme articulaire aigu se produire sous l'influence des asperges mangées pendant la convalescence de cette grave maladie.

On mange les asperges sous de multiples formes culinaires, dont les plus connues sont : l'omelette aux pointes d'asperge, la litière d'asperges à l'huile et au vinaigre, les asperges aux œufs brouillés, en sauce blanche, en petits pois, en ragoûts, en sauce panade.

ÉPINARDS. — L'épinard est un légume herbacé peu nutritif, mais salubre et stimulant. Il est originaire de la Perse. La feuille, très aqueuse, inodore, d'une saveur légèrement piquante et amère, est la seule partie de la plante qui soit comestible ; elle contient une forte proportion d'acide oxalique et d'oxyde de fer. C'est à l'acide oxalique, selon toute probabilité, que cette plante légumière doit ses propriétés laxatives manifestes qui lui ont valu le surnom de *balai de l'estomac*.

Les épinards sont généralement bien supportés, même par les estomacs délicats ; mais les graveleux et les albuminuriques devront en user avec modération. Ils se mangent cuits en salade, au gras, au maigre, en purée, au jambon, au gratin, au lait, mouillés avec de la crème et sucrés ; mélangés avec d'autres légumes herbacés, ils servent aussi à faire de très bonnes soupes maigres.

CHAMPIGNONS. — Le champignon est un légume plus savoureux que nourrissant. Son odeur de térébenthine légèrement camphrée, son goût d'amande amère en font un aliment agréable et très recherché. Il ne convient

cependant qu'aux estomacs robustes, car sa digestion est
fort laborieuse, et ceux dont l'appareil digestif est délicat
ont tort d'en faire usage, parce que le bénéfice qu'ils en
retirent au point de vue alimentaire n'est pas en rapport
avec la fatigue que nécessite sa digestion. Les dyspeptiques trop friands pour renoncer à son usage agiront sagement en se contentant du goût et de l'odeur qu'il communique aux préparations culinaires. On peut en dire
autant de la truffe, qui n'a réellement d'exquis et d'utile
que son parfum et sa saveur.

Nous ne pensons pas cependant qu'il soit rationnel de
frapper le champignon d'une interdiction absolue, excepté
pour les enfants, les dyspeptiques et les convalescents. Il
fournit à l'organisme des éléments nutritifs notables si on
a un estomac assez vigoureux pour en préparer l'assimilation; et s'il nourrit peu, c'est parce qu'on le digère mal
et que ses principes albuminoïdes, inutilisés par l'estomac
et l'intestin, se retrouvent en grande partie dans les
matières fécales. Il rend de grands services dans l'alimentation des classes ouvrières, surtout à la campagne, où
on le trouve abondamment à certaines époques de l'année,
et où il ne coûte pour ainsi dire rien. Mais encore faut-il
ne pas consommer indifféremment tous les champignons
qu'on rencontre, car il en est de très vénéneux, qui peuvent occasionner des accidents rapidement mortels; les
personnes qui connaissent mal les signes extérieurs permettant de distinguer les bons d'avec les mauvais, feront
bien, dans le doute, de s'en abstenir entièrement.

Il existe un certain nombre de moyens pour rendre
inoffensifs les champignons suspects. Le meilleur est
celui qui consiste à les faire bouillir pendant vingt minutes dans un litre d'eau additionnée d'une cuillerée à
soupe de vinaigre ou d'alcool, ou d'éther, ou de sel de

cuisine. Sous l'influence de l'ébullition, le poison se dissout dans le liquide, qui devient extrêmement toxique. Ce traitement ne modifie ni la saveur, ni l'arome du cryptogame. L'huile dissout également la *muscarine,* principe vénéneux du champignon ; aussi faudra-t-il laver avec soin ceux qui seront conservés dans ce corps gras, et ne pas utiliser celui-ci pour leur préparation culinaire.

Les champignons doivent être cueillis avant que leur chapeau ne soit complètement étalé, et consommés dans les deux ou trois jours qui suivent leur récolte. Les champignons cuits seront mangés dans la même journée ; le lendemain, ils sont dangereux.

Les champignons de couche, le bolet domestique ou cèpe, la clavère, la chanterelle, la morille, les pieds de mouton, la truffe noire, la truffe blanche, sont consommés couramment et ne fatiguent que les estomacs délicats. Il en est de même des champignons desséchés, qui sont encore plus riches en principes azotés et qui ne sont jamais vénéneux, non point que la dessiccation entraîne la destruction de l'alcaloïde, mais parce que les mauvais champignons se putréfient rapidement et ne sèchent pas.

Parmi ces derniers, les plus dangereux sont les amanites, les russules, les lactaires.

CARACTÈRES DIFFÉRENTIELS DES CHAMPIGNONS COMESTIBLES ET DES CHAMPIGNONS VÉNÉNEUX

Les champignons *comestibles :*
Ont une odeur parfumée ; musquée, camphrée ;

Les escargots, les vers et les limaces en sont friands et les attaquent ;

Les champignons *vénéneux :*
Dégagent une odeur très forte de fumier, de sulfure, de ciguë, de vieux cuir pourri ;

Les mollusques, les vers, les animaux *en général* s'en éloignent sans y toucher ;

Ont la chair blanche, dense, ferme;

Leur chair, blanche d'abord, change de couleur si on la déchire, passe du violet au bleu et au rouge jaune.

Poussent surtout au printemps et à l'automne dans les endroits découverts et sous les taillis fourrés;

Plus abondants pendant l'automne, se tiennent dans les parties ombragées, semblent se dissimuler comme tous les êtres malfaisants de l'espèce humaine et animale;

Croissent à l'ombre du noyer, du saule, du chêne, du peuplier, du châtaignier et du mûrier.

Se plaisent sur les racines du sureau, de l'if et du figuier.

Ces divers caractères sont vrais d'une manière générale, mais n'ont rien d'absolu; car il est assez fréquent de rencontrer dans le chapeau et dans la tige de certains bolets vénéneux des escargots ou des limaces. Les moutons et les porcs ne font pas de distinction non plus entre les bolets vénéneux et les bolets comestibles, et ils mangent les uns et les autres sans paraître en souffrir. Nombreux sont également les champignons comestibles dont la trame blanchâtre change de couleur quand on la déchire et qu'on l'expose à la lumière.

D'ailleurs, de l'avis de quelques naturalistes très autorisés, il n'existe aucun indice extérieur certain permettant de séparer à coup sûr les bons champignons d'avec les mauvais et rien ne supplée les planches coloriées ou l'habitude des paysans qui sont familiarisés avec la physionomie spéciale à chacune des diverses espèces. Aussi, encore une fois, dans le doute, faut-il les soumettre au traitement mentionné plus haut.

On a prétendu que le suc des champignons vénéneux noircissait les pièces d'or et d'argent; ce signe n'a aucune valeur : les bons champignons, les asperges, les artichauts, les choux, produisent la même coloration.

Empoisonnement par les champignons. — On a observé quelques cas d'empoisonnement imaginaire, ou par auto-suggestion, chez des personnes très impressionnables. Lorsque des craintes de ce genre se manifestent, un vomitif ou à son défaut la titillation du fond de la gorge avec l'index, pour provoquer l'évacuation du végétal suspect, dissipent immédiatement les angoisses des plus pusillanimes.

Les symptômes d'empoisonnement par les russules et les lactaires n'apparaissent généralement que dix à douze heures après le repas et consistent en nausées, vomissements, anxiété, défaillances, coliques, diarrhée, prostration et phénomènes paralytiques dans tous les muscles de l'économie.

Les accidents occasionnés par les amanites sont beaucoup plus rapides et plus graves : ils éclatent comme un coup de foudre deux ou trois heures après le repas et se traduisent par une oppression et une angoisse très vives, des syncopes qui se succèdent à des intervalles très rapprochés, des vomissements et des coliques diarrhéiques ; la suppression de la sécrétion urinaire, l'obscurcissement de la vue, la paralysie des membres, et des troubles circulatoires du côté du bulbe entraînant l'arrêt de la respiration et du cœur, et la mort dans la plupart des cas.

Pour combattre les suites de l'empoisonnement, on administre habituellement un vomi-purgatif, mais il est préférable de pratiquer le lavage de l'estomac et de l'intestin pour enlever les toxines du champignon, et de soutenir l'état général par des injections de sérum et de caféine. Il serait dangereux de faire boire au malade de l'eau alcoolisée, vinaigrée ou éthérée, qui dissoudrait le principe actif vénéneux et favoriserait son absorption. Ces moyens réussissent lorsque l'empoisonnement date de moins d'une heure et demie; dans le cas contraire, ils sont insuffisants, et le seul remède qui soit susceptible d'enrayer l'action du poison est celui qui a été conseillé par Prévot (de Genève), l'*atropine* en injection hypodermique à la dose de 1 à 2 milligrammes dans un centimètre cube d'eau. On injecte un milligramme d'abord et on répète la dose, si c'est nécessaire, une demi-heure après.

CONCOMBRES. — Le concombre, de la famille des cucurbitacées, est un légume à chair fade, peu nutritive, ne possédant aucune qualité de nature à justifier les faveurs de Tibère, qui en avait chaque jour un plat à sa table impériale.

Les gourmets le mangent cru en salade, parce qu'il est plus appétissant et plus savoureux que lorsqu'il a été soumis à la cuisson, mais il est plus indigeste et ne convient qu'aux estomacs très résistants. Cuit, il est moins lourd et nourrit davantage, parce qu'il s'assimile mieux. Il est doué de propriétés laxatives et diurétiques.

Le concombre cueilli bien avant son entier développement, quand il n'a que le volume de l'index ou du pouce, est désigné sous le nom de *cornichon, concombre jeune, concombre vert*. On le fait confire dans le vinaigre et on le mange comme condiment. Il est excitant, savoureux et peut rendre quelques services, *pris avec mesure*, pour réveiller l'appétit chez les anémiques ou les surmenés qui sont affectés d'atonie simple des voies digestives, sans lésions inflammatoires de la muqueuse. Il est bon de savoir que, pour leur donner une belle coloration verte, certains industriels malhonnêtes les font infuser dans un bain d'acétate de cuivre et que le sel cuprique, en se déposant à la surface du légume, forme une pellicule vert-de-grisée qu'on peut détacher par un raclage délicat à l'aide d'une lame de couteau. Nous conseillons aux ménagères de faire chaque année leur provision de ce condiment et de le préparer avec leur vinaigre.

Les cornichons sont interdits à tous ceux qui digèrent mal les crudités.

Les petits oignons qu'on ajoute dans le vinaigre avec les cornichons pour relever la sapidité de ces derniers, ne doivent pas être mangés parce qu'ils sont trop irritants.

Le suc de concombre, calmant et légèrement laxatif, sert à préparer des émulsions et des sirops pour la guérison des affections pulmonaires.

La pommade de concombre est employée avec succès contre les gerçures, les dartres farineuses, les excoriations et les rugosités de la peau, des mains et du visage. En voici la formule :

> Axonge benzoïnée. . . . . . . 35 grammes.
> Blanc de baleine pur. . . . . 10 —
> Essence de concombre. . . . 5 —

CHICORÉE. — La chicorée, la laitue et le pissenlit tiennent le milieu entre les plantes médicinales et les végétaux alimentaires et participent des qualités des unes et des autres. La chicorée sauvage est un légume dont les feuilles présentent une grande analogie avec celles du pissenlit ; elles n'en diffèrent que par leur dimension plus grande et leur coloration verte plus foncée. Ces feuilles sont piquantes, amères, toniques, laxatives, diurétiques, sudorifiques et dépuratives. Tendres, cueillies avant la floraison, elles sont mangées en salade ; mais elles ne sont bien supportées que par les estomacs robustes. Après la floraison, leur tissu devient coriace, ligneux et résiste à l'action dissolvante des sucs digestifs, au point qu'on retrouve dans les selles leur charpente presque intacte. On diminue leur consistance et, par suite, on les rend plus faciles à digérer en piquant les pieds de l'année dans une couche de sable, à l'abri de l'air et de la lumière. Les caves à température modérée et légèrement humides conviennent très bien pour ce genre de culture qui transforme les feuilles vertes, dures, résistantes, en tiges blanches, flexibles, aqueuses, molles, savoureuses, de digestion relativement facile, et qu'on désigne sous le nom de *barbe de capucin* ou de *perruque de paysan*.

La feuille de la chicorée cuite, mangée en salade ou préparée au jus est un aliment délicat, appétissant et tonique.

Les feuilles jeunes sont plus digestibles et surtout moins amères que les feuilles âgées qui communiquent leur goût trop prononcé au lait des vaches et des chèvres.

La racine de chicorée, riche en albumine, sucre, inuline[1], principes amers, tanin et nitrate de potasse, occupe une place importante dans l'économie domestique. Après avoir été desséchée, elle est soumise à la torréfaction et réduite en une poudre grossière qu'on emploie en nature ou mélangée au café pour préparer des infusions très savoureuses qu'on pourrait désigner sous le nom suggestif de café d'Europe. La chicorée atténue, dit-on, les propriétés excitantes du café. Cette assertion est inexacte et serait de nature à donner une

---

[1] L'inuline est une substance soluble dans l'eau bouillante et qui, sans être une fécule, a une composition se rapprochant beaucoup de celle de l'amidon.

sécurité trompeuse aux personnes qui doivent s'abstenir de café; si l'infusion de café est moins stimulante avec la chicorée, cette différence tient uniquement à ce fait qu'on emploie une quantité plus faible de poudre de café. En conséquence, les cardiaques excitables et tous les nerveux en général continueront à se priver de café, qu'il soit pur ou mélangé avec la chicorée. Ce qu'ils pourront boire, s'ils tiennent à terminer leur repas par un liquide leur donnant l'illusion du café, c'est une bonne infusion de chicorée qui, à son parfum et à son goût agréables, joint des propriétés stomachiques et digestives très remarquables.

Le moka d'Europe (chicorée) étant d'un prix peu élevé, les marchands qui vendent le café en poudre additionnent celle-ci de chicorée et vendent à des prix exagérés un produit de peu de valeur, qui ne possède qu'à un faible degré les vertus toniques et stimulantes du café pur. Pour reconnaître la fraude on n'a qu'à jeter dans un verre rempli d'eau une cuillerée à café du mélange suspect : la chicorée, plus lourde, se précipite au fond du verre en communiquant au liquide une coloration brunâtre, tandis que le café surnage sans modifier la teinte de l'eau.

Le suc des feuilles fraîches, à la dose de 30 grammes, étendu dans un 1/2 litre d'eau prise par tasse le matin à jeun, toutes les demi-heures; l'infusion des feuilles (10 à 15 grammes pour 1 litre d'eau) absorbée le matin à raison d'un verre toutes les heures, jouissent d'une grande réputation pour la guérison de la jaunisse, des coliques hépatiques et de l'atonie gastro-intestinale.

PISSENLIT. — Les propriétés et les usages du pissenlit sont approximativement les mêmes que ceux de la chicorée, avec cette différence que ses feuilles sont seules comestibles. La salade de pissenlit occasionne fréquemment des indigestions avec coliques très douloureuses. Les pousses et les feuilles les plus jeunes sont les meilleures et celles que l'on digère le moins péniblement. Elles sont toniques, diurétiques et dépuratives.

Leur suc mélangé à celui du cresson et du trèfle d'eau réveille l'activité de toutes les fonctions sécrétoires et peut contribuer à la guérison de certaines formes d'hydropisie.

CÉLERI. — Le céleri est une plante bisannuelle, aux racines fibreuses, aux feuilles longues, pennées, soutenues par un pétiole charnu, creusé en forme de gouttière. Ce légume, dont on ne mange que les feuilles et les pétioles, a une odeur pénétrante, aromatique et agréable, un goût piquant et savoureux qui le rendent très appétissant consommé cru et en salade. Il sert à faire d'excellents potages; cuit et préparé au jus, en ragoût ou en salade à l'huile et au vinaigre, il constitue un aliment délicat et de facile digestion. Comme toutes les salades, il se digère difficilement à l'état de crudité.

Il doit ses propriétés stomachiques, stimulantes, carminatives et diurétiques aux principes aromatiques, au soufre et au nitrate de potasse qu'il tient en dissolution dans sa trame tissulaire.

La décoction de céleri dans du lait est encore employée de nos jours comme remède sédatif et expectorant dans les laryngites, les bronchites subaiguës ou chroniques et le catarrhe pulmonaire. Chomel affirme que la feuille de céleri mangée en salade guérit l'extinction de voix.

CHOU. — Le chou est un végétal de la famille des

crucifères et comprend un grand nombre de variétés dont la plupart sont comestibles. Les philosophes et les médecins de l'antiquité lui attribuaient la propriété fort douteuse d'empêcher la contagion de certaines maladies épidémiques telles que la peste et le choléra. On l'a considéré longtemps comme un préservatif de l'ivresse, en raison sans doute de l'impossibilité de faire vivre et prospérer côte à côte, dans le même champ, le chou et la vigne, qui paraissent avoir l'un pour l'autre une incompréhensible incompatibilité

Le chou contient des principes nitreux, sulfureux et chlorurés potassiques qui expliquent bien la production considérable de gaz et surtout d'hydrogène sulfuré observée à la suite de son ingestion, que l'état de l'appareil gastro-intestinal soit normal ou pathologique, et sans qu'il en résulte pour cela un trouble quelconque dans le travail digestif.

Le *chou potager* se digère difficilement; après les froids d'un hiver rigoureux, il perd en grande partie son odeur forte et sa résistance à l'action des sucs digestifs. Il ne convient guère aux dyspeptiques, aux sédentaires et aux nerveux, dont il agite le sommeil.

Les *feuilles du chou pommé*, blanchies, étiolées, sont moins dures, plus aqueuses et plus digestibles que les feuilles vertes. Ceux qui ont un estomac robuste peuvent seuls les consommer crues en salade.

Chou de Bruxelles. — Cette variété porte le long de sa tige élevée des rameaux très courts pressés les uns contre les autres, terminés par une fleur ayant le volume d'une noix, et qu'on mange cuits, préparés au beurre ou en salade. Ces fleurs, qui représentent autant de choux minuscules, sont plus tendres et plus digestibles que les deux premières variétés.

Le *chou-fleur*, originaire de l'île de Chypre, est une variété du chou pommé. Il constitue un aliment savoureux, nourrissant et plus facile à digérer que les feuilles. Les dyspeptiques eux-mêmes le digèrent quelquefois assez facilement, pourvu qu'ils ne mangent que la fleur soigneusement séparée des tiges plus ou moins coriaces qui la supportent. Il est difficile en effet, de trouver un légume plus délicat, plus friable et plus accessible aux sucs digestifs que la fleur de chou qui se développe dans le cœur du végétal, protégée par ses longues et larges feuilles contre les influences atmosphériques.

Le *brocoli* blanc ou violet présente beaucoup d'analogie avec le chou-fleur ; sa substance parenchymateuse, douée d'une saveur agréable, se divise facilement et se digère assez bien.

Toutes les variétés de chou répandent une odeur forte, désagréable et ont un goût spécial prononcé qui incommodent certains estomacs trop impressionnables, mais qu'on peut atténuer sinon supprimer entièrement à l'aide d'un artifice très simple consistant à faire bouillir les choux pendant demi-heure environ dans de l'eau légèrement vinaigrée(¹) avec un morceau de mie de pain gros comme une orange enveloppé dans un fragment de toile.

L'opération achevée, on jette l'eau et le pain qui ont absorbé les principes volatils des choux et on donne à ceux-ci la forme culinaire sous laquelle on veut les consommer.

Pour nous résumer nous dirons que le chou en général, est un aliment médiocre, indigeste et nuisible aux nerveux et aux dyspeptiques.

(¹) Une cuillerée à soupe de vinaigre rouge ou blanc pour 2 litres d'eau.

CHOUCROUTE. — Contrairement à l'opinion courante, la choucroute est un aliment de digestion facile. Cette particularité, paradoxale en apparence, est cependant bien explicable si l'on remarque que le chou destiné à la choucroute est soumis en vase clos à une longue fermentation dont l'effet principal est de ramollir son tissu et de lui faire subir une sorte de digestion préparatoire qui doit le rendre plus soluble dans les sucs digestifs. On notera aussi que les agents de la fermentation détruisent presque entièrement les huiles essentielles qui rendent ce légume très désagréable à un trop grand nombre d'estomacs. Si la choucroute est indigeste, c'est généralement parce qu'on la mange cuite avec du lard et accompagnée de saucisses et de jambon fumés, que les habitants du Midi supportent difficilement. Après deux lavages à l'eau bouillante, le chou sera cuit non point dans du lard fondu, mais à la vapeur ou dans du bouillon et sa cuisson durera quatre à cinq heures. Quelques tranches de jambon d'York seront l'unique accompagnement que se permettront les personnes soucieuses d'épargner à leur estomac une digestion trop laborieuse; et la choucroute, qui est un aliment appétissant, salubre et nourrissant, aura ainsi sa place marquée sur d'autres tables que celles des Teutons.

ARTICHAUT. — L'artichaut, originaire des contrées méridionales de l'Europe, de la famille des composées, est une de nos meilleures plantes légumières. C'est la fleur incomplètement épanouie, avec ses écailles ou bractées épaisses, charnues, imbriquées et son réceptacle qui représentent la partie alimentaire de ce végétal herbacé. Aucun légume n'est plus appétissant que le jeune artichaut de primeur. Ses écailles, pourvues à leur base d'un renflement comestible charnu dont la couleur jaune tendre rappelle l'aspect du beurre frais; ses bractées profondes, blanches, étiolées, tendres; son réceptacle, ou cul d'arti chaut, constituent un aliment sain, agréable et nour rissant.

Cru, même très tendre, l'artichaut fatigue les voies digestives des dyspeptiques, des valétudinaires et surtout des jeunes enfants; au contraire, quand il est cuit, c'est un aliment léger et digestible qui convient à tous les estomacs et surtout aux albuminuriques.

Étant riche en tanin, il peut favoriser la constipation. Sa fleur sert à coaguler le lait pour la préparation du caillé, un des meilleurs laitages qu'on puisse donner aux enfants et aux valétudinaires.

On mange l'artichaut jeune à l'huile, au vinaigre et au sel; à la mode espagnole; au naturel avec une sauce blanche, au lait ou au beurre.

Le réceptacle de l'artichaut, soumis à la dessiccation, se conserve comme les champignons et rend de grands services pendant l'hiver quand les légumes frais font défaut; à l'état sec, il n'a perdu ni son goût ni sa digestibilité.

Mangé cru en poivrade, l'artichaut guérirait la diarrhée. Ce moyen de traitement me paraît peu recommandable, car tous les végétaux crus irritent les voies digestives et ne peuvent pas supprimer ni atténuer un symptôme qui résulte toujours d'un processus inflammatoire.

On emploie le suc des feuilles dans le traitement de l'ictère chronique et de l'hydropisie. La teinture et l'extrait de feuilles jouissent d'une grande réputation en Angleterre et en Écosse comme remèdes efficaces contre le rhumatisme et les névralgies. On fait macérer 1 kilogramme de feuilles dans 2 litres d'alcool pendant quinze jours; on filtre, on exprime, et on obtient ainsi une bonne teinture qu'on prend à la dose de 25 grammes par jour, étendue dans 300 grammes d'eau, sucrée ou non, en trois fois, à jeun, à demi-heure d'intervalle entre chaque dose. On peut déjeuner une heure après.

L'artichaut est incompatible avec les préparations ferrugineuses et plus particulièrement avec le sulfate de fer.

CROSNES. — Les crosnes, importés en Europe depuis peu d'années seulement par le Dr Bret Schneider, fournissent à l'alimentation un produit culinaire qui tient des tubercules et des légumes-racines. Le crosne est originaire du Japon et a pris le nom du village de Crosnes, en Seine-et-Oise, où il fut semé pour la première fois après son importation dans notre pays. Sa racine donne naissance à un certain nombre de rhizomes ayant la forme recourbée et annelée d'une corne minuscule de chèvre. Ses dimensions ne dépassent guère celles du médius et souvent n'atteignent pas le volume du petit doigt. Son tissu aqueux, charnu, d'un blanc jaunâtre, riche en sucre et en albumine, est fade, mais nutritif et facile à digérer; il offre quelques analogies avec l'artichaut, le salsifis et le topinambour. Il peut être confit dans le vinaigre comme le cornichon et servir de condiment. La salade de crosnes, cuits de préférence, à l'huile et au vinaigre constitue un mets très appétissant. On les mange aussi frits en omelette ou dans la pâte de farine de froment, en ragoût ou à la maître d'hôtel.

On a accusé les crosnes de déterminer des poussées urticariennes chez les sujets disposés aux maladies de peau.

On récolte les crosnes à la fin de novembre ou au commencement de décembre. On n'arrache que la quantité dont on a besoin, ces racines se flétrissant très vite en plein air. On peut les conserver cependant durant plusieurs mois enfouis sous le sable. Comme les pommes de terre, ils cessent d'être comestibles et deviennent même toxiques quand, vers avril ou mars, commence leur germination.

LAITUE. — La laitue est un des légumes herbacés les plus intéressants que nous ayons à étudier. Douée de propriétés vénéneuses qui en rendaient l'usage dangereux quand elle vivait à l'état sauvage, la culture a fini par la transformer en une plante nourrissante et salubre, les soins culturaux agissant sur le végétal comme agit sur les sujets de l'espèce humaine la civilisation qui fait quelquefois des héros et des martyrs avec des âmes de misérables et de bandits. La possibilité de pareilles métamorphoses restera toujours la consolation la plus réconfortante et le stimulant le plus fécond des esprits supérieurs pour les réformes futures en vue de l'amélioration de nos conditions d'existence.

Quoi qu'il en soit, la laitue, de la famille des composées et de la tribu des chicoracées, était conseillée et consommée par Hippocrate, le père de la médecine, qui lui avait reconnu des propriétés émollientes et calmantes très remarquables. Galien raconte qu'épuisé par les années et par la fatigue et souffrant d'une affection gastro-intestinale grave, il se serait guéri rapidement et complètement par l'usage de la laitue. D'après Pline, le peuple romain éleva une statue au médecin Musa qui, avec la laitue, avait guéri l'empereur Auguste d'une maladie connue autrefois sous le nom d'hypocondrie et que nous appelons de nos jours la *neurasthénie*, pour changer le nom de l'affection, n'ayant pas le pouvoir d'en modifier la nature.

La laitue comprend trois variétés principales : la *laitue pommée*, la *romaine* et la *laitue frisée*.

La *laitue pommée* a la forme arrondie du chou et ses feuilles externes s'étalent et reposent sur le sol, la tige qui les supporte étant très courte. Les feuilles centrales, arrondies, repliées, gaufrées, tendres, empreintes d'un suc laiteux doux et agréable, constituent un aliment léger et savoureux. C'est la plus digestible des trois variétés ; elle se mange surtout en salade.

La *romaine* a des feuilles larges, longues, ovoïdes, plus unies, qui s'imbriquent et s'engainent pour former un faisceau tantôt cylindrique, tantôt fusiforme. Elle est tendre, ne fatigue pas l'estomac, et sa saveur est plus délicate que celle de la pommée et de la frisée. Le chicon est une sous-variété de la romaine.

La *laitue frisée* est pourvue de feuilles découpées, dentelées, crépues, épanouies sur la terre au lieu de se détacher et de s'élever sous la forme d'un cylindre, comme dans la romaine. Les feuilles de cette variété sont coriaces et résistent plus que les autres à l'action du suc digestif ; mais les maraîchers les rendent moins consistantes et plus digestibles en les relevant et en les attachant quelques jours avant leur complète maturité. Toutes les feuilles qui se trouvent dans le cœur de la plante, abritées contre l'air et la lumière, blanchissent rapidement et deviennent plus légères à l'estomac.

En résumé, la laitue est un excellent légume qui paraît n'avoir que des propriétés bienfaisantes et qui conviendrait à tous les estomacs ; les opinions d'Hippocrate et de Galien sont formelles à cet endroit et quelques médecins prétendent même que la laitue est le repos de la bonne chère. Je crois pourtant qu'il est prudent d'apporter quelques restrictions à ces affirmations trop absolues; car tous les légumes verts, mangés à l'état de crudité, fatiguent plus ou moins les estomacs qui ne jouissent pas d'une intégrité relative sinon absolue, sans compter les dangers que comporte leur ingestion au point de vue de l'introduction dans l'organisme des germes de maladies contagieuses (fièvre typhoïde, érysipèle, tuberculose, diphtérie) ou des œufs de parasites variés, tels que ceux du tænia, des lombrics, des oxyures, etc. Aussi nous recommanderons de ne pas manger de légumes crus à ceux qui peuvent en éprouver le moindre dérangement ou qui redoutent la contamination des maladies que nous venons de mentionner. Ne les tremperait-on dans l'eau bouillante que pendant quatre à cinq minutes, on rendrait les feuilles de laitue plus digestibles et on aurait de grandes chances de les débarrasser des agents morbides qu'elles peuvent cacher dans leurs replis ou dans les couches les plus superficielles de leur tissu cuticulaire. Tout récemment, on a conseillé de laver dans une solution d'acide tartrique titrant 2 o/o les fruits et les légumes qu'on doit consommer à l'état de crudité. Cet acide, qui est inoffensif pour notre organisme, aurait la propriété de rendre stériles tous les germes pathogènes.

La laitue cuite conserve toute sa saveur : on la mange au naturel, au jus, à l'espagnole, aux petits pois, en salade, au sel, à l'huile et au vinaigre, ce dernier condiment n'étant pas aussi nuisible qu'on le suppose, à la condition de ne pas en abuser.

Le suc de laitue contient un principe amer, d'odeur vireuse et possédant à un faible degré les propriétés calmantes de l'opium. C'est avec ce suc qu'on prépare le sirop de *Lactucarium* encore employé couramment contre les affections inflammatoires de l'appareil pulmonaire.

Les Romains avaient l'habitude de manger la salade de laitue le soir pour se procurer un sommeil plus paisible. Cette coutume, transmise à nos ancêtres par les légions romaines, se retrouve encore parmi les populations rurales du Midi qui, en été, font leur repas du soir avec une soupe et une salade.

La décoction de laitue, prise à la dose d'un litre par jour, est susceptible de guérir certaines formes d'hydropisie et de néphrite calculeuse. La laitue produirait chez l'homme les effets calmants du nénuphar. Elle augmente le lait des nourrices et tient le ventre libre.

Endive. — L'endive est une espèce de laitue dont les feuilles mangées en salade sont apéritives, laxatives et rafraîchissantes. Elle comprend deux variétés : la *chicorée frisée* et l'*escarole*.

La chicorée frisée a des feuilles découpées, crépues ; elle est moins amère que la chicorée sauvage et se digère un peu mieux.

L'escarole ou scarole ou scariole a des feuilles larges, très peu découpées, plus tendres que celles de la chicorée frisée. L'une et l'autre sont très bonnes, adoucissantes, laxatives, mangées cuites en salade, au sel, à l'huile et au vinaigre.

Citrouille. — La citrouille, qui comprend de nombreuses variétés, telles que la courge, le potiron, la pastèque, le giraumon, fournit un légume au péricarpe charnu, compact, d'un beau jaune soufré, imprégné d'un suc rafraîchissant de goût fort agréable. Sa conservation facile pendant la plus grande partie de l'hiver en fait un légume précieux. La citrouille est légèrement laxative, plus nutritive que le concombre et la pastèque.

Elle sert à faire des soupes succulentes, surtout quand elle est mélangée avec du lait. Sa pulpe cuite, égouttée, additionnée de farine de froment et d'une petite quantité de levure, sert à préparer un pain d'un jaune safran remarquable et d'un goût très délicat. En Hongrie, on la découpe en minces tranches à l'aide d'un rabot et on en fait une espèce de choucroute fort estimée.

La citrouille, sans être très lourde quand elle est bien cuite, fatigue les estomacs délicats. Nous ne l'autoriserons aux dyspeptiques qu'à doses modérées et conditionnellement, c'est-à-dire dans le cas seulement où son usage n'incommodera pas. On pourra toujours en manger à titre d'essai, car elle n'est pas assez indigeste pour être réellement nuisible, même aux estomacs médiocres.

La graine de citrouille possède des propriétés vermifuges précieuses. 45 grammes de ces graines, dépouillées de leur enveloppe, réduites en pâte avec la même quantité de sucre pulvérisé, provoquent l'expulsion du tænia chez l'adulte. Un purgatif à l'huile de ricin, trois heures après l'absorption de cette pâte, complète et assure son effet.

Tomate. — La tomate originaire du Pérou, où elle pousse à l'état sauvage, est une plante herbacée dont la tige ligneuse porte un fruit comestible, la *pomme d'amour*, d'un vert glauque d'abord, puis jaune et d'un beau rouge à sa maturité. Ce fruit ou baie a le volume d'une pomme; il est aplati et ombiliqué à ses deux extrémités et divisé en un grand nombre de loges par des sillons membraneux qui se prolongent jusqu'à son axe central. Ces loges sont remplies d'un suc riche en acides malique et tartrique qui dégage une odeur vireuse peu agréable. Bien qu'appartenant à la famille des solanées, qui fournissent des plantes essentiellement vénéneuses comme la belladone, la tomate est devenue un légume comestible très répandu et très estimé depuis 1793. Avant, elle était considérée comme un poison dangereux, et il fallut la persévérance opiniâtre et l'enthousiasme communicatif des enfants de Marseille, **venus** à Paris pendant la grande épopée révolutionnaire, pour décider les Français du Nord à introduire dans leurs préparations culinaires ce singulier légume **aux couleurs sanglantes du drapeau rouge et qui** n'était guère connu et apprécié que par les mangeurs d'ail, d'oignon et de piment des contrées méridionales de l'Europe. Aujourd'hui, la tomate est acceptée partout, soit comme aliment, soit à titre de condiment. Elle mérite certainement les faveurs dont elle est l'objet, en raison de ses propriétés rafraîchissantes et de son goût acerbe qui stimule très agréablement notre appareil digestif devenu trop paresseux sous l'action débilitante des chaleurs de l'été.

Employée comme assaisonnement, à *faible dose,* même si l'estomac n'est pas en parfait état, la tomate sera généralement bien supportée. Mais les sauces concentrées ou purées de tomates, surtout les tomates farcies, seront défendues aux enfants et aux dyspeptiques à cause de leur acidité trop prononcée, de leurs cloisons fibro-celluleuses très indigestes et des épices qui en sont l'accompagnement indispensable. Ces préparations, ainsi que les salades de tomates, avec ou sans piments et oignons, ne conviennent qu'aux estomacs d'une tolérance toute particulière.

On prépare avec les tomates des conserves moins acides que le fruit frais et qui sont d'une très grande utilité. Les petites tomates sont quelquefois confites au vinaigre avec

les cornichons : elles produisent une sensation de brûlure à l'estomac et finissent par provoquer des troubles
graves de gastrite aiguë.

La tomate guérit, dit-on, la constipation et les hémorroïdes. On la fait bouillir avec de la graisse par parties
égales jusqu'à évaporation complète de l'eau et on
obtient une pommade qu'on applique sur les bourrelets
hémorroïdaux qui disparaissent entièrement en quelques
semaines.

OSEILLE. — L'oseille, de la famille des polygonées, est
une plante herbacée, aux feuilles ovales, oblongues, qui
croît spontanément sur les bords des fossés et des chemins et que la culture a notablement développée et
améliorée. Il existe un grand nombre de variétés d'oseilles
qui possèdent toutes, à des degrés divers, les mêmes
propriétés.

La feuille est la seule partie de la plante qui soit
comestible; elle contient beaucoup d'acide, principalement du bioxalate acide de potasse ou sel d'oseille, de
l'acide tartrique, de l'amidon et une substance mucilagineuse. La feuille de l'oseille cultivée contient une proportion beaucoup moindre d'acide que la feuille de la
plante sauvage.

L'oseille est un aliment de faible valeur; elle est surtout
utilisée comme condiment pour exciter les fonctions
digestives. Elle sert à préparer le bouillon d'herbes qui
est laxatif, rafraîchissant, apéritif et dépuratif. Mélangée
aux blettes et à la laitue, elle relève leur goût trop fade,
perd l'excès de son acidité et n'est plus aussi nuisible aux
estomacs irritables. Consommée avec la viande à dose
modérée, elle en facilite la digestion. On prépare pour
l'hiver des conserves d'oseille cuite pressée dans des pots

de grès et recouverte d'une couche de beurre ou de sain-doux pour la mettre à l'abri du contact de l'air.

L'oseille irrite le système nerveux et l'estomac des dyspeptiques; elle excite la toux et favorise les crachements de sang. Elle sera donc administrée très parcimonieusement aux enfants, aux personnes atteintes de maladies d'estomac, aux convalescents, aux asthmatiques, aux tuberculeux et à ceux qui souffrent de la gravelle urique ou hépatique.

L'oseille prédispose surtout à la gravelle oxalique, la plus difficile à guérir.

Il ne faut cependant pas supposer que quelques feuilles d'oseille absorbées de loin en loin soient susceptibles de déterminer des accidents graves et des lésions profondes; ce n'est que l'abus et l'usage fréquent que vise notre interdiction dans les cas précités.

On a signalé un cas d'empoisonnement par l'oseille chez un enfant qui, après en avoir mangé quelques feuilles, avait bu, par mégarde, une tasse d'eau savonneuse. La soude du savon, en se combinant avec l'acide oxalique de l'oseille, avait donné naissance à un sel toxique, le bioxalate de soude, qui, à forte dose, produit des effets rapidement mortels.

D'après les recherches cliniques du Dr Baroux (d'Armentières), l'acide oxalique qu'on trouve dans l'oseille, les épinards et les tomates, à l'état de bioxalate et de quadroxalate de potasse, est mis en liberté dans l'estomac et le duodénum sous l'influence des acides citrique, malique et tartrique des fruits acides et détermine une vive inflammation de la muqueuse digestive avec crises très douloureuses et diarrhée glaireuse. De là, découle la nécessité de s'abstenir de fruits acides quand on a mangé des légumes riches en acide oxalique et de ne pas prendre de bouillon aux herbes après une limonade purgative.

Au dire des empiriques, 150 à 200 grammes de suc d'oseille, pris au moment de l'accès, coupent la fièvre intermittente. Certains médecins font manger 10 à 12 feuilles crues d'oseille aux enfants pour les débarrasser des lombrics. Quelques pastilles de santonine me paraissent d'une efficacité moins douteuse.

Les cataplasmes d'oseille sont employés dans les campagnes pour faire dissoudre les engorgements ganglionnaires.

Radis. — Le radis, de la famille des crucifères, variété du *Raphanus sativus,* originaire de la Chine ou du nord de l'Inde, est un légume dont la racine charnue, imprégnée d'un liquide piquant et amer, flatte le palais et réveille l'appétit.

On divise les radis en trois grandes variétés, d'après leur forme et leur volume. La première comprend les *radis ronds,* blancs, roses, rouges ou violets. Les blancs sont les plus doux et les moins irritants. La deuxième variété est représentée par les radis à racines allongées, *demi-longues,* cylindriques, roses ou violettes, moins sujettes que les autres à devenir creuses et spongieuses. Dans la troisième variété sont classés les radis à *grosses racines,* de couleur blanche, violette ou noire, et que les jardiniers désignent habituellement sous les noms de petite rave, raifort et radis noir.

Les radis sont plus délicats et moins lourds quand ils sont consommés très jeunes et fraîchement cueillis. On les mange comme hors-d'œuvre au commencement du repas. Ils donnent lieu à des renvois aigrelets qu'on peut neutraliser en mangeant avec la racine les feuilles les plus tendres. Leurs feuilles cuites remplacent quelquefois les épinards.

Le radis noir contient une certaine quantité de fécule qui n'augmente guère sa valeur nutritive; il est plus piquant, plus âcre que les ronds et les cylindriques; il fermente facilement dans l'estomac en produisant une grande quantité de gaz avec renvois acides, vertiges, somnolence et maux de tête. C'est ce qui a fait supposer à tort que ce radis, comme l'opium, jouissait de certaines propriétés hypnotiques.

Les radis ne sont permis en général qu'aux bons estomacs. Ils sont nuisibles aux dyspeptiques et surtout aux petits enfants, ainsi qu'en témoigne l'exemple suivant : Un jour du mois de mars 1900, vers deux heures de l'après-midi, je dus quitter brusquement mon cabinet de consultation pour me rendre rue Prosper, chez M. B..., dont l'enfant, un magnifique bébé de deux ans, était en proie, depuis une heure environ, à une crise suraiguë d'intolérables souffrances. Le mal l'avait pris comme un coup de foudre, en pleine santé, sur le champ de foire des Quinconces, devant le théâtre de Saint-Antoine, si aimé des enfants bordelais, jeunes et vieux. Les premières souffrances s'étaient manifestées par des cris déchirants que ne purent calmer ni les facéties comiques de Guignol, ni la musique captivante des manèges aux chevaux de bois. Il fallut malgré tout se décider à quitter la belle esplanade avec ses innombrables attractions. Pendant le retour, l'enfant ne cessa de pleurer et de se débattre, portant ses mains à la tête, aux oreilles, à la bouche, avec des mouvements désordonnés, comme s'il avait cherché à se débarrasser de quelque corps étranger, cause de ses souffrances. Je fus reçu à mon entrée par cette exclamation de la mère, affolée : « Ah! Docteur, mon

enfant est perdu! il est atteint d'une méningite aiguë! »
Mis au courant de la situation en quelques mots rapides,
je pratiquai un examen méthodique du petit malade,
examen négatif pour la gorge, le nez, les yeux, les
oreilles, le cœur et les poumons. Seule la pression au
niveau de l'estomac provoquait un redoublement de larmes et de cris. La possibilité d'une maladie grave fut vite
écartée de mon esprit. L'ingestion d'un aliment indigeste
me paraissant la cause unique susceptible d'expliquer
les souffrances du jeune patient, et malgré les dénégations
de l'entourage m'assurant que le bébé n'avait pris que sa
soupe au lait habituelle et qu'on ne lui avait donné
ni gâteaux, ni bonbons, je prescrivis un vomitif avec
recommandation de garder les matières qui seraient
rejetées. Je revins trois heures plus tard : l'enfant jouait
dans sa chambre; la première cuillerée d'ipéca l'avait
guéri instantanément en lui faisant vomir au milieu
d'un gros paquet de glaires un joli radis rose entier, à
peine éraflé à sa surface par quelques petits coups de
quenottes.

Si le végétal avait pu franchir l'estomac, il aurait certainement produit des troubles graves dans le conduit
intestinal ou préparé tout au moins le terrain pour des
gastro-entérites futures. Ces mêmes désordres sont fatalement provoqués chez les petits enfants par tous les
végétaux en général et particulièrement par ceux à chair
cassante fibreuse, cuits ou crus, donnés intempestivement,
même à dose infinitésimale. Aussi nous considérons
comme extrêmement nuisibles aux enfants âgés de moins
de deux ans un seul petit pois, un fragment de fraise, de
cerise ou de viande.

Le radis cuit sera supporté sans dommage par les
estomacs les plus susceptibles. La cuisson ne lui enlève

pas entièrement son goût ni ses qualités apéritives, qui restent très appréciables, surtout s'il est mangé froid.

La médecine populaire utilise la décoction vinaigrée de feuilles et de racines de radis en compresses appliquées pendant la nuit sur les engelures.

La pulpe du radis noir, additionnée de sel et de vinaigre, appliquée chaude sur la peau, peut, faute de mieux, remplacer le cataplasme sinapisé dans tous les cas où une révulsion légère est indiquée.

Aubergine. — L'aubergine est une espèce de morelle, de la famille des solanées, qui porte des fruits comestibles allongés comme les concombres, blancs, jaunâtres ou violacés suivant leur variété. Ce légume fournit une chair qui n'a ni goût ni parfum. Sa valeur nutritive est presque nulle, et pour en faire un aliment passable il est indispensable de le relever avec des condiments âcres et irritants qui en interdisent l'usage aux estomacs délicats.

Quand elles n'ont pas atteint leur complète maturité, les aubergines deviennent dangereuses par l'alcaloïde, la *solanine*, qu'elles contiennent dans des proportions d'autant plus élevées que le légume est plus vert.

On mange les aubergines farcies, frites, grillées, en salade, à la languedocienne, à la provençale, à la parisienne, au gratin.

Topinambour. — Le topinambour, originaire du Chili, désigné en botanique sous le nom d'hélianthe tubéreux ou soleil tubéreux, appartient à la famille des corymbifères. Ses racines portent des renflements tuberculeux présentant beaucoup d'analogie avec l'aspect extérieur des pommes de terre. Ces tubercules, d'un blanc grisâtre à leur surface externe, fournissent une chair gris rose, imprégnée d'un suc abondant, et contenant une substance voisine de l'amidon, *l'inuline*, du sucre, du nitrate de potasse, et une substance azotée gélatineuse. Le goût du topinambour est un peu celui de l'artichaut, mais plus fade; sa valeur nutritive est inférieure à celle de la pomme de terre, c'est dire qu'elle est médiocre; en outre, il fermente facilement dans l'intestin et donne naissance à une grande quantité de gaz qui distendent douloureusement les parois de tout le tube digestif. On ne le permettra, comme aliment, qu'aux personnes dont la digestion ne laisse rien à désirer.

On le mange en friture, en ragoût et on l'utilise comme garniture des rôtis.

Le topinambour rend peu de services dans l'alimentation humaine; il est au contraire appelé à jouer un grand rôle dans l'élevage et l'engraissement des animaux, concurremment avec la production de l'alcool d'industrie dont il peut devenir une des sources les plus fécondes.

Cette question a été étudiée spécialement dans un travail fort intéressant dû à la plume d'un de nos grands ingénieurs du Sud-Ouest, M. Many, conseiller général de Blanquefort.

RoQUETTE. — La roquette est une espèce de chou dont la tige rameuse et velue porte des feuilles comestibles de saveur âcre et piquante, douées de propriétés excitantes, stomachiques et dépuratives. Comme le cresson et le cochléaria, elle est mangée crue en salade, mais elle se digère difficilement, ainsi que tous les légumes à l'état de crudité. Cuite, elle relève la fadeur de certaines viandes peu appétissantes, et sert également à préparer des salades qui ne fatiguent pas l'estomac.

POURPIER. — Le pourpier, appelé quelquefois *poule-pied* à cause de sa ressemblance avec le pied de la poule, est un légume herbacé à tige rampante munie de feuilles entières, charnues, de saveur légèrement acide et âcre disparaissant par la cuisson. Il contient une substance mucilagineuse, du malate de chaux et un principe nitreux, qui lui communique des propriétés légèrement diurétiques. Le pourpier naissant est très bon en salade. On le mélange aussi à la laitue et à la bourrache pour faire des bouillons rafraîchissants et calmants et on le sert sous les viandes rôties. Il est quelquefois confit au vinaigre comme les cornichons. Seuls les bons estomacs le supportent bien à l'état de crudité.

BLETTE, BETTE, BREDE, JOUTE ou POIRÉE. — La blette est un légume herbacé aux feuilles larges et longues, charnues et gaufrées, supportées par un gros pétiole très aqueux qu'on mange comme les cardes. Cette plante rend de grands services en raison de ses propriétés tempérantes et rafraîchissantes qui calment l'excitation causée par les grandes chaleurs. La fadeur de son goût corrige très heureusement l'acidité excessive de l'oseille et des épinards, auxquels on l'associe pour faire d'excellents bouillons maigres. Bien que ce légume ne soit ni stimulant ni savoureux, on arrive par l'habitude à le manger avec plaisir, et on n'en éprouve jamais le moindre dérangement.

Les blettes sont légèrement laxatives. Elles ne sont bonnes que si elles ont atteint leur complète maturité qui se traduit par la couleur blanche des tiges et vert sombre des feuilles. Les tiges d'un blanc vert et les feuilles d'un vert clair, indiquent une maturité imparfaite.

Scorsonère ou Sorzonère ou Salsifis noir. — La scorsonère est un végétal à tige pivotante grosse comme le doigt, noire à sa surface externe et blanchâtre à l'intérieur. Son goût légèrement sucré, sa chair délicate, facilement digestible, en font un légume recherché qu'on préfère habituellement au salsifis ordinaire. La scorsonère d'un an est plus tendre et plus légère que celle de la deuxième année. Les feuilles blanches des jeunes pousses peuvent être mangées crues en salade et remplacer la chicorée.

Oignon. — L'oignon est un légume potager comprenant un grand nombre d'espèces, cent soixante environ. Il est classé par Linné dans la famille des alliacées et fait partie de la catégorie des plantes à feuilles creuses, cylindriques, avec l'échalote, la ciboule, la civette ou ciboulette qui ont pour pendants les végétaux légumiers à feuilles planes tels que l'ail, le poireau et la rocambole. Au milieu de ses feuilles charnues d'un vert foncé s'élève la hampe, haute d'un mètre, fistuleuse, ventrue à sa partie médiane, terminée par une pointe qui s'épanouit en une ombelle à forme de houppe sphérique recouverte d'une multitude de petites fleurs blanches, verdâtres ou roses. Ces feuilles, à végétation luxuriante, exceptionnellement consommées crues et peu utilisées pour les besoins culinaires, sont l'expansion aérienne de la partie comestible de l'oignon, le bulbe, qui est formé d'écailles ou tuniques superposées, membraneuses, très minces et roses à sa partie externe; blanches ou roses dans le centre, selon l'espèce, tendres et imprégnées d'un suc très abondant. Ces écailles forment à leur base un plateau cellulo-fibreux impropre à l'alimentation, et d'où naissent les racines.

Les principales variétés sont : l'*oignon blanc*, l'*oignon pâle* et l'*oignon rouge*.

L'analyse chimique révèle dans le suc de l'oignon : du soufre, de la chaux, du nitrate de potasse, de la gomme, une matière albuminoïde, de l'acide acétique, de l'acide phosphorique, du phosphate de chaux, et une huile volatile d'odeur âcre fort désagréable qui congestionne la muqueuse du nez et des yeux et détermine des éternuements avec un abondant écoulement lacrymo-nasal.

L'huile volatile de l'oignon renferme du sulfure d'allyle qui lui communique son odeur spéciale commune à tous les types de la famille des alliacées, mais surtout accusée dans l'ail.

Le suc de l'oignon, incolore quand on l'exprime, jaunit rapidement au contact de l'air en donnant naissance à de l'acide acétique et à de la mannite.

Sous l'influence de la cuisson, les principes âcres et irritants sont détruits et le bulbe acquiert une saveur douce et sucrée due à la présence de la mannite et du sucre incristallisable dissous dans la trame tissulaire des écailles.

Les oignons cultivés dans le Nord ont une saveur beaucoup plus âcre que ceux du Midi; cette âcreté est si peu marquée dans ces derniers qu'ils peuvent être digérés crus sans grand préjudice par les estomacs indemnes de toute irritation inflammatoire. C'est grâce à cette différence que les habitants des contrées méridionales ont pu faire de tout temps une consommation si abondante de ce précieux légume. L'oignon est en effet un produit alimentaire connu dès la plus haute antiquité. Au dire de Juvénal et de l'historien Socrate, les Égyptiens avaient pour lui un véritable culte et leurs soldats en faisaient la base essentielle de leur nourriture, avec la conviction que l'usage de ce modeste et obscur légume redoublait leur vigueur et entretenait la flamme de leur héroïsme. Les esclaves qui édifièrent les Pyramides d'Égypte firent une consommation prodigieuse d'oignons. Certains historiens physiologistes affirment même que, sans le concours de l'oignon, ces travaux gigantesques n'auraient jamais été terminés.

On expose les oignons au soleil pour les faire sécher et les conserver. Ils sont meilleurs séchés que frais.

Cru, l'oignon du Midi, mangé à la croque au sel ou en salade, coupé en rondelles, est très appétissant et très agréable et active les fonctions gastro-hépatique, urinaire et sudorale; mais s'il existe, même à un faible degré, de l'inflammation des voies digestives, son huile volatile, âcre, provoque des sensations de brûlure très pénibles. Il est nuisible aux enfants, aux jeunes gens, aux irritables bilieux, aux convalescents, aux dyspeptiques et à tous ceux qui sont sujets aux hémorragies, aux affections cutanées de nature dartreuse et aux diabétiques à cause de sa richesse en sucre.

L'oignon cuit a perdu ses propriétés caustiques et se digère bien. Il sert à colorer et à relever le goût des bouillons et entre dans la confection d'un grand nombre de préparations culinaires. Jeune, il est consommé tout entier et confit au vinaigre comme le cornichon. Ainsi préparé, il irrite fortement l'estomac.

On en fait un fréquent usage dans la médecine populaire; cru, écrasé et appliqué sur l'hypogastre (bas-ventre), il excite la sécrétion urinaire; appliqué sur la plante des pieds, il agit comme révulsif et peut rendre des services dans les congestions cérébrale ou pulmonaire. Le suc, à la dose de 50 grammes, mélangé avec la même quantité de vin blanc sucré et pris à jeun pendant plusieurs semaines, passe pour guérir l'albuminurie, l'hydropisie et même les kystes de l'ovaire, ce qui est douteux.

Un petit oignon cuit, introduit dans le conduit auditif, fait disparaître, dit-on, la surdité et les douleurs d'oreille. Cuit sous la cendre et mangé à l'huile et au vinaigre, il dissipe rapidement la toux et l'enrouement.

MÂCHE. — La mâche *(Valerianella olitoria)* est une plante potagère herbacée de la famille des valérianées, connue sous les noms vulgaires de salade verte, de salade de chanoine ou de blé, de poule grasse, de blanchette, de doucette et de bourcette. Ses feuilles, d'un vert foncé, glabres, étalées en forme de spatule, sont pourvues d'un suc abondant, de saveur douce très agréable, et constituent un aliment sain et utile à tous ceux qui peuvent digérer les crudités. Ses propriétés nutritives et adoucissantes la rapprochent beaucoup de la laitue. Ses feuilles jeunes sont tendres, délicates, et seules ou mélangées à la raiponce et à la chicorée font des salades délicieuses pendant l'automne et l'hiver quand les légumes frais sont devenus très rares. On s'en sert aussi pour les bouillons maigres et les tisanes rafraîchissantes.

La mâche comprend une trentaine de variétés. Elle a été appelée *locusta* par Hermolaüs Barbarus, l'historien de saint Jean, qui supposait que le disciple de Jésus se nourrissait non de sauterelles *(locustæ)*, mais d'une plante, la doucette, dont les feuilles présentent une grande analogie avec la couleur et la forme des ailes de l'insecte. Hermolaüs a commis une erreur, car il est bien démontré que notre saint se nourrissait réellement de sauterelles du genre *Grillus tartaricus*, qui sont encore de nos jours consommées couramment par certaines peuplades de l'Asie et de l'Afrique. Il paraît même que la friture de

sauterelles est fort délicate et peut rivaliser avec celle de
nos goujons de rivière.

POIREAU ou PORREAU. — Le poireau est une plante *bulbeuse* potagère faisant partie de la classe qui comprend
l'ail, l'échalote, la rocambole, la ciboule et l'oignon.
Le poireau pousse spontanément dans les vignes suisses
et on le cultive dans toutes les contrées de l'Europe. Les
feuilles du poireau, d'un vert pâle, lancéolées, recourbées
en forme de gouttière, se continuent dans le bulbe en
devenant très blanches et en perdant une partie de leur
goût et de leur odeur qui rappellent les propriétés de
l'oignon.

Le poireau comprend deux variétés : l'une, à *bulbe court*,
ne mesurant que 7 à 8 centimètres; l'autre, à *bulbe long*,
plus enfoncé dans la terre, moins doux, moins facile à
digérer et plus sensible à l'action du froid. Le bulbe et
les feuilles radicales sont les parties du poireau qu'on
utilise dans l'alimentation et les préparations culinaires.
La saveur de ce légume n'est pas désagréable; elle est
douce et convient à la plupart des estomacs; cette douceur est plus accentuée dans les poireaux du Midi, qu'on
peut manger à l'état de crudité.

En outre d'un principe âcre volatil et pénétrant, le
poireau contient du sucre, du mucilage et quelques principes albuminoïdes. Cuit, il se digère et nourrit mieux
que cru. Il est surtout employé pour donner de la saveur
aux bouillons, aux sauces et aux ragoûts. Il possède des
propriétés diurétiques et sudorifiques qui le rendent très
utile aux personnes exposées aux variations de température et chez lesquelles il est nécessaire de réveiller l'activité des fonctions de la peau et des reins pour les mettre
à l'abri d'un grand nombre de maladies graves, comme la

congestion pulmonaire, la pneumonie, le rhumatisme et l'albuminurie.

La décoction du poireau est souvent administrée en lavement contre la constipation rebelle et pour provoquer un mouvement de dérivation du côté de l'intestin. Associé aux navets, ce légume fait d'excellents bouillons pectoraux qui guérissent la toux et l'enrouement et dont l'usage est spécialement recommandé aux orateurs, aux professeurs et aux chanteurs. Linné rapporte que Néron, pour rendre sa voix plus ample, plus limpide et plus puissante, mangeait des poireaux avec de l'huile. Autrefois on recommandait le sirop de poireau contre la tuberculose pulmonaire. Cuit sous la cendre dans une feuille de chou, le bulbe est encore appliqué comme cataplasme maturatif sur les abcès, les panaris et les furoncles.

La semence concassée, infusée à la dose de 4 grammes dans un demi-litre de vin blanc pendant douze heures et qu'on boit par demi-verre dans la journée, rend l'émission des urines facile et guérit la gravelle.

Cinq poireaux entiers introduits dans une barrique de vin en assureraient la conservation et l'empêcheraient de s'aigrir.

CARDON. — Le cardon ou *Cynara cardunculus*, de la famille des composées, de la tribu des carduacées, est une espèce d'artichaut originaire des côtes de Barbarie. Il pousse spontanément en Crète, en Italie, en Espagne et dans le midi de la France. Ce légume est devenu par la culture une des plantes potagères les plus volumineuses : sa tige, droite, velue, cotonneuse, mesure jusqu'à 2^{m}5o de hauteur. Ses feuilles vert clair, larges, découpées, charnues, duveteuses, quelquefois épineuses à leur base, atteignent un mètre de long et sont munies d'une nervure ou côte volumineuse, épaisse, canaliculée et tendre, qu'on mange sous le nom de carde et qui constitue un mets délicat et nourrissant. Pour rendre leur consistance moins dure et les faire blanchir, on lie les feuilles et on les couvre avec de la paille ou bien, une fois réunies en un faisceau serré, on les introduit dans un tuyau de poterie. On peut les conserver dans les caves, sous le sable, pendant tout l'hiver.

On les mange à l'espagnole, à la moelle, au jus. Les fleurs du cardon servent à coaguler le lait.

TÉTRAGONE. — Nous devons une mention spéciale à cette plante potagère qui mérite d'être plus connue en raison de ses qualités nutritives, laxatives et rafraîchissantes. On l'a dénommée, avec raison, épinard de la Nouvelle-Zélande, parce qu'elle est originaire de ce pays. qu'elle remplace très avantageusement l'épinard d'Europe et que ses feuilles, lancéolées, mesurant 5 à 6 centimètres de large sur 9 à 11 de long, sont pourvues de quatre angles (τετρα, quatre; γωνία, angle). Ces feuilles, d'une belle couleur verte, contiennent une proportion abondante d'un suc douceâtre, légèrement piquant, très riche en albumine, en sels de soude et en matière mucilagineuse. Une particularité remarquable nous a frappé dans l'analyse de ce légume que nous avons faite très soigneusement avec le concours de M. Arbez, pharmacien-chimiste : les réactifs les plus sensibles ne nous ont pas permis de constater la moindre trace d'acide libre dans le suc de sa feuille, ni de sa tige. L'absence totale d'acidité dans la tétragone, sa richesse en albumine, sa constitution très friable, divisible et très soluble dans les sucs digestifs, nous la font considérer comme une des plantes potagères les plus précieuses. car elle convient à tous les estomacs et peut être conseillée avec beaucoup de profit à tous les arthritiques et à tous les dyspeptiques qui supportent mal les acides, soit par suite d'une irritabilité spéciale de la muqueuse digestive, soit à cause de l'exagération même de l'acidité de leurs humeurs qui n'a nullement besoin d'être accrue par les produits alimentaires.

La tétragone se prépare et se consomme comme l'épinard d'Europe; mais elle est à recommander surtout pour faire d'excellentes soupes maigres avec quelques pommes de terre et des farines de légumineuses qui donnent plus de consistance au bouillon et relèvent très notablement ses propriétés nutritives sans diminuer sensiblement sa digestibilité.

NOMENCLATURE DES LÉGUMES D'APRÈS LEUR DEGRÉ DE DIGESTIBILITÉ

Légumes de digestion facile après avoir été soumis à la cuisson :

Artichauts.	Pomme de terre en purée
Asperges.	ou entière.
Carottes.	Radis.
Chicorée	Raves.
Épinards.	Romaine.
Endive.	Salsifis.
Estragon.	Scorsonère.
Laitue.	

Légumes de digestion moins facile, mais tolérés sous réserve :

Aubergines.	Haricots verts.
Blettes.	Lentilles en purée.
Cardons.	Oignons.
Choucroute.	Poireaux.
Crosnes.	Pois verts.
Citrouille.	Radis.
Choux-fleurs (la côte	Tomates à petites doses.
exceptée).	Topinambours.

Légumes indigestes interdits aux convalescents et aux dyspeptiques :

Artichauts crus.	Pommes de terre frites.
Champignons.	Oseille.
Choux.	Radis crus.
Choux de Bruxelles.	Raves crues.
Choux verts de l'Anjou.	Salades crues.
Concombres.	Tomates.
Haricots, fèves, pois secs.	Truffes.
Mange-tout.	

Fruits.

CERISES. — La cerise est le fruit d'un arbre de grandes dimensions, atteignant jusqu'à 10 mètres de haut et couvrant de ses branches collatérales, aux riches et vertes frondaisons, un rayon au moins égal à sa hauteur. Les uns prétendent que le cerisier, originaire de l'Asie-Mineure, fut importé à Rome en l'an 180, par Lucullus, qui avait goûté les premières cerises à Cérasonte, ville située dans le royaume de Pont; d'autres affirment que le merisier, le type de toutes les espèces de cerisiers, existait dans les Gaules bien avant l'invasion romaine.

Le merisier croît à l'état sauvage dans les forêts africaines et européennes, mais ses fruits, de petites dimensions, au noyau volumineux, adhérent à la pulpe peu abondante que recouvre une peau épaisse et coriace, sont bien inférieurs, comme qualités comestibles, à ceux de l'arbre cultivé et ne sont guère utilisés que pour la distillation du kirsch en Suisse, en Alsace et en Souabe.

Le fruit du cerisier qui pousse dans les terres cultivées de l'Europe est, au contraire, volumineux, charnu, imprégné d'un suc riche, piquant et sucré, savoureux et rafraîchissant. Il est rond, allongé ou cordiforme, suivant l'espèce; sa couleur varie du rose pâle au rouge vif et au noir foncé. Sa pulpe contient de l'albumine, de la gomme, du sucre, de l'acide malique et du malate de potasse qui rend les urines alcalines. Les Parisiens n'en connaissent que deux : les *acides*, qu'ils appellent cerises tout court, et les *cerises douces*, qui comprennent les guignes et les bigarreaux. On les divise aussi en précoces et tardives : les premières, remarquables plutôt par leur apparition vers le milieu du printemps comme fruit de primeur que par leurs qualités nutritives ou rafraîchissantes qui sont encore imparfaitement développées; les autres, mûres quinze à vingt jours plus tard, mais plus volumineuses, et possédant une chair plus nourrie et plus sapide.

Les variétés les plus courantes sont :

Les *guignes*, cerises à longue queue, douces, sucrées, mûrissant dans le courant de juin, et de facile digestion.

Les *bigarreaux*, dont la couleur se fonce en mûrissant et dont la chair ferme, croquante et très agréable par sa douceur, mais de conservation difficile, s'altère et fermente rapidement en donnant asile à de petits vers qui rendent ce fruit suspect aux palais délicats.

Le *cœuret*, à pulpe très tendre et très douce, qui est une sous-variété du bigarreau.

Les *griottes*, cerises à courte queue, grosses, de couleur noirâtre, plus douces, plus salubres, plus agréables et plus digestibles que celles des autres variétés.

Ces dernières se conservent bien, grâce à leur acidité; aussi les choisit-on de préférence pour les faire sécher sur des claies, d'abord au soleil qui les flétrit, et ensuite dans des fours, où elles perdent la presque totalité de leur eau de composition. Ainsi préparées, les cerises consti-

tuent une ressource alimentaire de grande importance
pour l'hiver; on les fait cuire comme les pruneaux.

Les cerises ont des propriétés adoucissantes, rafraîchissantes, diurétiques et laxatives qui les recommandent comme un aliment sain et agréable, à la condition
cependant de ne pas en abuser. Il est spécialement
recommandé de rejeter les noyaux, qui irritent la muqueuse des voies digestives et provoquent quelquefois
des obstructions intestinales et même l'appendicite en
s'agglomérant entre deux replis de l'intestin ou en s'ac-
cumulant dans le cul-de-sac iléo-cœcal. Les cerises sont
susceptibles de fatiguer les estomacs particulièrement
faibles, celui des petits enfants, par exemple, à cause
de leur enveloppe fibro-celluleuse, qui est difficilement
modifiée par le suc digestif. Mangées à jeun, elles font
plus de bien qu'après un bon repas. Les dyspeptiques, les
vieillards, les diarrhéiques, les sédentaires mangeront
les cerises avec modération et ils s'en abstiendront
entièrement si elles sont confites à l'eau-de-vie ou au
vinaigre, comme les cornichons, ou incorporées à des
gâteaux préparés avec des pâtes lourdes, grasses et mal
levées. En compotes, en marmelades, en confitures,
en boissons comme limonade, les cerises sont bien
supportées par les valétudinaires.

Les pédoncules ou queues de cerises contiennent une
forte proportion de tanin; elles sont employées en
décoction, à la dose de 30 grammes dans 1,000 grammes d'eau, comme agent diurétique dans l'ictère et la
néphrite.

Le suc de cerises, délayé dans de l'eau sucrée, constitue une boisson très saine et très utile pendant le cours
des maladies fébriles, comme la grippe, la pneumonie,
la scarlatine et la fièvre typhoïde.

Citron. — Le citron est le fruit du *Citrus limonum* ou limonier, vulgairement appelé citronnier, arbuste de 3 à 4 mètres de haut, de la famille des aurantiacées, originaire de la Médie, et cultivé dans les contrées méditerranéennes, en Italie, en Algérie, dans le midi de la France, aux îles Açores, aux Canaries, en Espagne et en Portugal.

De forme oblongue, terminé à son sommet par une proéminence conique pleine, rouge brun en naissant, prenant une teinte jaune plus marquée à mesure qu'il se développe, pour devenir jaune serin à sa maturité, le citron est composé de deux parties : l'une centrale, charnue, gorgée d'un liquide acidulé; l'autre périphérique, l'écorce ou zeste rugueuse, épaisse, criblée de petits orifices glandulaires à la surface externe, filamenteuse en dedans et formant des cloisons qui divisent la pulpe du fruit en autant de segments qu'il existe de loges ovariennes.

L'écorce ou épicarpe du citron contient une huile volatile âcre, deux principes amers : l'*hespéridine et l'aurantine*, et de l'acide gallique. L'huile volatile, d'une odeur pénétrante et agréable, comprend elle-même deux essences isomères : le *citryle* et le *citrophène* qui est un composé camphré. Le suc renferme de l'éther acétique, 4 o/o de gomme de sucre, 9 o/o d'acide citrique, une matière colorante et des sels minéraux, principalement du muriate de potasse.

L'usage du citron remonte à la plus haute antiquité. Ce fruit fut longtemps considéré comme un antidote des venins et des poisons. Virgile, qui le désigne dans ses *Géorgiques* sous le nom de pomme de Médie, lui attribue la propriété d'empêcher les sortilèges de la magie. Au xvie siècle, il était d'usage dans la bonne société d'offrir un citron aux personnes qu'on recevait en visite; les dames ainsi que les demoiselles de la cour en avaient toujours un dans un petit sac de soie jaune aux riches broderies suspendu à leur ceinturon par un cordon de même tissu et de même couleur : elles mordillaient son écorce de temps en temps pour rendre plus éclatant le vermillon de leurs jolies lèvres et pour communiquer à leur exhalation pulmonaire un parfum plus exquis de pureté et de fraîcheur. Les écoliers offraient à leur professeur, le jour de sa fête, un citron renfermant dans son parenchyme une pièce d'or ou d'argent, d'après la situation de fortune de leurs parents. Le jour du Tabernacle, les juifs se rendaient autrefois dans les synagogues avec, dans la main, un citron fraîchement cueilli comme symbole de la pureté de leurs sentiments et de leur espoir dans l'infinie miséricorde de Dieu.

Aujourd'hui le citron a perdu son prestige; il n'est pas utilisé dans les cérémonies religieuses, ni dans les fêtes anniversaires ou autres. Son rôle est devenu plus prosaïque tout en restant plus pratique; car il est employé couramment dans l'économie domestique à titre de condiment pour relever le goût des viandes en général, mais particulièrement celui de la viande des poissons et des huîtres, qui se digèrent mieux et perdent, en partie, sous l'influence de l'acide citrique, les propriétés toxiques dont elles sont douées dans quelques cas particuliers.

La saveur acide du citron est infiniment plus agréable et moins irritante que celle du vinaigre. Les confiseurs en tirent parti pour préparer des sucres candis secs, sous forme de bâtons ou de tablettes, de goût très agréable et très bons pour calmer la soif pendant les grandes chaleurs; ils emploient aussi le suc ou le fruit tout entier dans la confection du punch, des sorbets, des glaces, du sirop de limons, des conserves et des confitures.

C'est avec le citron qu'on fait les bonnes limonades, la boisson délayante, rafraîchissante, apéritive et diurétique par excellence, qui convient si bien aux malades atteints d'embarras gastrique bilieux ou de fièvres inflammatoires. On les prépare à froid ou à l'eau bouillante, soit en exprimant la moitié d'un citron dans un verre d'eau qu'on additionne d'un morceau de sucre, avec lequel on a frotté l'écorce du fruit pour l'imprégner de son huile essentielle; ou en faisant macérer les fragments d'un citron entier légèrement décortiqué dans un litre d'eau sucrée; soit en versant un litre d'eau bouillante sur un citron coupé en cinq ou six tranches et qu'on sucre au goût du malade. Cette dernière préparation, dite limonade cuite, est moins acide que la limonade préparée à froid et peut mieux convenir à certains estomacs très irritables. Ces limonades sont précieuses pour calmer les nausées, les vomissements, l'irritation hépatique, les démangeaisons causées par la jaunisse, pour aiguiser l'appétit et activer la sécrétion urinaire.

Le citron est doué de propriétés antiscorbutiques remarquables qui le rendent indispensable à tous les marins devant accomplir de longs voyages.

Un verre d'eau sucrée acidulée avec le jus de la moitié d'un citron, bu lentement, par petites gorgées, est le meilleur digestif qu'on puisse désirer après un repas trop copieux et toutes les fois que le travail de la digestion est trop long ou trop laborieux.

On cite des cas de palpitations de nature nerveuse, rebelles à tous les traitements médicaux, ayant cédé rapidement sous l'influence du jus d'un citron entier délayé dans un ou deux verres d'eau sucrée absorbés par petites fractions dans le courant de la journée. Cette action du jus de citron est imputable, d'une part, au *citrophène*, qui est un principe hyposthénisant du système nerveux, et aussi à l'acide citrique dont les vertus apéritives et stomachiques sont bien établies. Il est même de toute vraisemblance que les effets sédatifs du jus de citron sur le cœur, dont les palpitations sont fréquemment d'origine réflexe, sont la conséquence première de l'amélioration de l'estomac par une boisson à la fois tonique et calmante.

Certains médecins anglais considèrent le suc de citron additionné de sel comme un spécifique du diabète sucré. Au contact du chlorure de sodium ou sel de cuisine, l'acide citrique s'empare de la soude et forme du citrate de soude qui augmente la sécrétion urinaire et détruit l'acide urique. Une demi-cuillerée à café de bicarbonate de soude peut remplacer très avantageusement le sel de cuisine dans ce traitement très rationnel de la glycosurie.

Le suc d'un citron mélangé avec une infusion chaude de bourrache ou de café noir fait transpirer abondamment et peut guérir en quelques heures les courbatures et les fièvres éphémères.

L'hydropisie aiguë, et spécialement quand elle est occasionnée par la scarlatine, est considérablement améliorée avec le suc de citron.

Il n'existe pas de liquide plus rafraîchissant et plus salutaire que le jus de citron étendu d'eau sucrée pour les malades atteints de fièvre typhoïde. Ses propriétés antiputrides et antifermentescibles le recommandent comme un agent capable de neutraliser l'action des produits infectieux.

Le citron, qui rend encore quelques services chez les enfants comme vermifuge, est contre-indiqué chez les malades atteints de maladies pulmonaires parce qu'il provoque la toux.

Les applications externes du jus de citron sont multiples. On l'emploie pour cautériser les plaques de l'angine pultacée et diphtérique; mais il est contraire quand il existe du muguet, le champignon de cette maladie, l'*Oïdium albicans,* prospérant surtout dans les milieux acides. On guérit quelquefois certaines névralgies en frictionnant la région malade avec la surface pulpeuse d'un citron coupé par le milieu. Ce même procédé fait disparaître les taches de rousseur, les dartres farineuses ou furfuracées et les éruptions pustuleuses de la gale.

ABRICOT. — L'abricot, que fournit le *Prunus armeniaca,* est un des fruits les plus délicats qu'on sert sur nos tables. Sa maturité précoce, sa jolie couleur jaune dorée, sa peau veloutée et soyeuse, sa chair pulpeuse, fondante et parfumée font les délices de la vue, de l'odorat et du palais. Par ses propriétés aromatiques et sapides, l'abricot tient de la pêche, de l'ananas et de la prune. Son noyau, lisse, ovoïde, légèrement aplati et creusé d'une gouttière sur ses bords, renferme une ou deux amandes qui contiennent assez d'acide prussique pour déterminer un véritable empoisonnement, si on en consomme une certaine quantité. La pulpe de ce fruit se digère plus facilement que celle de la prune et de la pêche, ne fermente pas aussi vite et produit moins de gaz.

On doit donner la préférence aux abricots volumineux et bien mûrs et boire un verre à bordeaux de vin pur pour les rendre moins lourds à l'estomac. Les dyspeptiques, cependant, feront bien de remplacer le vin par une infusion chaude de camomille, de cassis ou de verveine et en mangeront avec modération, en prenant toujours pour guide la tolérance de leur appareil digestif.

Les Arabes attribuaient à la chair d'abricot, consommée fraîche ou en conserve molle, une action tempérante et sédative et la propriété de guérir l'aphonie et la diarrhée.

L'abricot se mange confit au sucre ou à l'eau-de-vie, en compote, en confiture, en beignets ou bien encore sous la forme de tourte et de crème à la pâte d'abricots. La compote, la marmelade et la confiture sont les trois préparations exclusives qu'on doive permettre aux enfants. aux dyspeptiques et aux convalescents.

Ananas. — L'ananas représente avec le melon un des fruits les plus volumineux et les plus succulents. Très répandu dans les contrées intertropicales de l'Asie et de l'Amérique, l'ananas est une sorte d'épi conique formé par la réunion et l'adhérence d'un certain nombre d'ovaires et de bractées épaisses et charnues dont le suc abondant amalgame en une exquise et fine synthèse la saveur de la pêche, de la poire, de la pomme, du coing, de la framboise, du muscat et du malvoisie. Il ressemble à la pomme de pin, mais il est plus volumineux ; c'est en raison de cette analogie que les Espagnols le désignent sous le nom de *pine* ou *pigne*. Son extrémité supérieure est surmontée d'une série de feuilles courtes, rigides et pointues, disposées en une élégante couronne lui donnant un caractère de noblesse qui le distingue parmi les autres fruits.

On a essayé vainement d'acclimater ce végétal fruitier dans les contrées méridionales de l'Europe. Il vit bien dans la zone où prospère l'olivier, mais il reste improductif. On est arrivé néanmoins à le faire fructifier dans des serres chaudes à la température constante de 20 à 30°, sans jamais cependant obtenir des produits ayant le parfum et la saveur des ananas qui poussent dans les régions équatoriales. Les premiers ananas récoltés en Europe furent servis sur la table du roi de France Louis XV, en 1733.

Le suc de ce fruit renferme du sucre en abondance et de l'acide mucique, dont la quantité est d'autant plus grande que l'époque de la maturité est plus éloignée. C'est à la présence de cet acide qu'est imputable l'action astringente et irritante de l'ananas, qui fait saigner les gencives quand il est consommé encore vert.

On mange l'ananas râpé ou divisé en tranches minces, saupoudrées de sucre et arrosées avec du kircsh ou avec du rhum.

Le suc de l'ananas fermente facilement et produit un vin agréable et très enivrant. On peut préparer avec les tranches de l'ananas des limonades cuites ou crues plus agréables à certains estomacs que celles qu'on fait avec le citron. Ses propriétés laxatives le recommandent particulièrement aux personnes dont l'intestin est paresseux.

La charpente de l'ananas est constituée par une trame fibreuse, dure, de nature ligneuse, inaccessible aux sucs digestifs et qu'il est nécessaire de rejeter après en avoir exprimé le jus par une mastication complète et méthodique. Ce n'est qu'à ce prix que les estomacs délicats pourront le supporter sans souffrance.

Banane. — La banane est le fruit du bananier qui, d'après la légende, aurait été l'agent fatal de la déchéance de nos premiers parents et des souffrances innombrables qu'ils ont transmises à leur descendance malheureuse avec les suites du premier péché. Les feuilles du bananier, mesurant 2 mètres de long sur 60 centimètres de large, épaisses et gorgées d'un suc jaune verdâtre très abondant, étaient destinées à garantir Adam et sa séduisante compagne des rayons solaires pendant le jour et à les protéger contre les fraîcheurs rhumatogènes du matin. Suspendus sur leur tête, les fruits de ce splendide végétal, disposés en grappes lourdes avec des reflets jaune d'or, se balançaient mollement au rythme harmonieux des brises paradisiaques, étalant en cylindres coniques légèrement courbés la richesse luxuriante de leur pulpe délicieuse et remplissaient l'air de leur suave et pénétrant parfum. Les hôtes du Paradis avaient reçu du Seigneur l'ordre formel de respecter ces fruits sacrés, sous peine d'être chassés de leur séjour de repos et de délices et d'être condamnés à la dure et inexorable loi du travail. Cette épreuve imposée à deux êtres faits à l'image de Dieu, pétris avec la matière sortie de ses mains et animés de son souffle de vie, eut la terminaison la plus digne du sublime artiste et de la créature qui portait dans ses entrailles le germe de l'humanité. Entre la monotonie négative et stérile d'une infinie béatitude et les efforts douloureux que comporte le travail, mais qu'adoucissent singulièrement et que font oublier les joies légitimes des difficultés vaincues et des triomphes de la volonté, du courage et de l'intelligence, — entre ces deux situations contraires, l'hésitation ne fut pas longue. Le premier homme et la première femme jugèrent que les luttes ardentes, fécondées par l'amour, seraient pour eux un instrument plus sûr pour se perfectionner et s'élever vers Dieu que la contemplation inféconde et muette d'une œuvre dont la constante variabilité devait constituer la qualité fondamentale. Le désir de l'indépendance, fruit du pénible labeur, l'emporta sur la perspective d'une oisiveté heureuse au prix d'une éternelle immobilité. Adam et Ève, avec un accord que nous sommes heureux d'admirer, goûtèrent au fruit de l'arbre sacré. Par cet acte de virile énergie, Adam compléta l'œuvre de Dieu en consommant l'union indestructible de l'homme et de la femme; il prit possession de son libre arbitre en acceptant l'obligation du travail et prépara le véritable bonheur du genre humain, quoi qu'en disent les prophètes menteurs qui prédisent comme un idéal de leurs rêves utopiques la fondation d'une société nouvelle d'où l'activité laborieuse sera exclue et dans laquelle tous les hommes, devenus égaux en structure, en beauté et en intelligence par une adaptation spéciale, devront se contenter de la part d'initiative et de jouissances dont s'accommodent à l'heure actuelle les soldats à la caserne et les Trappistes, les Jésuites et les Dominicains des collectivités religieuses. Nos premiers parents furent bien inspirés en commettant la faute dont pas un de leurs nombreux descendants ne leur tiendra rigueur; d'ailleurs le fruit défendu a pour chacun de nous des charmes si puissants que nous accepterions les plus durs sacrifices plutôt que d'acquiescer à son renoncement.

La banane était assurément un des fruits qui convenaient le mieux pour la curieuse expérience du Seigneur; il était, en effet, et il reste toujours le plus inoffensif bien que l'un des meilleurs et même un des rares dont on puisse faire une consommation immodérée sans s'exposer à de sérieux dangers.

Sa chair moelleuse contient de grandes proportions de fécule aux grains très divisés qui la rendent facilement digestible; la gomme et le sucre complètent sa composition chimique et sa trame renferme à peine des traces des éléments cellulosiques ou ligneux qui constituent la partie indigeste des végétaux.

Dans l'*Agriculture moderne* du 21 avril 1901, nous trouvons le document suivant :

« Les colonies françaises produisent une immense quantité de bananes, et c'est avec raison que l'*Office colonial* a fait une enquête pour connaître les meilleurs moyens de les utiliser dans l'alimentation publique pour le plus grand profit des colons. De cette enquête approfondie, il résulte, ainsi que nous avons déjà eu l'occasion de le dire, que la farine des bananes est *très nutritive*, et qu'elle contient 1,455 o/o d'azote, correspondant à 9 o/o de matières albuminoïdes : la valeur nutritive de la banane se rapproche donc très sensiblement des meilleures farines de froment, qui ne contiennent pas plus de 9 à 11 o/o de gluten. Cette farine de bananes contient, en outre, de l'amidon 12,06 o/o ; du sucre de raisin 0,08 ; du sucre de canne 1,34, et du tanin 6,53. C'est donc un produit alimentaire encore peu connu, très peu employé en France, et d'une valeur considérable. »

Il existe plusieurs variétés de bananes. Les *bananes du paradis*, mesurant quelquefois 30 centimètres de longueur, et les bananes du *sage* ou *figues bananes*, *figues bacoves*, sont les meilleures, les moins pâteuses et les plus digestibles ; elles sont réservées pour la table des colons, tandis que les bananes ordinaires, moins délicates, plus lourdes et moins savoureuses, servent à la nourriture des nègres. On les mange crues, cuites ou grillées. Elles ne sont interdites qu'aux diabétiques avérés et conviennent très bien aux albuminuriques.

Les feuilles vertes du bananier, placées dans la coiffe du chapeau, préservent des insolations et des congestions cérébrales sous le climat brûlant des tropiques, en offrant un obstacle impénétrable à la chaleur des rayons solaires. Elles jouent aussi le rôle de nappes et de serviettes toujours propres et rendent des services appréciables aux explorateurs dont les provisions en lingerie doivent être réduites au strict nécessaire. Séchées, leurs fibres filamenteuses, souples et résistantes, sont utilisées dans la fabrication des vêtements et des cordages grossiers.

Figues. — La figue est le fruit du figuier, arbre aux branches arrondies, noueuses et cassantes, originaire de la Syrie, appartenant à la famille des urticées et à la tribu des artocarpées. Cet arbre est aussi répandu dans certaines contrées de l'Europe que le prunier dans l'Agenais et que le châtaignier dans le Limousin. La figue se présente sous la forme d'une poire de très petite dimension dont la base est percée à sa partie centrale d'un petit orifice, *œil de la figue,* bordé d'une série de lamelles écailleuses. Ce fruit est constitué par la tige pédonculaire et le réceptacle de la fleur dont les sépales se sont épaissis en devenant charnus et comestibles à leur partie interne, tandis que la couche superficielle extérieure, verdâtre ou violette, reste impropre à l'alimentation et doit être rejetée. La figue est le fruit qui réunit au plus haut degré deux qualités essentielles : propriétés nutritives remarquables et très grande digestibilité. Il n'est donc pas surprenant qu'elle ait toujours joui d'une légitime réputation comme produit alimentaire d'une valeur très importante et que les plaines carthaginoises, qui en produisaient de si succulentes et en si grandes quantités, soient devenues jadis un objet de convoitise assez entraînant pour déterminer le Sénat romain à voter la troisième guerre punique. Trois siècles avant, un mobile semblable avait déchaîné sur Athènes les troupes de Xerxès, roi des Perses. Aujourd'hui, on ne se bat plus pour des figues ni pour des prunes; mais on n'hésite pas à déclarer les guerres les plus iniques pour la conquête des territoires qui renferment dans leurs couches profondes des mines de charbon ou des pépites d'or. L'humble figue, cause de tant de batailles, n'a pas laissé seulement des souvenirs sanglants dans l'histoire. C'est un peu par la figue que les Milanais, au temps de Frédéric Barberousse, devinrent la risée de tous les pays de l'ancien continent. Pendant l'absence du grand capitaine, en expédition dans des régions lointaines d'où ils espéraient ne jamais le voir revenir, les Milanais commirent la lâcheté d'expulser sa femme, restée seule et sans défense, et l'emmenèrent dans une campagne des environs, après l'avoir promenée dans toutes les rues de la ville, montée sur sa vieille mule *Tacor,* la tête tournée vers la queue, qu'elle tenait dans ses mains en guise de bride. Mais, dix mois plus tard, Frédéric Barberousse rentrait en triomphateur dans la ville de Milan à la tête de ses soldats victorieux. L'orgueil de ses succès devait aggraver l'insulte faite à la femme qui portait son nom et irriter la violence de son ressentiment. C'est ce qui arriva dès le jour où il fut instruit des événements qui s'étaient passés après son départ. Le lendemain, il fit assembler tous les habitants sur une des plus grandes places publiques de la ville et, sous peine d'être pendus en cas de refus, il les obligea à introduire une figue violette dans l'orifice anal de *Tacor* avec la bouche, sans le concours des mains; à la retirer ensuite par un mouvement de succion aspiratrice à l'aide des lèvres appliquées sous forme de ventouse sur les bords arrondis du cratère rectal; à l'avaler après son extraction et enfin à s'incliner bien bas devant le train

postérieur de l'animal, en prononçant ces mots : « *Coco la
Jica.* » Depuis cette époque, la plus grande injure qu'on
puisse adresser aux Milanais consiste à leur faire la
figue, c'est-à-dire à leur montrer le poing, le pouce étant
placé entre le médius et l'index.

Les figues furent toujours recherchées des Grecs, qui
en faisaient la base essentielle de leurs repas. Hercule en
mangeait avec la viande de bœuf, afin de maintenir ses
forces pour l'accomplissement de ses exploits. Le célèbre
philosophe Platon fut un des plus grands amateurs de
figues de son époque.

La cueillette des figues se fait au printemps et en été
dans les pays chauds. Les figues de *printemps* sont les
fruits qui, n'ayant pas atteint leur maturité complète en
été, restent sur l'arbre pendant l'hiver et mûrissent aux
premières chaleurs printanières. On peut accélérer la
maturation de la figue en piquant son réceptacle avec une
aiguille ou en faisant tomber dans son œil une goutte
d'huile d'olive à l'aide d'une paille. On arrive au même
résultat en les soumettant à la *caprification.* Ce moyen
consiste à fixer aux branches du figuier un chapelet de
fruits, ramassés sur le sol, pour servir de milieu de
culture au *cynips,* sorte d'insecte qui s'envole dès qu'il
a acquis son entier développement, se porte sur les
autres figues, les pique et leur inocule une sorte de
sérum qui les immunise contre la chute précoce et les
fait mûrir rapidement.

Les figues vertes contiennent une proportion très
grande d'amidon qui, peu à peu, sous l'influence des
acides végétaux, se transforme en matière sucrée. Incomplètement mûres, elles contiennent un suc laiteux âcre
et brûlant qui irrite et enflamme la muqueuse de la
langue, des joues et des lèvres, et occasionne des indi-

gestions avec flux diarrhéiques. Ce n'est qu'au moment de leur maturité qu'elles possèdent toutes leurs propriétés eupeptiques et nutritives, c'est-à-dire lorsque leur peau flétrie, sillonnée en tous sens par un réseau de rides et de crevasses sinueuses, s'affaisse et se ratatine sur un parenchyme qui a diminué de volume en devenant moins consistant et plus sucré. C'est alors principalement que l'analyse chimique y découvre les principes albuminoïdes et hydro-carbonés qui constituent leur grande valeur alimentaire et qui sont représentés par des corps gras, des gommes, des albuminates, des substances mucilagineuses et du sucre de raisin à raison de 60 à 70 o/o.

Les figues bien mûres sont nourrissantes, saines, émollientes, laxatives, et d'autant plus digestibles que leur cueillette est plus récente; mangées sur l'arbre, elles sont encore plus salubres. Linné raconte que les pauvres diables placés comme factionnaires dans les champs de figuiers devenaient très vigoureux et prenaient un embonpoint remarquable en se nourrissant des fruits dont ils avaient la garde.

On conserve les figues en les faisant sécher alternativement au soleil et dans des fours. On les saupoudre avec de la bonne farine de froment pour empêcher qu'elles n'adhèrent entre elles et entraver la liquéfaction de leur partie sucrée. Ainsi préparées, elles sont plus nutritives, plus émollientes, mais un peu moins digestibles. La farine qui les enrobe augmente dans une petite proportion leur valeur alimentaire.

On divise les figues en deux catégories principales : les *blanches* et les *violettes*.

Les *blanches* comprennent : 1º les *grosses rondes*, à peau lisse vert pâle, à pulpe visqueuse sucrée et parfumée très agréable et qu'on peut manger entières, le réceptacle ayant acquis une finesse et une saveur qui le font accepter avec plaisir; 2° les *petites blanches* extérieurement, mais rouges en dedans, les plus parfumées et les meilleures sèches ou fraîches.

Les *violettes* sont *courtes* ou *longues*. Les courtes ou figues mouissonnes de Provence, très employées en médecine, ont la peau d'une finesse remarquable, de couleur bleu violette et très fendillée à l'époque de la maturité. Leur chair est plus parfumée et plus savoureuse que celle des figues violettes longues dont le parenchyme rougeâtre est doué d'une saveur peu sucrée, plutôt fade, qui la fait dédaigner par les consommateurs au palais délicat.

Parmi les variétés moins répandues, nous citerons : les figues de Lipari, de Salerne, de Versailles, de Cuers, la coucourelle ou angélique et la barnissote.

En résumé, les figues sont des fruits particulièrement recommandables, tant pour leurs qualités nutritives que pour leur digestibilité et la saveur exquise de leur goût, et nous les conseillons tout particulièrement, bien que trois grands médecins de l'antiquité, Galien, Paul d'Égine et Oribase aient soutenu l'opinion invraisemblable que leur usage exagéré engendrait des poux.

La tisane faite avec un mélange de figues, de jujubes, de dattes et de raisins secs produit d'excellents effets chez les malades atteints d'affections pulmonaires ou urinaires. Quatre ou cinq figues bouillies dans un litre de lait lui communiquent une saveur très agréable et des propriétés émollientes et laxatives d'autant plus utiles que le lait détermine généralement une constipation opiniâtre.

Le suc âcre et laiteux de la figue, à la dose de 5 grammes dans un demi-verre d'eau sucrée, constitue un digestif puissant dont l'action dissolvante à l'égard de la fibrine ressemble à celle de la papaïne. Ce suc est employé en applications externes pour la guérison des cors et des verrues. L'illustre médecin grec Dioscoride calmait les douleurs intolérables de la carie des dents en remplissant la cavité dentaire avec une boulette de laine imbibée du suc qui s'écoule du pédoncule de la figue.

Framboise. — La framboise est le fruit d'un petit arbrisseau de 1 mètre à 1^{m}50 de hauteur, de la famille des rosacées, et qui pousse spontanément dans les contrées montagneuses de la France. Elle fait partie des quatre fruits rouges, avec la cerise, la groseille et la fraise, bien qu'il existe des variétés de couleur blanche et cendrée. Ce fruit, de forme ovoïde, à base légèrement aplatie, composé de petites drupes (1), présente une surface mamelonnée et velue et contient un suc rafraîchissant, savoureux, parfumé, plus fluide et moins visqueux, mais plus acide que celui de la fraise. A l'analyse, on trouve dans la framboise des acides citrique et malique dans les proportions de 1,50 0/0, de la pectine, du sucre, 0,95 0/0 de matières grasses, une huile essentielle aromatique, de la matière colorante rouge et une substance azotée, le tout soluble dans l'eau, le vin, le vinaigre et l'alcool. La constitution de ce fruit, sa consistance molle, son acidité modérée et stimulante plutôt qu'irritante, en font un dessert des plus recherchés et un aliment dont les vertus nutritives ne sont pas négligeables. On lui a reproché de renfermer une essence spéciale qui agirait défavorablement en excitant le système nerveux des sujets trop impressionnables. Cette critique n'est pas fondée, et si l'on a observé des malaises consécutifs à son ingestion,

(1) Petits fruits à un seul noyau dont l'assemblage forme la framboise.

c'est généralement l'excès dans la quantité absorbée et non l'essence de ce fruit qu'on aurait dû incriminer; car il est vraiment peu d'estomacs assez délabrés pour ne pas le digérer. Néanmoins, il est bien reconnu que sa digestibilité est moins grande que celle des fraises et qu'il est prudent d'en manger une quantité moindre. Prise avec excès, la framboise peut en effet provoquer des indigestions, la diarrhée et des poussées d'urticaire, comme tous les fruits rouges et la fraise plus particulièrement. Cette action sur le tégument externe doit être attribuée à la rapidité avec laquelle les framboises détachées de l'arbrisseau se couvrent de moisissures, fermentent et se putréfient en donnant naissance à des produits toxiques dont l'organisme cherche à se débarrasser en les éliminant par les émonctoires innombrables que représentent les glandes cutanées. Il faut dire aussi que l'arbuste plaît beaucoup aux punaises des bois, qui peuvent salir ses fruits; et qu'on trouve très fréquemment sur ces derniers, surtout sous les sépales du calice, des vers filiformes de 2 à 3 millimètres de longueur, qui nécessitent un triage tellement méticuleux qu'il ne peut être confié qu'à des personnes d'une délicatesse et d'une propreté absolues, sans quoi on est à peu près sûr d'absorber deux ou trois fois plus de vers que de framboises, si on calcule par unités. Mais il est un moyen excellent pour débarrasser la framboise de ce parasite peu appétissant et de neutraliser l'action nocive de ses produits fermentescibles sur la peau. Il peut être appliqué également aux fraises et à tous les fruits suspects d'avoir été souillés par la bave des limaces ou des chenilles. Il consiste, après avoir placé les fruits dans un panier à salade aux mailles serrées, à les plonger plusieurs fois de suite dans un seau d'eau froide d'abord pour leur faire subir un premier lavage et ensuite dans de l'eau bouillante en prolongeant leur immersion pendant trois à quatre minutes. On détruit ainsi non seulement les souillures, mais encore les œufs de certains parasites, comme les lombrics, les ascarides ou le tænia et les bacilles de la diphtérie, de la tuberculose et de la fièvre typhoïde que les courants atmosphériques transportent un peu partout.

Il existe deux variétés de framboises : les *rouges* et les *blanches;* les premières plus savoureuses, les autres moins acides et convenant mieux aux personnes dont les digestions sont laborieuses ou qui sont sujettes aux éruptions eczémateuses.

Les framboises sont d'autant plus digestibles qu'elles sont plus fraîchement cueillies. Saupoudrées de sucre et humectées d'une petite quantité de vin de Bordeaux, de Madère ou de Muscat, elles constituent un dessert délicieux. Mélangées avec les fraises et les groseilles, elles rivalisent avec les fruits exotiques les meilleurs.

L'infusion de quelques framboises dans le vin fournit une boisson d'un goût et d'un arome exquis.

Le suc de ce fruit, très employé dans la pâtisserie, sert à parfumer et à colorer d'un beau rouge pourpre les sirops, les glaces et les sorbets.

On fait avec les framboises des confitures, de la gelée et une liqueur très agréable, le *ratafia.*

Deux cuillerées à café de gelée de framboises délayées dans un verre d'eau simple ou gazeuse font un breuvage rafraîchissant et désaltérant très apprécié durant les chaleurs de l'été.

En médecine, on utilise les framboises pour préparer des gargarismes contre les angines simples ou catarrhales et des boissons astringentes qui réussissent très bien pour calmer la soif des fébricitants, des malades atteints de scorbut, et particulièrement dans tous les cas où il existe une disposition aux hémorragies, l'acidité resserrant les vaisseaux capillaires et la pectine du suc favorisant la coagulation du sang.

On peut conserver les framboises entières soit dans du sirop simple, soit dans l'alcool faiblement sucré.

Feuilles. — Les feuilles du framboisier renferment du tanin en aussi grande proportion que les feuilles de ronces : on en fait des gargarismes pour le traitement des angines, et des tisanes toniques et astringentes contre la diarrhée et l'albuminurie.

FRAISES. — La fraise, comme la framboise, est composée d'une multitude de petits fruits agglomérés autour du réceptacle de la fleur, devenu lui-même charnu et comestible. Le fraisier qui fournit ce fruit délicieux appartient à la famille des rosacées et pousse à l'état sauvage sur les lisières des forêts et sur les flancs des montagnes. C'est dans ces lieux solitaires, inondés de soleil et d'air pur, que les poètes et les amoureux aiment à le cueillir. Les fraises des bois sont les plus succulentes et les plus parfumées; mangées sur pied, elles se digèrent mieux, soit parce qu'elles n'ont rien perdu de leur arome, soit par suite de l'excitation de l'air des grands espaces et du bien-être ressenti dans la contemplation du cadre admirable que la nature déroule sous les yeux à la saison de ce fruit, qui commence en mai pour ne finir qu'en septembre.

On connaît trois variétés de fraises : les *blanches*, les *roses* et les *rouges*.

La fraise blanche représente le fruit mâle; elle est moins aromatique, moins sucrée, mais plus nourrissante que les autres. La rose et la rouge, devenues très grosses et très sucrées par les soins culturaux, ont perdu en parfum ce qu'elles ont gagné en volume. Toutes les variétés de fraises sont riches en sucre et en acides organiques qui se transforment dans l'économie et alcalisent les urines dans lesquelles on les trouve à l'état de carbonate de potasse et de soude. Elles sont peu nutritives, mais leurs propriétés rafraîchissantes, savoureuses, diurétiques et laxatives, les font classer parmi nos fruits les plus précieux. Fontenelle, qui mourut centenaire, affirmait qu'il était redevable de sa longévité aux fraises dont il avait toujours fait une grande consommation.

Malgré leur grande digestibilité, les fraises ne conviennent pas à tous les estomacs, car certains sujets d'un nervosisme extrêmement irritable, les supportent difficilement. Chacun doit s'inspirer de l'enseignement de l'expérience pour adopter ou exclure de son régime ce végétal si savoureux. Après son ingestion on observe chez quelques personnes des poussées urticariennes ou rubéoliques plus ou moins étendues, mais surtout accentuées au niveau du cou et de la face. Ces manifestations éruptives trahissent généralement une disposition particulière aux troubles circulatoires vers la peau et se remarquent chez les individus dont les reins éliminent mal les déchets des combustions organiques, chez ceux qui sont doués d'une impressionnabilité excessive ou atteints de cette maladie de peau de nature essentiellement nerveuse connue sous le nom de Dermographisme. On pourra, dans ces cas spéciaux, faire subir aux fraises le traitement par l'eau bouillante indiqué à propos des framboises, et on réussira généralement ainsi à les faire passer sans provoquer le moindre dérangement.

Les fraises sont au contraire très utiles aux constipés, aux pléthoriques, aux vieillards, à tous ceux dont les fonctions urinaires sont lentes et laborieuses, aux rhumatisants, aux goutteux, aux arthritiques et aux malades atteints d'affections gastro-intestinales subaiguës ou chroniques. On cite des cas d'inflammation chronique de l'appareil digestif, entièrement guéris par les fraises consommées comme aliment exclusif pendant trois à quatre semaines. Linné se prémunissait contre les attaques de goutte en mangeant un plat de fraises à chacun de ses trois repas. Du reste, il a été établi, à la suite de nombreuses analyses chimiques, que l'acide urique des urines diminue d'abord notablement pour disparaître bientôt presque entièrement sous l'influence des fraises prises à chaque repas pendant plusieurs semaines consécutives.

D'après Van Swieten, certains maniaques neurasthéniques auraient recouvré la raison après une cure de fraises, faite suivant les règles indiquées pour la cure de raisin, et dans laquelle les doses de fruit auraient été en moyenne de 10 kilogrammes par jour.

Certains médecins affirment que les fraises écrasées et appliquées sur la face en guise de cataplasmes pendant la nuit font disparaître les taches de rousseur.

Les fraises cueillies pendant le jour ou dans l'après-midi sont infiniment supérieures comme saveur et comme arome à celles qu'on ramasse le matin. On ne doit laver le fruit et ne détacher son pétiole qu'au moment de le servir. Le lavage ne diminue en rien sa qualité.

On les mange assaisonnées avec du sucre et avec du vin pour corriger leur action trop laxative et faciliter leur digestion. Les raffinés les humectent avec du miel, du jus d'orange, du madère ou du muscat et même du champagne.

Elles sont plus salutaires à jeun ou quand la digestion est terminée qu'après un copieux repas.

Le mélange de plusieurs espèces et leur association avec les framboises et les groseilles constituent des macédoines dont se délectent les moins friands.

On prépare avec les fraises des confitures, des sirops. des liqueurs, des beignets, des sorbets, des glaces, des pastilles, des boissons, du vin, du vinaigre et de l'eau-de-vie.

Le fraisier est encore intéressant par ses feuilles et par ses racines. Les feuilles, séchées au soleil ou torréfiées légèrement sur des plaques métalliques chaudes, servent à faire des infusions très aromatiques et toniques qui remplacent le thé chez les nerveux supportant mal l'action excito-motrice de la caféine. La décoction des racines, diurétique et astringente, est utile dans les affections hémorragipares des voies urinaires quand la poussée inflammatoire aiguë est tombée. Cette tisane communique une teinte rosée caractéristique aux matières fécales et aux urines.

GROSEILLES. — La groseille est le fruit du groseillier, petit arbrisseau de 1 mètre à 1 m. 50 de hauteur, originaire des contrées septentrionales de l'Europe, qui croît spontanément dans les haies et les régions montagneuses forestières des pays tempérés. Ce fruit se présente sous la forme d'une baie globuleuse, lisse et luisante, avec un volume variable qui atteint à peine, dans les petites espèces, la grosseur d'une graine de genièvre, alors que, dans certaines variétés, il égale celui des prunes reine-Claude.

On connaît quatre variétés de groseilles : 1° les *groseilles rouges;* 2° les *groseilles blanches;* 3° les *groseilles noires* ou *cassis;* 4° les *groseilles maquereaux.* Leur composition et leurs propriétés présentent de grandes analogies et les différences qui les distinguent ne portent que sur leurs qualités gustatives et le taux de leur acidité. L'analyse chimique démontre qu'elles contiennent : un principe muco-sucré nourrissant, de la gomme, de l'albumine, de la chaux, des acides citrique et malique, et de la pectine que les alcalis transforment en acide pectique, qui a la propriété de faire prendre le suc du fruit en une masse gélatiniforme. Les acides citrique et malique s'oxydent dans l'organisme et se transforment en carbonates alcalins, qui neutralisent l'acide urique du sang et des urines.

Les groseilles blanches sont moins acides que les rouges, elles sont aussi plus agréables au goût et conviennent mieux aux estomacs irritables. Les rouges doivent leur couleur en grande partie à leur richesse en acides; elles sont astringentes et modèrent les flux diarrhéiques.

Les groseilles noires ou *cassis* renferment un principe aromatique particulier et ont une saveur spéciale qui les sépare nettement des autres variétés; elles servent surtout à préparer des confitures, des gelées et des liqueurs douées de propriétés stomachiques et digestives très remarquables.

Les groseilles *maquereaux* empruntent leur nom au poisson auquel on les associe à l'état de verjus pour en relever le goût. On les mange en nature ou assaisonnées au sucre ou au vin; elles ont une saveur fade, légèrement vineuse et sont laxatives.

Les qualités rafraîchissantes, diurétiques, apéritives et toniques des groseilles les rendent précieuses aux personnes atteintes d'embarras gastro-intestinal avec vomissements bilieux, aux malades menacés de congestion cérébrale ou atteints d'affections rebelles de la peau.

Avec une cuillerée à soupe de sirop ou bien de gelée de groseilles délayée dans un verre d'eau ordinaire ou gazeuse, on obtient une boisson extrêmement agréable qui plaît beaucoup aux malades altérés par la fièvre et qui rend de grands services dans tous les cas où il existe une tendance aux hémorragies et tout particulièrement dans le purpura hémorragique et dans l'hémophilie. Par contre, les groseilles fatiguent les sujets atteints de dyspepsie acide, d'hyperchlorhydrie, les enfants âgés de moins de cinq ans, les vieillards, les sédentaires, les tousseurs, les catarrheux, les asthmatiques et les névropathes. La gelée est toujours mieux supportée que le fruit consommé en nature; elle est aussi plus nutritive en raison de la grande quantité de sucre qu'elle renferme.

Mangées avec excès, les groseilles affaiblissent l'estomac, donnent des coliques diarrhéiques, provoquent la toux et l'amaigrissement.

On peut conserver les groseilles de deux manières : 1° en les introduisant entières dans une bouteille qu'on bouche solidement et qu'on soumet à l'ébullition pendant trente minutes dans un bain-marie (le même traitement peut être appliqué au suc); 2° en les faisant sécher sur une feuille de papier d'emballage dans un four de boulanger après la cuisson du pain ou dans celui des cuisinières des ménages quand l'excès de chaleur est tombé. Après la dessiccation, les fruits sont placés dans des boîtes en bois ou en fer-blanc et ils servent à faire des infusions diurétiques, sudorifiques et stomachiques très agréables : une cuillerée à café suffit pour une tasse d'eau.

Les feuilles de cassis, astringentes, toniques, diurétiques, légèrement diaphorétiques, infusées ou en décoction à la dose de 10 grammes pour un litre d'eau et de
1 à 2 grammes pour une tasse, fournissent une boisson
savoureuse et digestive susceptible de rendre de grands
services aux dyspeptiques qui doivent s'abstenir de vin
et aux malades atteints de diarrhée chronique ou d'albuminurie.   .

GRENADES. — La grenade est le fruit du grenadier,
arbrisseau de 1 à 2 mètres de hauteur, originaire de
l'Afrique et cultivé en Italie, en Espagne et dans le midi
de la France. Les fleurs du grenadier, d'un beau rouge
pourpre, sont désignées sous le nom de *balaustes* et contiennent une proportion considérable de tanin qui les
rend très astringentes. Le fruit est appelé pomme à
grain, *pomum granatum*, et se compose : 1° d'une partie
corticale coriace, l'écorce (*malicorium*, cuir de pomme),
rouge brun quand le fruit est mûr, surmontée d'une
couronne formée par le calice persistant de la fleur;
2° d'une partie centrale constituée par une multitude
de petits grains d'un rouge sanguin occupant les
sept à huit loges que limitent les expansions fibro-
ligneuses des couches profondes de la peau. Les poètes
symbolistes ont vu dans la couronne et dans l'égalité
des grains du fruit du grenadier l'heureuse association
des attributs de la royauté et de la République. Cette
ingénieuse conception deviendra peut-être une réalité
avec les progrès des temps modernes.

L'écorce et les grains de la grenade, ainsi que l'écorce
des racines de l'arbuste, possèdent des propriétés fort
intéressantes pour la médecine.

L'écorce du fruit, riche en tanin, infusée à la dose de

10 grammes par litre d'eau, fournit une boisson tonique et astringente utile dans les diarrhées chroniques, les hémorragies utérines, la leucorrhée, le prolapsus du rectum et les hémorroïdes. On peut en boire un litre par jour, pure ou avec du vin, aux repas ou entre les repas.

Les grains, de forme anguleuse, sont constitués par une substance charnue qui recouvre un noyau dur de nature ligneuse éminemment indigeste et qu'il faut avoir soin de rejeter, comme les pépins de raisin, de poire ou de pomme. La partie pulpeuse, de couleur rouge intense, protégée par une pellicule brillante, contient de la gomme, du sucre, du tanin et une matière colorante, et ses propriétés varient suivant les variétés de ces fruits qui sont *doux, acides* ou *vineux*. Les premiers sont tempérants, diurétiques, adoucissants et calment la toux; les acides rafraîchissent et apaisent la soif; les autres sont toniques, mais ils produisent des gaz et se digèrent plus difficilement. Tous sont doués d'une saveur agréable, et s'ils nourrissent peu, ils rafraîchissent beaucoup et rendent de grands services dans les pays chauds. On peut préparer avec la pulpe des grains des boissons et des sirops dont les fébricitants sont très friands.

La partie de beaucoup la plus importante du grenadier est à coup sûr, pour le praticien, l'écorce de sa racine, qui a été reconnue dès la plus haute antiquité comme un vermifuge des plus héroïques. Elle ne possède son maximum de propriétés que si elle est fraîche. Pour expulser le tænia, on en fait bouillir 60 grammes dans un litre d'eau qu'on réduit à trois verres, qui sont pris à une heure d'intervalle. On assure l'effet du médicament en prenant un lavement avec une décotion de 20 grammes d'écorce dans 800 grammes d'eau réduits à 500 grammes.

Ces lavements réussissent aussi très bien contre les oxyures. L'infusion de racine de grenadier a le grand défaut d'être désagréable au goût et les porteurs de tænia l'acceptent et la conservent difficilement. Tanret est parvenu à isoler son principe actif auquel il a donné le nom de *sulfate de Pelletiérine,* qui devient très soluble et très actif s'il est associé au tanin.

DOSES POUR UN ADULTE

Sulfate de Pelletierine. . . . .   0,30 à 0,40 centigr.
Tanin . . . .   0,50 à 1 gramme.
Eau distillée ⎫
            ⎬ de chaque. . . 60 grammes.
Sirop simple ⎭

Pour obtenir de cette préparation tous ses effets, on procède comme il suit : la veille, purgatif à jeun, avec une limonade au citrate de magnésie ou un verre d'eau de Glauber, et le soir, pour le repas, une ou deux tasses de lait ou de café au lait; le lendemain matin, à jeun, solution de sulfate de Pelletiérine suivie de l'absorption d'une tasse de tilleul ou de fleurs d'oranger; trois quarts d'heure après avoir pris la Pelletiérine, prendre le purgatif de choix : soit 10 grammes de séné en infusion dans 150 grammes d'eau; soit 40 à 45 grammes d'huile de ricin ; soit 20 grammes d'eau-de-vie allemande. Quatre heures après, le ver solitaire est habituellement expulsé. Par surcroît de précaution, vers la cinquième heure, administrer un grand lavement composé d'un demi-litre d'eau simple afin d'entraîner les anneaux qui pourraient rester dans l'ampoule rectale.

L'écorce du grenadier produit chez certains sujets une espèce d'intoxication qui se traduit par des vertiges, de l'ivresse, des hallucinations, de faibles mouvements convulsifs et même des syncopes. Ces troubles ne comportent aucun danger sérieux ; ils disparaissent vite sous l'influence des frictions excitantes, des sinapismes et d'une potion à l'acétate d'ammoniaque et à l'alcool, et ne sont nullement une contre-indication pour l'administration de ce médicament, même aux enfants qui, d'après Béranger-Féraut, seraient plus réfractaires que l'adulte à son action toxique (¹). Pour éviter tout danger, il suffira d'administrer le tænifuge à doses fractionnées et de le suspendre s'il est mal toléré. On formule une potion avec 1 centigramme de Pelletiérine et 2 centigrammes de tanin par année dans 100 grammes d'eau et de sirop : on donne le quart de la préparation toutes les demi-heures, et 20 minutes après la dernière dose : 10 à 20 grammes d'huile de ricin.

Melon. — Le melon est une plante potagère à tige rampante, de la famille des cucurbitacées, genres courge, citrouille et concombre, originaire de l'Afrique ou du pays des Kalmouks, en Asie. Le fruit du melon est une péponide volumineuse, de forme irrégulièrement sphérique ou ovoïde, suivant les espèces, et pourvue à l'intérieur d'une pulpe jaune safran remplie d'un suc parfumé, savoureux, très riche en sucre, albumine, mucilage, amidon, azote, matières grasses et principes résineux laxatifs. On cultive trois variétés principales de melon : 1° les *melons à peau unie;* 2° les *cantaloups;* 3° les *melons brodés.*

Les premiers sont de forme allongée, sans côtes, et leur peau, lisse et mince, couvre une pulpe peu aromatique et d'un goût presque fade se rapprochant beaucoup de celui de la citrouille.

____

(¹) *Leçons cliniques sur les tænias de l'homme,* 1884.

Les *cantaloups* tirent leur nom de Cantalupo, maison de campagne des papes, située aux environs de Rome. Ils ont la forme d'une sphère aplatie à ses deux pôles et leur surface est creusée de sillons profonds qui séparent des côtes larges à peau épaisse, raboteuse, avec des excroissances rugueuses plus ou moins saillantes. Leur pulpe, compacte et aqueuse, est douée d'une saveur exquise.

C'est la meilleure des trois variétés.

Les *melons brodés* ou communs ont acquis par la culture une telle résistance aux variations atmosphériques qu'ils réussissent très bien en pleine terre dans tout le midi et le centre de la France. Leur forme est régulière et leurs côtes, à peine marquées, sont recouvertes d'un lacis sinueux de broderies grisâtres qui dissimulent complètement une peau peu épaisse, sous laquelle on trouve une pulpe charnue de qualité très ordinaire comme saveur et comme arome. Ils comprennent deux sous-variétés : les maraîchers, avec une surface grise foncée, fendillée, de forme globuleuse, à chair épaisse et de goût peu relevé ; les sucrins, plus petits, plus succulents et plus aromatisés.

Le melon nourrit peu, se digère péniblement et ne convient qu'aux bons estomacs. On peut cependant le permettre à doses modérées même aux dyspeptiques. Mais la saveur de sa pulpe est si délicate, son parfum est si exquis, qu'on est toujours enclin à dépasser les bornes d'une sage et prudente réserve et à commettre de véritables excès dans la consommation de ce fruit délicieux. Ce danger est si réel que le pape Paul II, Tibère et trois autres empereurs romains moururent pour avoir fait du melon un usage immodéré, et qu'un médecin enrichi par les malades victimes des mêmes excès aurait fait graver le distique suivant sur le frontispice de son opulente demeure :

> Les cantaloups, les melons d'eau
> Ont fait bâtir ce beau château.

Les lymphatiques, les délicats, les jeunes enfants, les convalescents et les vieillards en mangeront avec beaucoup de modération, et ils le rendront moins lourd à l'estomac en le relevant avec du sel, du sucre, du poivre, de la poudre de cannelle ou de muscade.

Cueilli avant son entière maturité, le melon sert à préparer d'excellentes compotes : ses tranches, débarrassées de leur écorce, sont assaisonnées avec du sucre, du vinaigre et quelques fragments de vanille ou de clou de girofle, suivant les goûts.

Pastèque. — La pastèque ou melon d'eau (*Cucurbita citrullus* de Linné) est le fruit d'une cucurbitacée cultivée dans les contrées méridionales de l'Europe. Elle est dénommée melon d'eau, non point qu'elle vienne plus spécialement dans les régions marécageuses ou aquatiques, mais plutôt parce qu'elle contient une grande quantité d'eau. La pastèque a la forme orbiculaire; elle atteint dans certains pays des dimensions telles qu'une seule suffit pour la charge d'un homme vigoureux. Ses qualités sont analogues à celles du melon ordinaire. Elle est surtout désaltérante et rafraîchissante; elle nourrit peu, comme tous les fruits en général, mais ses propriétés nutritives ne sont pas cependant sans avoir quelque valeur, puisque, au dire du baron Desgenettes, les soldats de l'armée d'Orient vécurent de pastèques pendant plusieurs semaines.

On connaît deux sortes de pastèques : la blanche et la rouge. La première est recouverte d'une peau verdâtre,

mince, polie, et sa pulpe, blanche, cassante et ferme,
occupe tout le fruit sans laisser à l'intérieur le vide qu'on
trouve dans le melon ordinaire. La seconde, dont la peau
verdâtre est marbrée de taches couleur de rouille et dont
les graines sont recouvertes d'une enveloppe noire, à la
chair rouge, parfumée et tellement fondante dans certaines variétés qu'on peut en vider le contenu par la
simple aspiration au niveau d'un trou pratiqué en un
point quelconque de sa surface.

La pastèque doit être consommée avec modération;
mangée avec excès, elle occasionne des indigestions, des
coliques et la diarrhée.

PÈCHE. — La pêche *(Prunus persica)* est le fruit du
pêcher, arbre de moyenne dimension, originaire de la
Perse, de la famille des rosacées, série des amygdalées,
cultivé dès la plus haute antiquité et répandu aujourd'hui
sous tous les climats tempérés. Ce fruit fut toujours très
estimé chez les Grecs et chez les Romains, et les Chinois
lui attribuèrent pendant longtemps la merveilleuse propriété d'assurer l'immortalité du corps en le préservant
de la putréfaction. C'est avec une belle pêche, dont une
moitié contenait un poison violent, qu'une courtisane
célèbre fit mourir un des grands orateurs de la Rome
antique en la partageant avec lui et en ayant soin de
garder pour elle la moitié opposée.

La pêche est une grosse drupe, de forme sphérique ou
ovalaire, recouverte d'une peau veloutée ou lisse, colorée
en rouge sur les parties exposées aux rayons du soleil et
divisée sur toute sa longueur par un sillon qui part de
l'attache du pédoncule et va se perdre à son sommet en
diminuant insensiblement de profondeur. La peau est
mince et protège une pulpe charnue et succulente au

centre de laquelle existe un noyau dur renfermant une graine qui ressemble à l'amande, à laquelle on la substitue quelquefois dans le commerce.

La pêche est un de nos fruits les plus délicieux : elle est nourrissante, sucrée, rafraîchissante, légèrement acide et d'une saveur vineuse exquise. Elle contient du sucre, de l'albumine et de la pectine.

On divise les pêches en deux grandes classes : 1° les *pêches à peau duveteuse* ou velues; 2° les *pêches à peau lisse.*

Les premières se subdivisent en deux variétés, dont l'une comprend les fruits velus à chair fondante et parfumée se détachant du noyau, représentés par les pêches proprement dites; et l'autre qui embrasse les pêches duveteuses à chair ferme, croquante, adhérente au noyau, connues sous les noms de pavie, persèque, perset ou presset, préférées aux premières par les habitants du Midi.

Les pêches à peau lisse se partagent elles aussi en deux catégories : dans la première, on range les fruits à chair fondante, libre de toute adhérence avec le noyau comme les *nectarines ;* la seconde est représentée par les *brugnons* à chair croquante, sucrée et adhérente à son noyau.

Les meilleures pêches sont celles de Montreuil, près Paris.

La pêche doit être cueillie à point, c'est-à-dire quand elle se détache facilement de son pédoncule par un léger mouvement de torsion. Inutile de les presser pour se rendre compte de leur degré de maturité, car toutes les pêches pressées se putréfient avec une grande rapidité.

Les pêches fondantes qui n'adhèrent pas au noyau et dont la chair molle et pulpeuse se divise facilement, fatiguent beaucoup moins l'estomac que celles à chair dure et compacte.

Ces fruits sont d'une digestion facile à la condition qu'on en mange avec réserve. Ceux que les crudités fatiguent auront soin de ne pas en abuser, sans quoi ils seront exposés à des troubles morbides pénibles, se traduisant par une distension douloureuse du tube gastro-intestinal et par des selles diarrhéiques abondantes. Ces dérangements s'observent particulièrement chez les sédentaires, les vieillards et les enfants au-dessous de cinq ans.

Cuites et préparées en compote ou en marmelade avec du sucre, de la vanille ou de la cannelle, les pêches se digèrent beaucoup mieux et sont plus nutritives.

On coupe les pêches en tranches minces, les pavies de préférence, on les fait sécher au soleil et au four et on les conserve dans des boîtes de fer-blanc pour les consommer pendant l'hiver en compote avec de l'eau sucrée ou du bon vin. Dans certains pays, on les découpe sous forme de rubans qu'on fait sécher et dont on bourre des boyaux de bœuf, et on a ainsi de véritables saucissons de pêches qui constituent une ressource alimentaire de grande valeur pour la mauvaise saison.

On confit les pêches entières à l'eau-de-vie, dans du sirop ou dans du moût de raisin. On choisit pour cette préparation celles qui ont la chair résistante et on les cueille quelques jours avant leur complète maturité.

On mange aussi les pêches aux croûtons, en beignets et en tranches saupoudrées de sucre, imbibées de punch au rhum ou glacées en conserve.

En soumettant les pêches à la fermentation, on obtient un vin très agréable dont on retire par la distillation un alcool d'un goût excellent.

Les fleurs et les feuilles du pêcher ainsi que les amandes du fruit contiennent de l'acide cyanhydrique dans des proportions suffisantes pour nécessiter une certaine réserve dans leur usage, surtout chez les enfants.

L'infusion de feuilles est employée comme vermifuge, purgative et diurétique, et comme sédative dans les douleurs du rein et de la vessie. La dose est de 15 à 30 grammes de feuilles sèches infusées pendant dix minutes dans 500 grammes d'eau qu'on prend par tasse dans le courant de la journée avant ou après les repas. Les feuilles doivent être cueillies pendant le mois d'août, car au printemps elles n'ont pas encore acquis toutes leurs propriétés, et à l'automne elles les ont perdues.

On prépare en pharmacie un sirop de fleurs de pêcher qu'on administre aux enfants pur ou associé au sirop de chicorée comme laxatif et vermifuge.

Avec 25 grammes d'amandes écrasées, infusées pendant un mois dans un litre de bonne eau-de-vie, on obtient une excellente liqueur que les sujets robustes peuvent absorber de temps en temps à la dose d'un demi ou d'un petit verre à liqueur dans un verre d'eau sucrée ou une tasse de café en guise de kirsch.

POIRE. — Le poirier, originaire d'Arménie, fournit un fruit excellent, la poire, un des meilleurs parmi les plus estimés. La pulpe de ce fruit, savoureuse et parfumée, possède des propriétés apéritives, digestives, calmantes et laxatives très remarquables ; elle se digère beaucoup mieux que celle de la pomme en raison de sa composition chimique qui renferme très peu d'amidon et beaucoup de sucre dont l'assimilation se fait directement, sans nécessiter l'intervention des réactifs du suc gastrique. La saveur légèrement acide de la poire est due à la présence de l'acide malique, qui atteint des proportions très élevées dans certaines variétés dites *acides*. Ces variétés comprennent quelques types de fruits tellement acides et astringents qu'ils sont généralement délaissés des consommateurs délicats : on trouve dans leurs parties centrales des îlots de consistance pierreuse qui traversent les voies digestives sans être attaqués par les sucs digestifs et donnent lieu quelquefois à des coliques violentes simulant les coliques hépatiques. Ces fragments calcaires retrouvés dans les selles des malades ont été confondus dans quelques circonstances avec les calculs biliaires : l'examen microscopique permet de les différencier en démontrant que les indurations calcaires provenant des fruits sont constituées par des agglomérations de cellules allongées à parois très épaisses.

La poire comprend un très grand nombre de variétés, deux cents environ, divisées en trois catégories principales :

1° Les poires *fondantes* ou poires à couteau, dont la pulpe déliquescente très sucrée se divise et se liquéfie sous la moindre pression et se transforme en une masse sirupeuse, ne demandant qu'un très faible effort à l'appareil digestif et convenant à tous ceux dont le tube gastro-intestinal n'est pas trop épuisé dans sa nervo-motricité. Ces poires sont digérées par les estomacs de résistance moyenne et conviennent à presque tous les tempéraments.

2° Les poires *croquantes*, dont la chair compacte, dure, renfermant de nombreuses concrétions ligneuses, ne peut être mangée qu'après avoir été soumise à la cuisson.

3° Les poires à *poiré*, impropres à l'alimentation et qu'on fait fermenter comme les pommes à cidre pour en retirer une boisson très agréable et très salubre, le *poiré*, qui, par son goût et par ses propriétés diurétiques, se rapproche beaucoup du vin blanc.

Les meilleures poires fondantes, sont :

L'*épine d'hiver,* succulente, parfumée, et de digestion facile.

Le *doyenné,* douce, sucrée et fondante consommée à point et qui devient sèche et cotonneuse en vieillissant.

Le *beurré,* au suc abondant, savoureux et aromatique.

L'*amiré Joannet,* la plus précoce, très parfumée, tendre, juteuse et légère à l'estomac.

La *bergamote d'été,* qui n'a pas de rivale, au dire de certains connaisseurs, comme finesse et digestibilité.

Malgré ses qualités rafraîchissantes, laxatives, fondantes et sucrées, la poire ne convient pas à tous les estomacs. Sa richesse excessive en sucre en fait un aliment d'épargne de premier ordre; mais la facilité avec laquelle le sucre entre en fermentation et se transforme en acide lactique, rend ce fruit lourd et venteux à ceux qui supportent mal les crudités. Ce fait est rare cependant, et il appartient à chacun de profiter des leçons de l'expérience et de l'observation pour apprécier la tolérance de son estomac à l'égard de ce fruit si précieux que quelques vieillards et les enfants au-dessous de deux ans ne supportent pas.

La poire cuite entière, en compote et surtout en marmelade, relevée par des aromates, se digère beaucoup mieux que crue.

Decocta sunt gratissima, a dit Columelle en parlant des fruits du poirier. Cette sentence peut se traduire par les deux vers suivants :

> Pour éviter la pituite,
> On doit manger la poire cuite...

et si elle est vraie pour la poire, elle peut s'appliquer aussi bien à tous les fruits en général.

On fait sécher les poires pour les conserver pendant l'hiver et jusqu'au retour des fruits nouveaux. Pour cette préparation on choisit les variétés les plus sucrées et les plus aromatiques et, après un triage qui élimine les fruits avariés, on place les meilleurs sur des claies qu'on introduit dans un four de boulanger quand le pain en a été sorti. On les laisse dans le four pendant vingt-quatre heures. Il faut trois séances de la même durée pour obtenir un bon résultat. C'est par un procédé presque semblable qu'on prépare les poires *tapées*. Pour obtenir ces dernières, la température du four est plus élevée, mais l'exposition des fruits à cette chaleur ne dure que quatre heures. L'aplatissement de la poire est produit par la pression de la main ou d'une planchette avant la troisième cuisson.

Pommes. — Bien qu'on dise couramment que faute de poires on mange des pommes, pour marquer l'infériorité de celles-ci, il n'en est pas moins vrai que le fruit du pommier possède des propriétés alimentaires et thérapeutiques qui le rendent précieux dans l'économie domestique des classes populaires et bourgeoises, aussi bien qu'en médecine.

La pomme, le type des fruits à pépins, est de forme sphérique, quelquefois allongée, légèrement aplatie à ses extrémités pourvues chacune à leur centre d'une cavité ombilicale. Sa chair, beaucoup plus compacte et plus cassante que celle de la poire, est douée d'une acidité aigrelette fort agréable dont l'acide malique est l'agent essentiel et renferme : du sucre, du tanin, de la pectine, de l'acide pectique d'autant plus abondant que le fruit est vert, des sels, de la gelée végétale et des grains de fécule disséminés ou agglomérés sous forme d'îlots qui se tranforment partiellement en sucre sous l'influence de la maturation.

On connaît un grand nombre de variétés de pommes qui diffèrent entre elles par la couleur, le volume et la saveur. Il y en a dont l'aspect extérieur est si gracieux et si délicat qu'on en construit de véritables pyramides destinées plutôt à l'ornementation de la table dans les jours de grande fête qu'à servir d'entremets ou de dessert.

Il en existe une espèce particulière que les jeunes Grecques, le jour de la Saint-Jean, piquent de fleurs et de rubans pour s'en faire une ceinture appelée *klédonia*, qu'elles gardent précieusement dans le but d'en tirer des indications divinatoires sur la destinée que leur réserve la fortune. Si les pommes de la klédonia se flétrissent rapidement, c'est un signe funeste qui présage un avenir malheureux ; si après quinze jours les fruits ont conservé leur belle couleur et le poli de leur surface luisante, le mariage est proche et le bonheur certain : la jeune fille conservera pendant de longues années l'esthétique de ses formes, l'éclat de sa fraîcheur et de sa jeunesse, ces trois sirènes dont l'action isolée ou collective réveille, fortifie et féconde les énergies les plus débiles ; domine dirige ou stérilise les volontés les plus fortes chez les hommes les mieux trempés.

Quoi qu'il en soit, on divise les pommes, au point de vue alimentaire, en trois grandes classes :

1° Les pommes *douces* ou pommes à couteau, d'un goût sucré légèrement acide très agréable, rafraîchissantes et laxatives et qu'on mange crues quand on a un bon estomac et qu'on est peu sujet aux gaz.

2° Les pommes fortement acides à chair résistante et cassante, d'une digestibilité laborieuse même chez les sujets dont l'appareil digestif est vigoureux et qui doivent être mangées cuites.

3° Les pommes acerbes qui ne sont pas comestibles et avec lesquelles on fait le cidre.

Les pommes douces doivent être cueillies avant leur complète maturité, tandis que les pommes à cidre seront entièrement mûres si l'on veut obtenir une boisson de bonne qualité.

Les meilleures variétés de pommes comestibles sont : la belle des bois ou Joséphine; la calville rouge; la calville blanche; la fenouillette grise ou pomme anisée; les reinettes : franche, grise, du Canada, d'Angleterre, aux pépins jaune d'or, d'Espagne, dorée de Caux, fleur de juin, la grosse blanche marbrée de rouge d'un côté et la reinette d'Api bien développée, mais dure et cassante et difficile à digérer.

Les pommes d'hiver, mangées quelque temps après leur cueillette, ont acquis plus de saveur, sont plus sucrées, se digèrent mieux et ont perdu en grande partie leurs propriétés venteuses.

Parmi ces nombreuses variétés, il y en a qui se corrompent très lentement et qu'on peut garder intactes pendant une partie de l'année. On a encore la ressource de les faire sécher au four et de pouvoir ainsi les conserver très longtemps à l'état de pommes tapées, comme les poires.

Grâce à ses qualités savoureuses et légèrement nutritives, la pomme devient un élément précieux dans l'alimentation des classes laborieuses et que ne dédaignent pas les palais aristocratiques. Nous savons que Napoléon III était un grand amateur de pommes.

Les estomacs délicats, les dilatés, les neurasthéniques, ceux qui sont sujets aux aigreurs, supportent mal le fruit à l'état de crudité. Mais cuites entières, en marmelade, en compote, en confiture ou en gelée, les pommes sont facilement digérées et constituent un des premiers aliments qu'on permet aux convalescents.

Cuite ou crue, la peau de ce fruit doit être rejetée, car elle est très indigeste.

On digère mieux la pomme en buvant de l'eau. Cette particularité lui est commune avec la figue, qui convient peu également aux buveurs de vin, surtout de vin rouge, à cause de sa richesse en tanin.

La pomme entrave la digestion du lait et des laitages.

Les pommes crues doivent être mastiquées avec beau coup de soin. Sans quoi elles s'aigrissent facilement dans l'estomac et produisent beaucoup de gaz.

On mange couramment les pommes à la gelée de gro seille, au beurre, en omelette, au riz, en beignets et méringues. Les préparations culinaires les plus simples et les plus faciles à digérer sont : la marmelade, la compote, la gelée et le fruit cuit entier.

Les confiseurs fabriquent avec le fruit du pommier le sucre de pomme dont les propriétés calmantes et pectorales sont utilisées en médecine pour combattre la toux et les irritations bronchiques.

La décoction de pommes apaise la soif des fébricitants et convient dans les maladies aiguës de la gorge, des bronches et des voies urinaires. Sucrées avec du miel, les pommes sont laxatives et tempèrent les douleurs des hémorroïdes.

La pomme est permise aux diabétiques en raison de sa faible teneur en sucre, qui ne dépasse pas 7 o/o dans le fruit frais. La pomme séchée leur est interdite, parce qu'elle contient beaucoup plus de sucre.

Mélangée avec des aromates, la pulpe de la pomme

était employée autrefois en applications externes comme médicament, d'où le nom de pommade conservé encore aujourd'hui aux topiques et aux onguents.

PRUNE. — La prune est une drupe charnue, ovoïde ou sphérique, verte, jaune ou violacée, suivant les espèces ; pourvue d'un noyau légèrement aplati, biconvexe, creusé sur ses bords d'un ou de plusieurs petits sillons avec des arêtes saillantes et terminé par un angle aigu à ses deux extrémités. Sa pulpe, charnue, âpre dans les fruits sauvages, douce et très sucrée dans les espèces cultivées, est protégée par une enveloppe coriace que recouvre une poussière blanchâtre appelée *pruine*. Cette peau ne se dissout pas dans les sucs digestifs ; elle irrite la muqueuse gastro-intestinale et doit être rejetée avec soin.

Il existe un très grand nombre de variétés de prunes. Quelques-unes seulement méritent les honneurs de la table par leurs qualités savoureuses et nutritives, et doivent retenir l'attention de l'hygiéniste.

Les meilleures sont les suivantes :

Les prunes *reine-Claude*, volumineuses, sphériques, d'un vert cendré, rouge sur un côté, et dont la pulpe juteuse, riche en sucre et en principes aromatiques flatte délicatement le palais, surtout quand elle est confite à l'eau-de-vie.

La prune *jaune hâtive*, mince vers le pédoncule, plus volumineuse à son sommet et qui mûrit vers la fin de juillet quand elle est abritée par des murs élevés et bien exposée au soleil.

La prune de *Monsieur*, de moyen volume, légèrement ovoïde, avec une belle couleur violacée, très aromatique, mais moins sucrée que la reine-Claude.

La *précoce de Tours,* prune noire, très douce et parfumée qui devient par le séchage le pruneau de Tours, dont les qualités se rapprochent de celles du pruneau d'Agen.

La prune de *Damas* ou de *Provence*, fruit de petite dimension, à pulpe jaune très sucrée, mûre entre le 15 juin et le 15 juillet.

La *Sainte-Catherine*, très juteuse, parfumée, savoureuse.

La *cerisette*, la plus hâtive et de goût très agréable.

La *mirabelle*, petite, presque sphérique, à peau jaune marquée de quelques taches rouges, très recherchée pour sa chair parfumée et savoureuse.

La prune *d'ente*, dite prune de robe de sergent, très allongée, ovoïde, de grosseur moyenne, d'une belle couleur cuivrée tirant sur le violet et dont la chair pulpeuse, délicate, très aromatique et très sucrée, la classe parmi les meilleures espèces. Elle mûrit vers la fin d'août.

Les pruneaux sont obtenus par le séchage des fruits mûrs exposés sur des claies d'abord au soleil et ensuite à la chaleur de fours spéciaux où ils subissent des températures de 100 à 102°. Les mirabelles, les reines-Claude, les prunes de Tours et tout particulièrement les prunes d'Agen, sont les espèces de choix utilisées pour ce genre de préparation.

Les prunes et les pruneaux contiennent une proportion élevée de sucre, une substance muco albumineuse et un principe spécial analogue à la mannite qui les rendent nutritives et laxatives.

On doit cueillir les prunes bien mûres, avant le lever du soleil, et laisser pour les animaux domestiques celles qui sont tombées de l'arbre spontanément, avariées, n'ayant pas atteint leur entière maturité.

Les prunes vertes et âcres peuvent engendrer des dérangements très sérieux. Mûres, mais crues, elles seront généralement défendues aux vieillards, aux valétudinaires, et à tous ceux dont l'appareil digestif est faible et délicat : dans ces cas, on ne tolérera que quelques fruits des espèces les plus digestibles, telles que les reines-Claude, les mirabelles et les cerisettes. Les personnes qui digèrent bien pourront manger les prunes très mûres sans s'exposer à des indispositions notables, et s'il existe chez elles une tendance à la constipation, elles en retireront un bénéfice réel, surtout si le fruit est absorbé le matin à jeun avec un pain de seigle ou de son. Les diabétiques peuvent manger des prunes bien mûres, car elles ne renferment que 3 gr. 60 de sucre.

La cuisson développe la saveur et le degré de digestibilité des pruneaux au point que, sous cette forme, on peut les permettre avec modération aux convalescents et aux dyspeptiques en leur recommandant de les supprimer s'ils en éprouvent le moindre dérangement. Les pruneaux cuits sont à recommander surtout dans les cas de constipation opiniâtre : on augmente leur effet laxatif en faisant infuser dans leur jus pendant cinq minutes environ un gramme de feuilles de séné.

La prune se mange en marmelade, en compote, en confiture, confite à l'eau-de-vie et glacée. Les prunes glacées de Clermont-Ferrand jouissent d'une très grande et très légitime réputation.

ORANGER (FEUILLES, FLEURS ET FRUITS). — L'oranger (*Citrus aurantium* de Linné), originaire des îles de la Sonde, appartient à la famille des aurantiacées ou hespéridées. Il fut importé en Europe par les Croisés à la fin du xie siècle, et il est cultivé aujourd'hui avec succès dans tous les pays que baignent les eaux de la Méditerranée. L'oranger est un des arbustes fruitiers les plus précieux :

ses feuilles, ses fleurs et ses fruits rendent les plus grands services en médecine et dans l'économie domestique.

Il existe deux espèces d'oranger : l'oranger *amer* et l'oranger *doux*. Les fruits de ces deux espèces possèdent des propriétés différentes; mais leurs feuilles et leurs fleurs présentent entre elles les plus grandes analogies.

Feuilles. — Les feuilles dégagent une odeur fragrante agréable, plus accusée dans les feuilles vertes écrasées; leur saveur est amère, aromatique et résineuse. Ces propriétés sont dues à une huile volatile associée à un principe amer soluble dans l'eau et l'alcool, et que contiennent des poches vésiculeuses cachées dans l'épaisseur des feuilles. Les feuilles vertes sont exceptionnellement utilisées; on emploie surtout les feuilles cueillies *sur l'arbre* pendant le cours de la végétation et séchées au soleil. Celles qui jonchent le sol, n'ayant pas acquis toutes leurs qualités ou les ayant perdues en grande partie, sont impropres à la consommation.

La distillation des feuilles d'oranger donne l'*essence de petit grain*, qui a la même composition que le néroli qu'on retire des fleurs fraîches. Cette huile volatile n'est guère utilisée que dans la parfumerie.

Avec un gramme de feuilles sèches dans 200 grammes d'eau, on prépare des infusions très efficaces contre une multitude de petits malaises d'origine nerveuse. Ces infusions exercent une action tonique et régulatrice sur le système nerveux; elles calment l'excitabilité de l'appareil cérébro-spinal en remontant son potentiel vital et en augmentant sa résistance aux impressions subjectives ou extrinsèques. Elles sont toniques, stomachiques, sédatives, antispasmodiques et vermifuges; elles relèvent l'appétit, réveillent la contractilité des fibres musculaires relâchées des estomacs dilatés, activent la digestion, chassent les gaz et la colique, calment la migraine, empêchent les convulsions, modèrent les palpitations de cœur et apaisent la toux et le hoquet.

Une infusion chaude de fleurs d'oranger, prise immédiatement après l'huile de foie de morue, permet à certains estomacs de supporter ce médicament aussi indigeste que répugnant.

Fleurs. — Les fleurs d'oranger, dont le parfum et la couleur symbolisent la pureté et la candeur et avec lesquelles on tresse aux jeunes vierges des couronnes nuptiales, contiennent un principe amer et une huile volatile, le *néroli,* qui se dissolvent dans l'eau en lui communiquant leurs propriétés.

A l'analyse chimique, on trouve dans les fleurs d'oranger : une huile essentielle ou néroli, de l'albumine, un extrait amer, de la gomme, de l'acétate de chaux, de l'acide acétique et une matière gommeuse (Bouilley).

Ces fleurs ne sont guère employées qu'à l'état sec ; elles ne possèdent le maximum de leurs propriétés que si on a eu soin de les cueillir dans leur complet épanouissement, le matin avant la grande chaleur, par une température sèche, et de les séparer du calice et du pistil. On les fait sécher en les exposant à l'air entre deux feuilles de papier, à l'ombre, jusqu'à ce qu'elles soient flétries, et ensuite au soleil, toujours protégées par une feuille de papier. Cette opération terminée, on les conserve dans un flacon bouché à l'émeri. Avec ces fleurs on fait des infusions très aromatiques et très savoureuses, stomachiques, toniques et sédatives, qu'on sucre à volonté. Cette préparation, qui vaut infiniment mieux que l'eau sucrée aromatisée avec l'eau de fleurs d'oranger, se fait à froid ou à chaud. L'infusion à froid se fait avec huit à dix fleurs dans un verre d'eau et se prolonge pendant demi-heure; on passe ensuite et on sucre. Pour l'infusion à chaud, on met six à huit fleurs dans une tasse ou un bol avec une cuillerée à soupe d'eau froide; après cinq minutes d'imbibition on ajoute de l'eau bouillante et on laisse infuser pendant dix minutes, puis on passe au filtre et l'on sucre *ad libitum*. Avec l'eau de fleurs d'oranger on opère plus vite; mais la boisson ainsi obtenue n'est pas aussi savoureuse ni aussi aromatique et son action sédative est moins prononcée. Il arrive d'ailleurs fréquemment que l'eau de fleurs d'oranger a subi des altérations profondes qui ont modifié sa composition et affaibli ses propriétés.

L'eau de fleurs d'oranger de Paris, légèrement louche, moins limpide que celle de Provence, vaut mieux que cette dernière, car elle contient une proportion plus élevée d'huile essentielle qui assure sa conservation. Recouverte d'un simple capuchon de papier pour empêcher son ensemencement par des poussières septiques, elle garde pendant longtemps sa composition et ses vertus, tandis que celle de Provence se corrompt assez rapidement même dans des flacons soigneusement bouchés. Ce n'est pas cependant, comme on le croit généralement, qu'il soit nécessaire de conserver l'eau de fleurs d'oranger dans des flacons simplement recouverts d'un opercule en papier et non fermés avec un bouchon de liège. Il n'existe en effet aucune raison permettant de supposer que le contact de l'air favorise sa conservation; le contraire est plus conforme aux données scientifiques, et certainement le système de bouchage le plus parfait sera le bouchon à l'émeri, car il suffit à protéger le liquide contre les ferments extérieurs, contre l'évaporation, et il ne lui communique jamais aucun mauvais goût comme le fait fréquemment le meilleur liège.

Les propriétés de l'eau et des fleurs d'oranger se rapprochent notablement de celles des feuilles : elles ne s'en distinguent que par la saveur qui est moins amère et l'arome qui est plus suave dans la fleur. Leur principe amer stimule et tonifie le système nerveux et leur essence le calme par une action narcotique qui présente quelque similitude avec celle de l'opium, sans avoir ses effets stupéfiants et constipants. Pour obtenir des résultats appréciables, il faut des doses relativement élevées d'eau, de fleurs ou de feuilles; aussi peut-on sans danger en user fréquemment, à la condition cependant de ne pas en faire un véritable abus. La fleur, l'eau et le sirop de fleurs d'oranger remplacent l'opium chez les petits enfants.

On ne doit pas conserver l'eau de fleurs d'oranger dans des récipients en cuivre, parce que son acide acétique attaque ce métal et forme un acétate cuprique qui peut occasionner des troubles gastro-intestinaux très douloureux.

Fruits. — Les fruits ont des propriétés différentes suivant qu'ils appartiennent à la variété de l'oranger amer ou de l'oranger doux.

L'orange amère n'est comestible qu'à titre de condiment : elle est fournie par le bigaradier, qui est une variété de l'oranger amer; elle est petite, amère et astringente; confite au sucre, elle constitue un stomachique excellent qu'on désigne sous le nom de chinois.

Les petites oranges amères ou orangettes, cueillies avant qu'elles aient atteint le volume d'une cerise, servent à préparer une teinture amère, stomachique et calmante qu'on prend après le repas, à la dose de dix gouttes, dans un quart de verre d'eau sucrée ou une tasse d'infusion, pour activer la digestion.

Les plus petites, arrondies au tour, sont utilisées comme pois à cautère et remplacent avantageusement les pois d'iris qui ont le grave inconvénient de se dilater et de prendre une forme très irrégulière.

On soumet à la distillation pour en retirer l'essence de petit grain les fruits plus volumineux tombés de l'arbre avant leur maturité.

L'orange amère arrivée à son complet développement fournit un suc aromatique qu'on exprime sur les viandes rôties de porc, de gibier et de poisson, dans le but de rendre leur goût plus savoureux. Mais l'écorce est de beaucoup la partie la plus importante du fruit par les usages multiples auxquels elle s'applique, soit dans la parfumerie, soit dans la thérapeutique médicale. Cette écorce, d'un rouge plus ou moins vif extérieurement suivant les espèces, est parsemée d'une multitude de petites saillies occupées par des poches vésiculeuses qui contiennent une huile volatile aromatique analogue à celle des fleurs, mais plus pure, s'échappant par la pression et s'enflammant au contact de la flamme d'une bougie en répandant un parfum très agréable. Sa surface interne est blanchâtre, filamenteuse, et se prolonge sous forme de cloisons vers le centre du fruit, qui se trouve ainsi divisé en tranches multiples d'égal volume. Le chimiste Tanret, qui en a fait une analyse très complète, y a découvert des acides amers et aromatiques : acide hespérique blanc, insipide, fixe; aurantiamarique d'une belle couleur jaune; un acide résineux très amer; de l'hespéridine et de l'aurantiamarine.

L'écorce d'oranges amères possède des propriétés stimulantes, apéritives et toniques remarquables. L'infusion, prise à jeun, relève la contractilité des fibres musculaires de l'appareil digestif et rend des services dans la dilatation de l'estomac et de l'intestin ; elle combat la constipation et favorise l'expulsion des gaz. Le sirop d'écorces d'oranges amères, à la dose d'une cuillerée à soupe dans un verre d'eau chaude ou froide suivant les saisons, peut remplacer l'infusion et sert à édulcorer les potions et à corriger le mauvais goût de certains médicaments.

Orange douce. — L'orange douce est un fruit sphérique à peau rugueuse, chagrinée, lisse dans les meilleures espèces, et d'une couleur allant du jaune pâle au rouge pourpre ; sa chair est aqueuse, sucrée et légèrement aigrelette. Son suc abondant, savoureux, apéritif, rafraîchissant et diurétique fait de ce fruit un des plus exquis parmi les plus précieux.

Il existe un grand nombre de variétés d'oranges douces : L'orange de *Nice* est remarquable par la délicatesse de son goût ; l'orange de *Malte,* de volume moyen, possède une pulpe sucrée très agréable ; l'orange de *Portugal,* très grosse et très estimée ; l'orange de *Gandi,* une des plus parfumées et des plus savoureuses ; la *mandarine,* originaire du pays des mandarins, petite, légèrement aplatie à ses deux extrémités, à peau se détachant très facilement de la chair dont la saveur est véritablement délicieuse ; enfin les oranges *sanguines.* Ces dernières proviennent des orangers greffés sur les grenadiers ; les meilleures sont récoltées aux environs d'Alcira, dans la province de Valence. Leur chair douce, sucrée et succulente est sillonnée par un abondant réseau vasculaire rouge qui leur donne une couleur de sang et les fait rejeter par certains consommateurs superstitieux comme des fruits doués de propriétés magiques dangereuses. Elles sont au contraire recherchées par les connaisseurs intelligents, qui n'hésitent pas à les payer un prix plus élevé que celui des autres espèces. Presque rares sur la place de Bordeaux, on en fait une grande consommation à Lille et dans toute la Belgique.

Les meilleures oranges sont les plus lourdes avec une peau rouge foncé. La teinte claire de leur peau indique une maturité incomplète et un excès d'acide.

Le suc de l'orange douce contient de l'acide citrique, de l'acide malique, du mucilage, de l'albumine, du sucre et du citrate de chaux (Lebreton). Il agit surtout par ses propriétés aromatiques, apéritives et rafraîchissantes. Il convient mieux à jeun qu'après le repas; car, s'il est trop acide, ce qui arrive quand le fruit est incomplètement mûr, il peut entraver la digestion, surtout chez les dyspeptiques, qui agiront sagement en s'abstenant de manger les oranges acides. Les oranges douces favorisent au contraire le travail digestif.

Le suc d'une orange exprimé dans un verre d'eau sucrée convient admirablement aux malades atteints d'embarras gastrique simple ou bilieux. Les fébricitants éprouvent un plaisir extrême à sucer quelques tranches d'orange dont le jus humecte très agréablement les muqueuses desséchées par les ardeurs de la fièvre. Dans l'insuffisance du suc gastrique, l'orange rend des services aux dyspeptiques, à la condition toutefois qu'il n'existe chez eux ni ulcérations ni lésions gastriques de nature inflammatoire aiguë.

Chez les malades qui toussent, on ne permettra le fruit que s'il n'augmente pas les quintes de toux, et on le défendra à ceux qui sont atteints d'ulcérations gastriques.

On peut faire des cures d'oranges, comme on fait des cures de raisins et de fraises, en mangeant une douzaine de fruits tous les matins, pendant quinze jours, à raison d'une orange chaque demi-heure. Ces cures sont indiquées dans les embarras gastriques, l'inappétence, la gravelle urique ou hépatique et l'obésité. Les amateurs d'oranges, bien portants ou malades, ceux-ci plus particulièrement, mangeront ce fruit avec certaines précautions : après une mastication sommaire qui suffit à diviser sa pulpe, ils n'en absorberont que le jus, en ayant soin de rejeter sa trame celluleuse, spongieuse, très indigeste en raison de sa constitution fibro-ligneuse; ils s'abstiendront également d'avaler les semences, qui sont dures, cartilagineuses et irritantes.

On prépare avec les oranges d'excellentes compotes, des beignets, des salades et des fruits glacés dont les sujets qui ont un estomac délicat useront avec circonspection.

RAISIN. — Le raisin est un des meilleurs fruits sinon le meilleur. Comme fruit de dessert, le raisin est parfait et le produit qui résulte de la fermentation de son jus, le vin, au point de vue nutritif, tonique, reconstituant et hygiénique, constitue à n'en pas douter la reine des boissons (voir art. *Boissons*). D'après les recherches de Bérard, le vin contient : un principe odorant, beaucoup de sucre, du mucilage, de la gomme, de l'acide malique, du malate de chaux, du bitartrate de potasse et du surtartrate de chaux. A cette nomenclature nous ajouterons de l'acide tannique, une faible proportion de gélatine et une matière résineuse colorante déposée sur la surface interne de la pellicule du fruit, blanche, jaune, grise ou rouge, et donnant au raisin sa couleur variable suivant les espèces.

Aux approches de la maturité et concurremment avec les éléments sucrés, il se développe dans la pulpe du raisin des ferments spéciaux qui transformeront son jus en excellent vin. Au centre de chaque grain on trouve une ou plusieurs semences, de consistance dure, désignées sous le nom de pépins. L'enveloppe qui protège la pulpe, la pellicule, est formée de cellules aplaties, adhérentes entre elles et formant une membrane coriace qui ne se dissout pas dans les sucs digestifs.

Les raisins secs ont perdu la plus grande partie de leur eau de composition; mais leur richesse en sucre et en mucilage s'est notablement accrue, et sur leur peau flétrie et ridée une certaine proportion de sucre s'est déposée sous la forme d'efflorescences blanchâtres.

La composition chimique du raisin rend parfaitement compte de ses propriétés physiologiques, de son action rafraîchissante, diurétique et laxative, et de son rôle important comme aliment d'épargne. Son acidité légère calme la soif et active la production du suc gastrique, ses tartrates de potasse et de chaux augmentent les sécrétions intestinale et rénale et alcalisent les urines; sa gomme et ses éléments gélatineux et sucrés, en fournissant des hydrates de carbone aux combustions organiques, économisent les pertes de l'économie en albumine et jouent le rôle d'aliment antidéperditeur.

On mangera le raisin avec modération, sauf dans la cure de ce fruit (voir plus loin), en ayant soin de rejeter la peau et les pépins très indigestes et très irritants et qui peuvent, en s'agglomérant, former de gros bouchons susceptibles de provoquer de véritables obstructions intestinales.

Pris en trop grande quantité, le raisin détermine chez quelques sujets des désordres gastro-intestinaux sérieux, qui se traduisent par des flux diarrhéiques excessifs et une abondante production de gaz. Ces effets se manifestent particulièrement lorsque le raisin est cueilli fraîchement. Il convient peu aux vieillards et aux malades atteints d'affections graves du tube digestif, et il sera interdit aux enfants au-dessous de quatre ans, parce qu'il est impossible de les empêcher d'avaler peau et pépins, qui favorisent les obstructions, l'appendicite et même les convulsions. Nous noterons comme un fait digne de remarque la répugnance habituelle des ivrognes pour les raisins, même les meilleurs.

Le raisin sera choisi bien mûr et cueilli pendant la grande chaleur de la journée pour être consommé le lendemain : ses principes sucrés seront ainsi plus développés, son parfum sera plus fin et son goût plus savoureux. Les raisins conservés sur une couche de paille depuis quinze jours ou un mois seront encore meilleurs et de digestion plus facile. Il est prudent, avant de manger le raisin, de le soumettre à un lavage sérieux afin de détacher les cristaux de cuivre déposés sur l'enveloppe de ses grains par le sulfatage, ainsi que les poussières atmosphériques ou les souillures des insectes. Le meilleur moyen de détruire toutes les impuretés adhérentes à la surface du fruit, sans affaiblir ses qualités, consiste à le plonger tout entier, pendant quatre à cinq minutes, dans de l'eau bouillante et à le faire refroidir ensuite en l'exposant à l'air ou en l'immergeant dans de l'eau froide. Cette opération nettoie parfaitement le raisin et le rend plus léger à l'estomac; elle sera toujours appliquée aux fruits qu'on destine aux convalescents, car leur estomac digérant difficilement, leur alimentation doit être l'objet de soins tout particuliers en raison même de leur sensibilité à l'égard de tous les agents pathogènes.

Les raisins blancs sont plus doux et plus légers que les noirs et engendrent moins de gaz. Les meilleures espèces connues sont : le chasselas doré; le chasselas de Fontainebleau; le raisin de Corinthe, délicieux, dépourvu de pépins, très sucré; le malvoisie; le muscat blanc, le rouge, le violet.

Certaines espèces sont soumises à la dessiccation au soleil et dans des fours spéciaux ou de boulanger et conservées dans des caisses ou des tonneaux pour être consommées comme desserts ou employées par l'industrie pour la fabrication du vin de raisins secs. Les raisins secs destinés aux desserts sont généralement préparés avec les raisins de Malaga; ils sont très sucrés et moins acides que les raisins frais, mais ils conviennent peu aux estomacs délicats parce qu'il est très difficile sinon impossible de séparer la pulpe de la peau et des pépins. En les faisant bouillir ils gonflent, se ramollissent et deviennent plus digestibles. Les raisins avec lesquels on fabrique le vin de raisins secs viennent surtout de Corinthe : leur grain est très petit et contient rarement des pépins.

Le raisin fait partie des quatre fruits pectoraux (figue, datte, jujube) qui servent à faire des tisanes adoucissantes, expectorantes et légèrement nutritives.

Fruits astringents.

Coing. — Le coing est le fruit du cognassier, qui nous vient de l'Asie-Mineure et qu'on cultive avec succès dans toutes les contrées méridionales de l'Europe. Le cognassier vit bien dans les pays froids, mais son fruit y mûrit mal et n'y acquiert que très incomplètement les qualités qui le rendent comestible. De forme irrégulièrement sphérique, recouvert d'une peau duveteuse aux belles couleurs verte et jaune paille, le coing contient cinq loges cartilagineuses avec quatre pépins dans chacune d'elles. Sa chair, dure et cassante, dégage un parfum exquis ; sa saveur âpre s'atténue par la maturation qui se complète après la cueillette si on a soin de le placer sur une couche de paille dans une pièce sèche et aérée. L'odeur du coing étant très pénétrante, il sera tenu éloigné des autres fruits, qui pourraient s'en imprégner à un degré trop sensible.

On distingue deux espèces de coings : le coing *commun* et le coing de *Portugal*. Ce dernier diffère de l'autre par son volume plus développé, sa peau plus cotonneuse, sa chair moins dure, mais graveleuse en certains points, et aussi par la délicatesse plus exquise de son parfum.

Le coing ne se détache pas de l'arbre spontanément tant qu'il est sain : on doit le cueillir en cassant ou en coupant sa tige pédonculaire.

L'analyse chimique révèle dans le parenchyme de ce fruit l'existence d'une huile volatile aromatique, de tanin, d'une substance sucrée, d'une matière albumi-noïde, d'un élément fibro-ligneux et d'acides pectique et malique.

Les graines du coing sont recouvertes d'une couche pulpeuse formée par l'accolement de cellules cylindri-ques qui se gonflent et se dissolvent dans l'eau en lui donnant une consistance mucilagineuse analogue à celle du blanc d'œuf. Cinq graines suffisent pour produire cet épaississement glaireux de 120 grammes d'eau. Ce mucilage contient une petite proportion d'amygdaline, d'amidon, d'émulsine et d'huile fixe.

Ce fruit cru est très indigeste ; il fermente, produit beaucoup de gaz, constipe et occasionne des coliques sèches très vives. Il sera défendu dans tous les cas où l'appareil digestif réclame des ménagements, et ceux qui ont un bon estomac ou qui tiennent à conserver l'inté-grité de ses fonctions feront bien de s'en abstenir.

La cuisson modifie complètement la structure du coing : elle ramollit, dissocie ses éléments constituants et les rend plus accessibles à l'action dissolvante des sucs digestifs au point que sous cette forme ce fruit, loin de fatiguer l'estomac, devient un aliment très digestible et améliore même certaines formes de dyspepsie d'origine nervo-motrice. Cuit à la vapeur et sucré, le coing se digère encore mieux.

La confiture et la gelée de coings possèdent des propriétés toniques, stomachiques et astringentes qui calment et guérissent quelquefois les diarrhées séreuses à marche chronique.

La tisane de coing constitue une boisson utile dans la dysenterie, les crachements de sang et l'albuminurie.

Le mucilage obtenu par l'infusion des semences dans l'eau bouillie, employé en lotions ou sous forme de topique à l'aide de compresses, atténue les douleurs des poussées eczémateuses et des gerçures du sein et favorise leur guérison.

CORME. — La corme ou sorbe est le fruit du cormier, espèce du genre sorbier (*Sorbus domestica*, L.), originaire d'Europe, très répandu dans les bois et les haies et cultivé dans quelques vergers. C'est un fruit de petite dimension dont la forme se rapproche de celle de la poire, d'où le nom de poire de Serbie sous lequel il est encore désigné. Avant sa complète maturité, il est d'une âpreté excessive et d'une grande indigestibilité. Ce n'est qu'après avoir entièrement mûri sur l'arbre et séjourné sur une mince couche de paille sèche dans une pièce aérée que son parenchyme blettit, devient plus agréable au goût et plus facile à digérer tout en conservant ses propriétés astringentes.

C'est un aliment de médiocre valeur; mais on peut en permettre l'usage modéré à la condition qu'on n'ait pas à craindre son action constipante. La peau et les pépins seront éliminés par la mastication, leur présence dans le tube digestif ne pouvant produire que de très mauvais effets.

En Suède, on soumet ce fruit à la fermentation et on en retire une boisson analogue au cidre et au poiré avec laquelle on obtient une rapide et agréable ivresse.

Alize. — L'alize est un fruit astringent d'un beau rouge carmin, d'un goût agréable, mais qui n'est bon à manger que lorsqu'il a mûri sur une couche de paille, dans un fruitier bien aéré : il est peu répandu et ne mérite guère de l'être, ses qualités nutritives n'ayant aucune importance.

Arbouse. — Le fruit de l'arbousier, qui met presque un an à mûrir, ne vaut guère mieux que le précédent. Il a été classé par quelques auteurs parmi les fruits nuisibles; cependant il n'y a rien dans sa composition qui justifie la proscription dont il a été frappé. J'en ai mangé d'abord et fait manger à mes enfants et à des amis sans avoir ressenti ou eu à noter la moindre indisposition. Son goût est fade, sa chair duveteuse; mais s'il mérite quelque reproche, ce n'est que celui d'être un peu lourd à l'estomac quand on en mange avec excès. On peut en retirer une boisson fermentée qui fournit de l'eau-de-vie au parfum très agréable.

Cornouille, corne, corniole. — Ce fruit, rarement jaunâtre, plutôt d'un rouge vif, gros comme une olive, est doué d'une bonne saveur. Il est irritant, indigeste, et doit être interdit aux estomacs trop jeunes ou fatigués. En Allemagne et en Russie, on en mange beaucoup cru ou confit au vinaigre. Cependant il sert à préparer de bonnes confitures et des liqueurs renommées.

NÈFLE. — La nèfle est un fruit des pays tempérés et des contrées boréales de l'Europe. Contrairement aux autres fruits, la nèfle n'acquiert ses qualités savoureuses qu'après avoir été soumise à l'action d'un froid un peu rigoureux. De forme sphérique, légèrement aplatie à son sommet dont le centre est creusé d'une cavité ombilicale, la nèfle est constituée par une peau de couleur marron foncé et par une matière pulpeuse âpre et astringente avant sa maturité, vineuse et sucrée quand elle a bletti sur la paille. La pulpe est divisée en cinq loges comme le coing, contenant chacune des graines d'une dureté comparable à celle de la pierre. D'après les recherches de Ballan, ces graines renferment 50 o/o d'acide cyanhydrique et leur absorption peut occasionner de véritables empoisonnements. Le *blettissement* du fruit, qui a pour résultat la transformation de sa fécule en sucre, commence autour des graines et s'étend progressivement vers la périphérie. Il arrive parfois que le cœur du fruit est altéré avant que les parties externes aient atteint leur complète maturité. Pour activer le travail de maturation de toute la pulpe, il est bon de placer le fruit dans un crible et de le meurtrir en lui imprimant quelques secousses énergiques.

Bien mûres et bien développées, les nèfles ont un goût des plus savoureux; elles ne sont indigestes et venteuses que chez les sujets dont l'estomac et l'intestin fonctionnent médiocrement en temps ordinaire. On augmente leur digestibilité, on diminue leur effet constipant et

même on les rend stomachiques en les faisant cuire dans
de l'eau avec un peu de miel, de la cannelle et de la
vanille. On aura soin de ne pas avaler les graines. Cette
préparation exquise, servie à la fin d'un repas largement
arrosé de vins généreux et de bonnes liqueurs, constitue,
au dire d'un vieux praticien très documenté, d'une part
un dessert délicat, et d'autre part — c'est le point le plus
intéressant, — un remède héroïque pour neutraliser complètement les conséquences de l'ivresse.

Fruits secs.

Les fruits secs, contrairement à ceux que nous venons
d'étudier, sont remarquables par leur valeur nutritive,
qu'ils tiennent, les uns de leur richesse en albumine et
en graisse (amandes, noix, noisettes, coco), les autres de
leur teneur très élevée en principes sucrés (figues, dattes,
prunes, raisins). En revanche, leur digestion est beaucoup
plus laborieuse et les estomacs délicats les supportent
plus difficilement. L'indigestibilité de ces fruits est très
regrettable, car ils ont un goût savoureux, leur prix est
modique, et sous un petit volume ils apportent à l'organisme des éléments importants de constitution et de réparation. Il est vraisemblable cependant que leur digestion
s'opère mieux chez ceux qui ne surmènent ni leur cerveau par des travaux intellectuels trop absorbants, ni leur
estomac par une quantité excessive d'aliments trop multiples ou trop variés. Le campagnard qui vit éloigné des
excitations de tout genre des grands centres se trouve
dans des conditions beaucoup plus favorables que le
citadin pour mettre à profit les propriétés des fruits secs.
Du reste, rien n'étant absolu dans les lois qui régissent
les corps organisés, dont les aptitudes varient à l'infini et

dont les transformations sont incessantes, il est impossible, en matière d'alimentation, de trouver une règle immuable s'adaptant à l'universalité des individus.

En conséquence, pour l'usage des aliments en général et des fruits secs en particulier, chacun devra s'inspirer de la capacité digestive de son estomac, adopter ceux qu'il supporte bien en temps normal et laisser de côté ceux qui l'indisposent ou qui sont notoirement connus comme produits indigestes, âcres et irritants.

D'une manière générale, les fruits secs seront interdits aux enfants au-dessous de quatre ans, aux vieillards, aux convalescents et aux dyspeptiques.

AMANDE. — L'amande est le fruit de l'amandier, arbre de taille élevée, originaire du nord de l'Afrique, et appartenant à la famille des amygdalées. L'amande verte, de forme allongée, ovoïde, biconvexe, est formée d'une enveloppe double. L'enveloppe superficielle, de couleur gris vert cendré, coriace, connue sous le nom de *brou*, se détache au moment de la maturité de la couche sous-jacente, la *coque* qui est dure, ligneuse, criblée de trous, creusée d'un lacis de sillons sinueux la parcourant dans tous les sens et sous laquelle on trouve la graine, la partie comestible du fruit. Une pellicule souple, facile à détacher, recouvre les jeunes graines ; elle devient dure, cassante, ligneuse, quand l'amande a séché, et lorsqu'elle a vieilli elle se recouvre d'une poussière fine, âcre et irritante qui excite la toux et trouble sérieusement les fonctions digestives. Du reste, que les noyaux comestibles, amandes, noix, etc., soient frais ou secs, la peau qui les recouvre est toujours d'une grande indigestibilité et doit être rejetée autant que possible.

Il existe deux espèces d'amandes, l'amande douce et

l'amande amère : l'une comestible, l'autre vénéneuse; celle-ci utilisée surtout en pharmacie, par les parfumeurs et les confiseurs qui la substituent quelquefois frauduleusement à la première dont le prix est beaucoup plus élevé.

La composition chimique des amandes est sensiblement la même pour les diverses variétés d'amandes douces qui ne se distinguent entre elles que par leur couleur blanche ou jaune et la délicatesse de leur goût. Elles contiennent : 12 o/o de sucre de canne, de la dextrine, de l'amidon, 5o o/o d'huile fixe; de la synaptase ou émulsine, qui existe aussi dans les amandes amères. L'amande amère renferme en outre de ces divers éléments un principe spécial connu sous le nom d'amygdaline qui, dans notre organisme et dans les émulsions, devient de l'acide cyanhydrique en présence de l'émulsine. C'est à ce principe qu'emprunte ses propriétés toxiques l'amande amère, qui sera proscrite de l'alimentation surtout chez les enfants, et qu'on réservera pour les préparations pharmaceutiques ou aromatiques.

L'huile d'amandes douces est moins indigeste que la graisse d'origine animale et fatigue peu l'estomac. Cette digestibilité relativement facile peut surprendre en raison de la difficulté avec laquelle l'estomac digère l'amande elle-même; mais la dureté cartilagineuse de celle-ci la rend cependant bien explicable. C'est moins le corps gras des fruits secs qui les rend indigestes que leur charpente fibro-cellulosique dans laquelle la graisse se trouve emprisonnée et d'où l'effort digestif doit l'extraire pour la rendre propre au travail d'émulsion et de saponification que lui feront subir la bile et le suc pancréatico-intestinal. Le labeur de l'estomac se trouvant ainsi plus que triplé, il n'est pas étonnant que les fruits secs à noyaux soient très indigestes; et si on tient compte de l'encombrement et de l'irritation qui résultent de la présence de la cellulose insoluble dans le suc gastro-intestinal, on comprendra combien doivent être réservés dans l'usage de ces aliments tous ceux qui n'ont pas un excellent estomac.

La constitution chimique de l'amande est celle d'un produit alimentaire très nourrissant : elle contient, en effet, un peu plus que la moitié de son poids de matière grasse et autant d'albumine que le meilleur froment et que les légumineuses qui en sont le plus abondamment pourvues [1]. Mais l'albumine végétale est difficile à digérer; l'huile d'amandes, quoique moins lourde que la graisse, est loin de représenter l'idéal des aliments de facile digestion; enfin la dureté, la compacité de l'amande, qui en rendent la mastication et la division très incomplètes, viennent augmenter son indigestibilité. Cette indigestibilité s'aggrave encore dans les préparations complexes sucrées et aromatisées dont les amandes constituent la base essentielle, telles que les pralines, les dragées ou amandes lisses, les nougats, les gâteaux et biscuits divers, les macarons, etc., qui doivent être impitoyablement exclues de l'alimentation des enfants, des dyspeptiques, des convalescents et des vieillards.

Ceux qui ont un estomac très robuste pourront seuls en faire usage sans inconvénients sérieux et à la condition qu'à la suite de leur ingestion ils n'éprouvent ni pesanteur, ni aigreurs, ni souffrances. On choisira les plus belles, celles qui ont la peau jaune rougeâtre, la surface unie, bien blanche, et le goût délicat. Les nouvelles se digèrent mieux que les vieilles, qui sont absolument im-

[1] Voir composition chimique des fruits huileux, page 56.

propres à la consommation quand elles sont vermoulues, jaunes à l'intérieur, et d'un goût âcre prononcé. Plus leur mastication sera complète et prolongée, plus leur indigestibilité sera diminuée.

L'huile d'amandes douces est employée à l'extérieur comme topique calmant; elle possède des propriétés adoucissantes dont les effets bienfaisants sont particulièrement remarquables dans les affections du gros intestin; elle peut remplacer avantageusement l'huile d'olives dans les coliques hépatiques; à la dose d'une cuillerée à bouche le matin à jeun, elle combat la constipation.

L'amande douce, pilée dans un mortier, délayée dans de l'eau et passée à l'étamine, constitue une émulsion d'un goût fort agréable et très utile comme boisson dans les inflammations du tube digestif et particulièrement dans l'hyperchlorhydrie, à la dose de 5o à 100 grammes, prise une heure avant le repas.

C'est avec l'amande douce qu'on prépare le sirop d'orgeat si précieux en boisson, délayé dans de l'eau, contre les maladies d'estomac. En mélangeant quatre parties d'amandes amères avec une partie d'amandes douces, les pharmaciens obtiennent des loochs délicieux et très efficaces dans les affections broncho-pulmonaires.

La coquille de l'amande sert elle aussi à préparer des infusions toni-digestives d'un goût vanillé très agréable, pouvant remplacer temporairement les boissons fermentées dans les maladies du tube digestif et possédant des propriétés sédatives qui calment rapidement les quintes de toux de la coqueluche et de la bronchite chronique.

Noix. — La noix (*Jovis glans* ou gland de Jupiter) est le fruit du noyer, le *Juglans regia* de Linné. Le noyer, qui met vingt ans à se développer et qui n'atteint son *fastigium* de fécondité que vers la soixantième année, est certainement, avec le châtaignier, le plus beau et le plus majestueux de nos arbres fruitiers. Ses grandes feuilles, d'un beau vert, épaisses, charnues, aux bords régulièrement découpés, forment un dôme de verdure à l'ombre duquel il est dangereux de se reposer. En raison même de cette particularité, il mériterait presque le nom de mancenillier d'Europe. Ses parties foliacées dégagent en effet un parfum pénétrant, dont les effets sur le système cérébro-spinal se traduisent par un engourdissement général accompagné d'une tendance irrésistible au sommeil et par une torpeur intellectuelle et physique qui dure dans certains cas pendant plusieurs heures, rendant tout travail pénible à peu près impossible.

De forme globuleuse, la noix, quand elle approche de sa maturité, est composée : 1° d'une peau épaisse et charnue ou écale désignée sous le nom de brou de noix ; 2° d'une coquille dure, ligneuse, bosselée, formée de deux valves réunies par une suture longitudinale et terminées en pointe à l'extrémité opposée au point d'insertion du pédoncule ; 3° d'un germe, amande ou noyau, divisé en quatre lobes ou cuisses séparées par une cloison membraneuse de nature fibro-ligneuse.

Le brou, d'après Braconnot, renferme du tanin, de l'amidon, de la chlorophylle, des acides citrique et malique, une matière âcre et amère, de l'oxalate et du phosphate de chaux. Son suc, âcre et incolore quand il vient d'être exprimé, perd son amertume au contact de l'air et prend une coloration noirâtre presque aussi foncée que celle de l'encre ordinaire. La composition chimique des feuilles est approximativement la même que celle du brou.

On fait avec le brou de noix une excellente liqueur

tonique et stomachique, dite crème de noix ou eau de noix, qui, à petite dose et prise à la fin du repas, favorise la digestion.

L'amande est recouverte d'une pellicule très riche en tanin et fort indigeste; elle se détache facilement quand le fruit est frais, et fait corps au contraire avec le fruit séché. Dans ce cas, si l'on veut séparer l'enveloppe de l'amande, il est nécessaire de faire bouillir le fruit pendant une heure dans de l'eau, ou mieux dans du lait, ou de le laisser infuser durant quatre ou cinq jours dans de l'eau froide.

La noix étant partagée en deux parties, on se sert d'un couteau pointu et tranchant pour cerner l'amande dans une incision circulaire qui divise ses adhérences avec la coquille et permet de l'énucléer, d'où le nom de cerneau sous lequel on désigne la partie comestible du fruit vert. Débarrassée de sa pellicule et bien divisée par une lente mastication, la noix constitue un dessert délicat et nourrissant qu'on pourra permettre aux estomacs robustes, mais qu'il sera prudent de refuser aux dyspeptiques, car les noix fraîches ou sèches, comme l'amande, la noisette et le coco, se digèrent péniblement.

La noix sèche est lourde à l'estomac à cause de sa constitution cartilagineuse et aussi parce qu'elle contient une forte proportion de matière grasse huileuse, environ 5o o/o de son poids. Cette huile est comestible, et dans les régions où prospère le noyer elle remplace l'huile d'olives. Elle a le grave défaut de rancir vite et d'acquérir un goût âcre qui la rend irritante pour la muqueuse de l'estomac.

Il faut un appareil digestif jeune et vigoureux pour digérer les noix sèches. A l'âge mûr, on les supporte difficilement, excepté cependant quand on sait rester sobre à une table garnie de mets abondants et variés, ce qui est assez rare. On a dit aussi que les noix étaient funestes aux vieillards, et pourtant j'en connais qui les digèrent bien, même à leur repas du soir; mais je dois ajouter que le fait est exceptionnel et que, dans ces cas particuliers, le repas se compose généralement d'une soupe au lait, de deux à trois noix et de 5o grammes de pain, le tout arrosé d'un verre d'eau et de vin mélangés par parties égales. Quand, au contraire, on mange une ou deux douzaines de noix comme dessert après un repas très copieux avec une grande quantité de pain, il est très naturel qu'on éprouve une pénible sensation de brûlure et de pesanteur au niveau de la région épigastrique et des troubles nerveux multiples d'origine réflexe se manifestant par des palpitations de cœur, de l'insomnie, de l'angoisse respiratoire et de violents maux de tête. On a même noté des accidents mortels survenus à la suite d'une trop copieuse consommation de noix. Quoi qu'il en soit, on se gardera bien de considérer la noix comme un aliment dont on puisse faire usage impunément à dose immodérée dans l'état de santé et même à faible dose avec un estomac médiocre, comme celui des dyspeptiques, des convalescents, des enfants et des vieillards. Il est fréquent d'observer des épidémies de dysenterie à la saison des noix. Les noix ne conviennent pas davantage aux malades atteints d'affections bronchiques, car elles irritent la muqueuse des voies respiratoires et provoquent de violentes quintes de toux.

Quand la noix est tendre et que sa coquille est encore à l'état herbacé, on en fait des confitures très agréables qui, avec l'écale, sont stomachiques, mais dont le goût est plus délicat sans le brou. On peut aussi les confire à l'eau-de-vie comme les prunes, les pêches et les abricots. On mange aussi les cerneaux assaisonnés au verjus ou au vinaigre comme un dessert très estimé. Les noix sèches, pilées, cuites dans du sucre caramélisé, constituent une friandise aussi savoureuse que peu digestible. Toutes ces préparations ne diminuent en rien l'indigestibilité de la noix et doivent être frappées de la même proscription.

Dans la vieille médecine, et dans la médecine populaire actuelle, la tisane de feuilles de noyer passait et passe encore pour être un spécifique des maladies chroniques de la peau, de l'anémie, de l'inappétence, de la scrofule et des pertes leucorrhéiques. On la prépare en faisant bouillir pendant cinq minutes 5 grammes de feuilles dans deux verres d'eau, qu'on boit en trois doses : une dose demi-heure avant chacun des trois repas.

Pistache. — La pistache est le fruit du pistachier, qui vient de l'Asie-Mineure et qu'on cultive avec succès dans tout le midi de la France. Le pistachier fait partie de la famille des Térébinthacées : son fruit, qui a le volume d'une olive, est recouvert d'une écale rougeâtre qui enveloppe une coquille blanche à deux valves dans laquelle on trouve une amande anguleuse. Cette amande est protégée par une pellicule mince couleur de rouille extérieurement et vert pâle à l'intérieur; elle contient de l'huile, de l'amidon, de la fécule et une matière colorante qui lui communique son aspect verdâtre. Le goût térébenthiné de la pistache est très apprécié et se marie très agréablement avec le sucre dont l'enrobent les confiseurs pour faire leurs dragées.

La pistache est fort indigeste et peut provoquer des convulsions chez les enfants au-dessous de quatre ans; elle est nuisible aux vieillards, aux dyspeptiques et à tous ceux qui sont tourmentés par les gaz. Toutes les pâtisseries qui renferment des pistaches entières ou grossièrement divisées sont lourdes à l'estomac. Pour rendre les pistaches et tous les fruits à noyaux moins nuisibles, il est nécessaire de les pulvériser ou de les réduire en pâte. On les mélange ainsi préparées avec les pâtisseries. qui acquièrent leur goût savoureux et leurs propriétés nutritives.

Les meilleures pistaches sont les plus récentes, les plus grosses et les plus mûres. La Sicile en fournit d'excellentes.

En pharmacie, on utilise la pistache pour préparer des émulsions et des loochs verts adoucissants et pectoraux, indiqués particulièrement vers le déclin des affections pulmonaires, quand l'état catarrhal succède à l'inflammation aiguë, c'est-à-dire au moment où l'action des balsamiques s'impose pour tarir la sécrétion des bronches.

Noisette. — La noisette est le fruit du noisetier, coudre ou coudrier, arbuste aux tiges élevées et flexibles dont les rameaux se couvrent de fleurs avant l'apparition des feuilles. Ces fleurs, à forme de chatons, les unes longues (mâles), les autres courtes (femelles), recouvertes de fines écailles imbriquées, sont les gracieuses messagères du printemps et poussent à la fin de l'hiver, devançant de plusieurs semaines l'apparition des fleurs à fruits les plus précoces. Le noisetier se rencontre dans les parcs et dans les bois et on le cultive dans les vergers et les jardins. C'est avec ses jeunes pousses qu'on fait les baguettes divinatoires qui, dans les mains de certains sujets imprégnés d'un fluide magnétique spécial, s'infléchissent irrésistiblement vers les sources souterraines ou les trésors cachés dans les entrailles du sol.

Le fruit du noisetier est formé d'une enveloppe membraneuse ou involucre, d'une coque ligneuse et d'un noyau. Les meilleures noisettes sont les avelines, qui tirent leur nom du village d'Avellino, dans le royaume de Naples, où l'arbuste produisant cette variété était l'objet d'une culture spéciale. Les avelines, qui ont un involucre tubulaire très allongé dépassant la coquille de la moitié au moins de sa longueur, comprennent deux variétés : dans l'une, le noyau est recouvert d'une enveloppe rouge violacé, tandis que l'autre présente un tégument blanchâtre.

Les pays de Foix et du Roussillon produisent une excellente qualité de noisettes.

Les noisettes fraîches ont un goût délicat et sont très nourrissantes ; mais leur consistance cartilagineuse les rend indigestes et irritantes.

Les noisettes sèches sont également très savoureuses ; mais leur indigestibilité excessive en restreint l'usage aux personnes qui ont un estomac particulièrement sain, ou qui se livrent à des exercices musculaires énergiques. Elles occasionnent de violents maux de tête si on en mange avec excès, et leur pellicule, qui irrite fortement la gorge, provoque de violentes quintes de toux.

L'huile et la constitution cartilagineuse de la noisette sont les deux facteurs principaux de sa résistance à l'action des sucs digestifs.

L'huile de noisettes dégage une odeur agréable et peut remplacer l'huile d'amandes douces. Les Chinois la mélangent à leurs infusions de thé dont elle augmente la richesse nutritive. On lui attribue aussi la propriété de faire pousser les cheveux.

Coco. — Le fruit du cocotier a été désigné par les Portugais sous le nom de coco en raison de sa similitude avec la face du singe Macoco. Il est composé de trois parties : le brou, la coque et l'amande.

Le brou, qui devient brun foncé et filamenteux à l'époque de la maturité du fruit, sert dans l'industrie à fabriquer des brosses, des paniers, des tapis, des pinceaux, des cordages, des filets, des sandales, etc.

La coque, noire, dure, osseuse, rugueuse à sa surface externe, polie intérieurement, est formée de trois valves réunies par une suture résistante et percée à l'une de ses extrémités de trois dépressions *ombiliformes* qui simulent les yeux et la bouche du singe. On en fait des objets de tabletterie, des ustensiles de cuisine et de toilette.

Quand le fruit est peu développé, il contient un liquide amer, astringent et très riche en tanin qui est appelé « Eau de coco ». Sous l'influence de la maturation, ce liquide s'épaissit en blanchissant, se charge de sucre et d'albumine et forme une véritable crème, la *crème de coco,* qui se dépose en couches molles sur les parois de la coquille. C'est à cette période que l'amande, qui a déjà acquis la moitié de son développement, possède le maximum de qualités savoureuses, nutritives et digestibles. Assaisonnée avec du sucre et de la fleur d'oranger et mangée à la cuiller, cette crème est exquise et ne fatigue pas l'estomac. Mais à mesure qu'elle se rapproche du terme de sa maturité, elle durcit, devient cartilagineuse, huileuse, difficilement divisible, indigeste, irritante pour les voies digestives ; et, bien qu'elle conserve un goût de noisette très agréable, on doit s'en abstenir ou n'en manger qu'avec modération et encore à la condition d'avoir un excellent estomac, car les moindres excès de ce fruit peuvent produire de graves indispositions.

On extrait du coco environ 55 o/o d'huile dont les propriétés sont les mêmes que celles de toutes les huiles végétales. Le résidu qui reste après l'extraction de l'huile sous forme de tourteaux contient des proportions considérables d'éléments nutritifs et constitue un aliment précieux pour l'engraissement des animaux domestiques. La farine de coco obtenue par la pulvérisation de l'amande est souvent employée de préférence au tourteau, car elle est plus facile à digérer à cause de la finesse et de la ténuité de ses parties constituantes et aussi parce que, n'étant pas privée de son huile de constitution, sa valeur alimentaire est de beaucoup plus élevée.

Mélangée avec la farine de froment par tiers ou par moitié, la farine de coco pourrait servir à préparer un pain très savoureux, pas très lourd, très utile aux diabétiques en raison de sa richesse en graisse et en albumine et de sa faible teneur en principes amylacés.

Avec l'amande de coco il est possible d'obtenir un sirop aussi agréable et aussi rafraîchissant que le sirop d'orgeat.

Beaucoup d'explorateurs et de naufragés, après avoir triomphé des périls les plus grands, seraient morts de faim s'ils n'avaient eu pour se nourrir, quelquefois pendant plusieurs semaines, le fruit du cocotier.

La partie centrale de cet arbre fruitier renferme une substance amylacée avec laquelle on prépare une espèce de sagou qui sert à faire d'excellents potages au lait ou au bouillon.

DATTE. — La datte est un des fruits les plus parfumés et les plus savoureux du vieux continent. Il nous vient du dattier, genre palmier, qu'on trouve dans toutes les régions chaudes de notre planète. L'Afrique passe pour être son pays d'origine. Ce qui n'est pas douteux, c'est que le dattier produit ses meilleurs fruits dans le Maroc et surtout dans la Tunisie, qu'on appelle à juste titre la terre des bonnes dattes.

Les dattes sont réunies en belles grappes ou régimes aux couleurs jaune d'or safrané; leur volume égale approximativement celui du pouce d'un adolescent et leur forme elliptique rappelle l'aspect d'un cornichon gros et court.

Au centre de la datte, on trouve un noyau allongé, cylindro-conique, creusé d'un sillon sur une face et présentant sur la face opposée une dépression ombilicale simulant la lettre O qui s'y serait gravée miraculeusement pour rappeler la première lettre de l'exclamation tombée des lèvres de la Vierge, dans sa fuite en Egypte : « Oh ! les bons fruits que Dieu a semés sur ma route pour relever mes forces épuisées ! » Les noyaux, de consistance cornée, sont composés de cellules dites rayonnantes. L'immersion prolongée dans l'eau les ramollit suffisamment pour les rendre comestibles aux chameaux, aux bœufs et aux moutons.

On connaît trois variétés de dattes :

1° Les dattes de *Fez*, faibles en couleur, peu développées, contenant une petite proportion de sucre, ni savoureuses, ni parfumées et conséquemment peu recherchées;

2° Les dattes de *Provence*, volumineuses, charnues, savoureuses, mais de conservation difficile, impropres à l'exportation;

3° Les dattes de *Tunis*, les plus parfumées, les plus délicates, de facile digestion, et se conservant pendant plusieurs mois.

On doit choisir pour la consommation les fruits nouveaux, bien développés, sucrés, exempts de vers, pourvus
de leur noyau et de leur pédoncule.

Les dattes consommées dans le pays de production
mûrissent sur l'arbre; celles qu'on destine à l'exportation
complètent leur maturation dans des fours spéciaux où
leur chair acquiert une plus grande finesse et un goût
plus délicat.

Le parenchyme de la datte est mou, pulpeux et se
fond presque complètement sous la simple pression de
la langue, des joues et des lèvres appliquées contre le
palais et les arcades dentaires, ne laissant d'autre résidu
solide que quelques parcelles de pellicule qu'on peut
rejeter, mais dont l'absorption n'est pas de nature à provoquer des troubles digestifs notables, tant leur volume
est peu appréciable. Sa consistance molle rend le fruit
facile à digérer, et sa richesse en albumine, en sucre,
en fécule, en gomme et en mucilage explique ses qualités
nutritives, toniques et adoucissantes et son action calmante dans les affections inflammatoires de la vessie et
de l'intestin. Les dattes possèdent une valeur nutritive
telle qu'elles suffisent avec un peu de riz, aux besoins
alimentaires de beaucoup de peuplades de l'Orient.

La datte ne sert pas seulement à préparer d'excellentes
tisanes pectorales; on en fait également un sirop et des
pâtes très utiles dans les affections pulmonaires. Écrasées
et soumises à la fermentation, elles fournissent un vin
agréable dont on extrait par la distillation une eau-de-
vie de bonne qualité.

Les meilleurs aliments peuvent devenir nuisibles à
dose excessive : les dattes n'échappent pas à cette loi
fondamentale. Il est donc utile de savoir qu'on doit en
manger avec mesure si l'on veut éviter les troubles et les

désordres multiples qui résultent de leur usage immodéré et qui se traduisent par des pesanteurs d'estomac, une production considérable de gaz, des éruptions cutanées, des maux de tête, des vertiges, l'affaiblissement de l'acuité visuelle et des crises d'angoisse mélancolique.

En résumé et comme conclusion de cette étude chimico-physiologique des substances nutritives d'origine animale et végétale, nous ne craindrons pas de rappeler que les notions que nous venons d'exposer aussi clairement et aussi simplement que possible, seront toujours un auxiliaire précieux dans le choix de nos aliments, soit à l'état de santé, soit pendant la maladie. Les sujets issus de parents atteints d'affections diathésiques, rhumatisme, goutte, obésité, etc., devront s'éclairer sur la nature des produits alimentaires qui peuvent aggraver leurs prédispositions morbides; et ceux qui sont en puissance de ces maladies héréditaires seront encore plus intéressés à se pénétrer de l'enseignement exposé plus haut.

L'expérience et l'observation sont d'ailleurs bien d'accord, *d'une manière générale,* pour le classement des aliments d'après leur degré de digestibilité et la durée de leur séjour dans l'estomac.

DEGRÉ DE DIGESTIBILITÉ DES ALIMENTS
D'APRÈS LA DURÉE DE LEUR SÉJOUR DANS L'ESTOMAC

D'après la durée de leur séjour dans l'estomac, les aliments ont été classés dans l'ordre suivant de digestibilité :

Par PENZOLD et ses élèves.   Par BAUNIS.

Séjournent dans l'estomac de 1 à 2 heures :

100 à 200 gr. d'eau pure.

220 gr. d'eau chargée d'acide carbonique.

200 gr. de thé sans sucre, de café, de cacao, de bière, de vin léger.

100 à 200 gr. de lait bouilli.

200 gr. de peptones dissoutes dans l'eau.

100 gr. d'œuf dur.

1 heure, riz bouilli, pied de cochon, tripes marinées et bouillies.

1 h. 30, œufs crus, truites et saumons frais.

1 h. 35, côtelettes de chevreuil bouillies.

1 h. 45, cervelles bouillies.

De 2 à 3 heures :

200 gr. de café à la crème, de cacao au lait, de malaga.

500 gr. d'eau.

300 à 500 gr. de bière, de lait bouilli.

100 gr. d'œufs crus, bouillis, cuits, durs ou en omelette.

100 gr. de saucisse de bœuf.

250 gr. de cervelle de veau bouillie.

72 huîtres crues.

200 gr. carpe bouillie, morue, brochet bouillis.

150 gr. de choux-fleurs bouillis en salade, de pommes de terre cuites à l'eau.

150 gr. purée de pommes de terre, confitures de cerises, cerises crues.

70 gr. pain frais ou rassis, sec ou avec thé.

2 h. 15, lait cru, œufs frais cuits.

2 h. 25, dinde bouillie.

2 h. 30, dinde rôtie, oie sauvage rôtie, cochon de lait rôti, hachis de viande et de légumes chauds, haricots, navets bouillis, pommes de terre frites, gâteaux, biscuits.

2 h. 45, poulet fricassé, tarte cuite au four, bœuf bouilli au gros sel.

2 h. 55, huîtres fraîches.

3 heures, bœuf bouilli maigre, bifteck grillé, porc salé cuit ou cru, mouton grillé ou bouilli, soupes aux légumes, boudin aux pommes, gâteaux cuits au four.

Par Penzold et ses élèves.   Par Baunis.

De 3 à 4 heures :

250 gr. de poulet, de perdreau jeunes bouillis, de bœuf cru ou cuit, de pied de veau cuit.

200 à 260 gr. de pigeon.

160 gr. de jambon cuit ou cru.

100 gr. de rôti de veau chaud ou froid, de bifteck cru haché, de filet.

200 gr. de saumon bouilli, de raie au vinaigre, de hareng fumé.

72 gr. de caviar salé.

150 gr. de pain noir, blanc, de pommes de terre, de riz bouilli, de choux-rave, d'épinards, de carottes bouillies, de salade, de cornichons.

3 h. 15, côtelettes de porc grillées, mouton rôti, pain cuit au four, carottes bouillies.

3 h. 20, saucisses grillées.

3 h. 30, poissons frits, bœuf rôti ou bouilli à la moutarde, beurre fondu, fromages, pain frais, navets, pommes de terre bouillies, œufs durs et frits.

3 h. 45, fèves bouillies.

4 heures, saumon rôti, bœuf frit, poule rôtie ou bouillie, canard rôti, soupe de bœuf et de légumes bouillis.

De 4 à 5 heures :

210 gr. de pigeon rôti.

250 gr. de filet de bœuf, de bifteck, de langue fumée.

100 gr. de viande fumée.

250 gr. de lièvre rôti, d'oie rôtie, de canard rôti.

200 gr. de hareng en salade.

150 gr. de purée de lentilles, de pois verts à l'eau.

200 gr. de purée de pois.

4 h. 15, bœuf salé, porc frit, moelle de bœuf bouillie.

4 h. 30, veau frit, canard sauvage rôti, graisse de mouton cuite.

5 h. 15, porc entrelardé rôti.

5 h. 30, graisse de bœuf bouillie.

A mon humble avis ces classifications ne méritent qu'un très faible crédit. Les sujets qui ont servi aux expérimentateurs avaient des estomacs exceptionnellement capricieux ou bien les observations ont été relevées au hasard et d'après les caprices fantaisistes des infirmiers ou des aides mal dressés auxquels on avait bien à tort confié le soin de ce travail délicat. D'après Penzold, en effet, l'œuf dur se digérerait aussi vite que la même quantité de lait, d'eau pure ou de thé. Or, la pratique nous apprend que l'œuf dur est long à se dissoudre dans le suc gastrique et j'ai eu pour mon compte à soigner de nombreux malades atteints de troubles gastriques aigus très douloureux imputables exclusivement à l'ingestion d'un ou de deux œufs durs. Baunis place les œufs durs dans la catégorie des aliments qui séjournent de trois à quatre heures dans l'estomac. D'après ce dernier auteur, la dinde rôtie, l'oie sauvage, les haricots, les pommes de terre frites et le bœuf bouilli seraient plus digestibles que le bœuf rôti. Pour lui encore le pain frais et le pain rassis ne présenteraient entre eux aucune différence quant à leur digestibilité. Penzold considère le pigeon comme aussi lourd que l'oie, le canard et le hareng; il classe le riz bouilli parmi les aliments les plus longs à subir l'action des ferments diastasiques et séjournant de trois à quatre heures dans l'estomac, tandis que, selon Baunis, il passerait dans l'intestin après un délai maximum d'une heure. Ces opinions sont trop contradictoires pour qu'elles ne soient pas entachées d'erreur, et les physiologistes qui les ont formulées ont été trompés ou bien leurs interprétations ont été dénaturées.

Nous diviserons les aliments en cinq catégories :

Dans la *première,* nous placerons toutes les substances *très faciles* à digérer :

Lait, laitages.
Bouillies de farines de céréales (avoine, blé, orge, Revalescière).
Panades, biscottes, grissini.
Gruau de blé, d'orge et d'avoine.
Semoules de blé, d'orge et d'avoine.
Bouillon maigre.
Arrow-root, tapioca, sagou, salep, racahout.
Riz.

Œufs crus, œufs à la coque.
Jaune d'œuf.
Cervelles de porc, de mouton et de veau.
Ris de veau et d'agneau.
Fromage à la crème.
Biscuits secs : Palmers, biscotins, gaufrettes, crèmes. oublies (¹).

Dans la *deuxième catégorie,* nous comprendrons les aliments *faciles* à digérer :

Le bouillon maigre, le bouillon gras bien dégraissé.
Les purées de pommes de terre. châtaignes, pois et lentilles.
Choucroute au bouillon ou à la vapeur.
Les poissons d'eau douce bouillis : la truite, le brochet, la carpe, le goujon, le rouget, la brème, la perche.
Les poissons de mer : la sole, la limande, la barbue, le merlan, le turbot, l'éperlan, le mulet.
Le veau, l'âne.
Le jambon d'York, la langue fourrée.
Les abats.
Les poulets, les perdreaux jeunes.
Les fromages mous : à la crème, le brie, le neufchâtel, le rocamadour frais, le camembert.
Les pâtisseries : les échaudés, les croquettes, les gaufres, les flancs, les soufflés.

Dans la *troisième catégorie,* les aliments dont la digestion est *légèrement laborieuse* :

Pain blanc.
Poissons de mer gras : maquereaux, saumon. hareng frais.
Crustacés : crevettes, crabes, écrevisses, langouste, homard.
Poule, coq, pintade, pigeon, mouton, bœuf.

Dans la *quatrième catégorie,* les aliments dont la digestion est *laborieuse* :

Pain tendre.
Pâtes alimentaires.

(¹) Pour les légumes. voir leur nomenclature d'après leur degré de digestibilité (p. 158).

Morue, sardine.

Rognons et foie de bœuf, de veau et de mouton.

Poularde, chapon, saucisson.

Mollusques : moules, escargots, palourdes, huîtres.

Coquillages et crustacés.

Fromages de Roquefort, de Hollande et de Gruyère.

Dans la *cinquième catégorie,* les aliments dont la digestion est *très laborieuse* (aliments très indigestes) :

Légumineuses entières : haricots, fèves, lentilles, pois.

Œufs durs.

Pommes de terre frites.

Bœuf bouilli.

Canard, oie.

Choux.

Champignons.

Poivre, ail, échalote, pikles, carry.

Charcuterie : boudins, saucisses, foie d'oie et de canard, cervelas, confit d'oie, de cochon et de canard, salaisons, pieds panés et ventrèche de porc.

Conserves de gibier.

Anguille.

Sauces à base de vin : salmis, civets.

Fromages de Parmesan et de Chester.

Salades et tous les légumes verts, tomates, truffes.

Pâtisseries faites avec des pâtes épaisses, lourdes, compactes, chargées de graisse et non fermentées : beignets, babas, brioches, galettes, pavés, feuilletés, macarons, nougats, pâtés, tartes.

Fruits secs : amandes, noisettes, noix, coco, pistaches.

＃ CHAPITRE V

Boissons.

———

Nous perdons chaque jour par l'exhalation pulmonaire ou nos diverses sécrétions 2 kilog. 5oo à 3 kilogrammes de liquide. Nos aliments et nos boissons nous fournissent la quantité d'eau nécessaire à la réparation de ces pertes.

Notre première boisson est le lait, dont nous avons parlé longuement dans un des chapitres de notre précédent ouvrage : *Alimentation et Hygiène des Enfants.*

Nous allons étudier :

1° L'eau comme boisson principale, comprenant : l'eau de source, de pluie, de puits, des lacs, des rivières, des fleuves et les eaux minérales;

2° Les boissons fermentées, telles que le vin, le cidre et la bière;

3° Les boissons aromatiques : café, thé, maté, coca, kola;

4° Les infusions et les tisanes;

5° Boisson de fruits. (Voir fruits. Composition chimique.)

L'Eau.

QUALITÉS DE L'EAU POTABLE. — SA COMPOSITION. — EAU DES LACS, DES MARAIS, DES FLEUVES ET DES RIVIÈRES. — MICROBES, PARASITES, PRODUITS TOXIQUES CONTENUS DANS L'EAU. — EAU DE PUITS. — EAU DE PLUIE. — UTILITÉ DE L'EAU. — MOYENS DE RENDRE L'EAU POTABLE. — SES USAGES EN MÉDECINE.

D'après les indications de l'*Annuaire des Eaux de France*, une eau peut être considérée comme potable quand elle est fraîche, limpide, sans odeur; quand sa saveur est faible, qu'elle n'est surtout ni désagréable, ni fade, ni salée, ni douceâtre; quand elle ne contient pas de matières étrangères; quand elle renferme suffisamment d'air en dissolution; quand elle dissout le savon sans former de grumeaux et qu'elle cuit bien les légumes.

L'eau de source est celle qui se rapproche le plus de cet idéal.

L'eau est fraîche quand sa température oscille entre 8 et 15° (l'eau des sources et des puits possède généralement cette thermalité, tandis que celle des lacs et des fleuves est plus chaude); elle est limpide quand elle ne contient en suspension ni matières organiques ni éléments organisés; sa saveur est agréable lorsqu'elle tient en dissolution 25 à 50 centimètres cubes d'acide carbonique par litre, 60 o/o d'oxygène, 30 o/o d'azote, 4 à 15 milligrammes de chlorures de sodium ou de potassium et seulement des traces de fluor, de fer, de silice, d'alumine, de magnésie, de sulfate de chaux et d'iode. L'eau qui renferme plus de 50 centigrammes de chaux par litre devient lourde et précipite le savon en grumeaux qui surnagent à sa surface. L'insuffisance de chaux favoriserait le développement du rachitisme, d'après certains physiologistes, qui paraissent oublier que nous trouvons une ration suffisante de ce principe minéral dans nos aliments. L'absence d'iode et de fer provoquerait l'apparition du goitre.

L'analyse chimique de l'eau n'est pas indispensable pour nous renseigner sur son degré de pureté. Toutes les eaux de source et de rivière sont pures à leur émergence ; ce n'est qu'après être sorties du sol qu'elles se chargent, sur leur parcours, de produits nuisibles *parasitaires, microbiens* et *organiques*. Leur couleur bleue ou verte nous indique qu'elles sont de bonne qualité ; les eaux bleues sont les meilleures.

Les algues vertes, le cresson de fontaine, certains mollusques, comme les limnées, ne vivent que dans les eaux d'une pureté absolue ; les roseaux, la ciguë, la scrofulaire, les nénuphars, les joncs, ne se trouvent bien que dans les eaux corrompues.

Les lacs des montagnes seuls renferment une eau potable, ceux principalement qui sont traversés par des courants rapides comme le lac de Genève situé sur le Rhône. Dans les lacs des plaines, dans les marais, dans les rivières, les canaux et les fleuves, les eaux sont généralement polluées par des végétaux en décomposition, des animaux putréfiés, des bacilles provenant des déjections humaines des riverains, des parasites et des produits toxiques entraînés avec les résidus d'usines.

MICROBES. — Quand on examine au microscope ces eaux corrompues, on y découvre les bacilles tuberculeux, typhique, charbonneux et cholérique. Il ne faut pas croire cependant que ces microbes existent toujours et partout, dans la première goutte d'eau que vous soumettrez à l'analyse. Leur présence est plutôt rare dans les eaux courantes, car ces infiniment petits ne se plaisent que dans les parties stagnantes et vaseuses des cours

d'eau. Du reste, leur évolution n'est pas indéfinie, et
après un certain délai ils meurent et disparaissent. Ainsi
le bacille typhique ou bacille d'Eberth, d'après les recherches des microbiologistes, ne vit que trente jours dans la
vase, trois mois dans l'eau stérilisée et cent quatre-vingt-
douze jours dans la glace ; le bacille tuberculeux ou
bacille de Koch perdrait une grande partie de sa virulence vers le cinquantième jour et mourrait au cent
vingtième ; le bacille charbonneux ne résisterait pas plus
de treize jours dans l'eau stérilisée, et quatre jours dans
l'eau ordinaire ; le bacille cholérique, beaucoup plus
faible que celui d'Eberth, ne vivrait pas au delà de cinq
jours dans les matières fécales et de dix jours dans l'eau
ordinaire ; le bacille de la diphtérie meurt vers le cinquantième jour. Nous croyons utile de noter que dans la
terre, dans les appartements, dans la trame des linges et
des étoffes, à l'abri de l'air et de la lumière, la vitalité des
microbes et de leurs organes reproducteurs ou spores
persiste beaucoup plus longtemps, et que certains d'entre
eux conservent leur virulence pendant plusieurs années.

Parasites. — Les parasites qui habitent les eaux de nos
rivières, des étangs, des fossés, des lacs et des marais
sont innombrables. Il y en a de gros et de microscopiques, d'utiles et de nuisibles. Quelques-uns d'entre eux
se multiplient dans le tube digestif, y prennent leur
domicile jusqu'à ce qu'ils soient entraînés avec les matières fécales ou expulsés par des agents thérapeutiques
(helminthes, tænias, oxyures, lombrics) ; d'autres passent
dans nos organes comme la filaire du sang qui va déposer
ses œufs dans les fins canaux du réseau lymphatique et
devient ainsi l'origine de l'éléphantiasis et de l'hémato-
chylurie, deux maladies très graves, fréquentes surtout

en Égypte ; l'ankylostome duodénal se cantonne dans la courbe de la première portion du conduit intestinal, s'y multiplie dans des proportions extraordinaires et finit par former une masse spongieuse dont la présence altère profondément la fonction digestive des sucs pancréatique et duodénal, et détermine un état cachectique grave connu en médecine sous le nom d'anémie des mineurs du Saint-Gothard. Parmi les parasites utiles on compte les infusoires, les algues vertes qui concourent à l'oxygénation de l'eau et détruisent les bactéries infectieuses.

PRODUITS TOXIQUES. — Les produits toxiques que contiennent les eaux sont : des composés arsenicaux déversés par les eaux des usines, le plomb provenant de tubes ou de bassins non étamés, et quelquefois des sels de zinc solubles dans l'eau. Le cuivre ne s'y trouve jamais à des doses suffisamment élevées pour être nuisible ; les sels de fer sont dépourvus de toute action nocive.

PUITS. — Dans toutes les agglomérations humaines, grandes villes ou petits villages, l'eau des puits est généralement contaminée par des infiltrations souterraines excrémentitielles et n'est pas propre à la consommation. Pour que l'eau de puits, qui est une eau de source, soit bonne, il faut que la nappe d'eau qui la fournit soit profonde ; que le puits, protégé par une margelle élevée, couvert, afin que les matières organiques ou animales ne puissent pas y être entraînées et s'y décomposer, soit muni d'une pompe et qu'il n'existe pas dans son voisinage des *usines,* des *fosses d'aisances mal cimentées* ou *des réservoirs à purin et à fumier.*

Les épidémies de fièvre typhoïde, de scarlatine et de diphtérie, qui surviennent régulièrement dans certaines contrées, ne reconnaissent souvent d'autre origine que l'eau impure des puits situés dans un voisinage suspect ou insuffisamment protégés contre les souillures de toute nature apportées par les courants atmosphériques.

Eau de pluie. — L'eau de pluie recueillie à l'aide des gouttières qui bordent la partie inférieure de nos toits constitue une médiocre boisson, au point de vue du goût, et mauvaise à cause des immondices qu'elle contient. Elle est chargée, en effet, de toutes les poussières souvent pathogènes qui voltigent dans l'atmosphère, et de toutes les impuretés infectieuses que les rats, les souris (microbes de la peste), les volatiles (bacilles de la diphtérie) déposent sur les couvertures des maisons. Amenées dans des réservoirs collecteurs, ces eaux ne tardent pas à s'y putréfier, et leur consommation devient ainsi de plus en plus dangereuse.

L'eau est pourtant nécessaire à notre organisme; elle est la plus utile de nos boissons et la seule dont on ne puisse se passer. On admet qu'un adulte de constitution moyenne ne peut supporter la diète absolue au delà de dix à quinze jours, et qu'il ne meurt qu'entre le vingtième et le trentième jour s'il n'est pas privé d'eau. Aussi, s'est-on ingénié à trouver les moyens de rendre potable celle qui est impropre à la consommation.

L'eau de mer est d'un goût insupportable et ne peut servir de boisson que distillée, aérée par le battage et additionnée d'une faible quantité de chlorure de sodium et de potassium. On s'en sert à titre provisoire quand il est impossible d'en avoir de meilleure.

Les eaux suspectes peuvent être purifiées et rendues sinon très agréables, tout au moins inoffensives à l'aide

de procédés multiples qui sont : 1° l'*ébullition;* 2" l'*épuration chimique;* 3° le *filtrage*.

Le meilleur, celui qui présente des garanties absolues,
est l'ébullition prolongée pendant quarante à quarante-
cinq minutes à 100 ou 102", et un quart d'heure seulement dans des appareils spéciaux à 120 et 130".

L'épuration chimique et le filtrage rendent de grands
services, mais ils ne détruisent pas intégralement toutes
les impuretés ni tous les germes pathogènes.

Les produits chimiques utilisés pour cette importante
opération doivent être insolubles dans l'eau pour ne pas
exercer à leur tour une action nuisible sur notre organisme. On utilise habituellement le fer, le charbon et le
coke, qui auraient la propriété d'absorber les gaz infectieux et de rendre le milieu liquide impropre au développement des microbes. L'alun, le carbonate de soude et la
chaux mélangés par parties égales et dissous, à la dose
de 42 centigrammes (pour les trois substances réunies),
dans un litre d'eau infectée, détruiraient en quatorze
heures le germe de la tuberculose et celui de la fièvre
typhoïde. Il est certain qu'à cette dose ces trois substances chimiques sont entièrement inoffensives.

Le *filtrage* consiste à faire traverser au liquide des
couches superposées de cailloux, de sable très fin ou
de poussière de charbon. On a construit des filtres de
ménage ayant la forme gracieuse de fontaines portatives,
dont l'intérieur est divisé en deux compartiments séparés
par une cloison en grès que l'eau doit traverser pour
se débarrasser de ses impuretés.

Le Filtre Chamberland, qui s'adapte aux robinets d'eau
sous une certaine pression, est formé par une bougie de
porcelaine dégourdie, creuse et dont les parois sont tra-
versées par le liquide à purifier.

Le Filtre Maignon est basé sur l'emploi d'un tissu d'amiante recouvert par un charbon spécial, le carbo-calcis. Il en existe plusieurs types très pratiques dont les plus répandus sont : le filtre de *ménage*, le *filtre-robinet* et de *conduite*, qui s'adaptent à un robinet ou à une conduite d'eau ; le filtre *de table* en verre avec carafe, le filtre *cottage* en grès verni, et le filtre *artisan*. Ces divers appareils sont accompagnés d'une notice indiquant leur fonctionnement et les soins d'entretien qu'ils nécessitent.

Le filtrage de l'eau ne met certainement pas à l'abri de tout danger de contamination ; mais il est indiscutable qu'il rend de précieux services en supprimant une grande partie des causes d'infection. Il vaut certainement mieux que l'épuration chimique, mais n'a pas les avantages de l'ébullition.

L'eau bouillie possède toutes les qualités d'une boisson absolument stérile, c'est-à-dire ne contenant pas la moindre trace d'agents infectieux ; mais elle est fade, lourde à l'estomac et manque de minéralisation. C'est que l'ébullition lui a fait perdre l'acide carbonique qui lui donne sa saveur si agréable : ce qui démontre, une fois de plus, l'utilité des condiments, l'acide carbonique jouant dans l'eau le rôle de véritable stimulant sans lequel, même sous l'aiguillon de la soif la plus vive, nous ne parviendrions pas à boire les deux ou trois litres dont nous avons besoin. Les industriels ont trouvé un moyen pratique pour soumettre l'eau à des températures très élevées, tout en lui conservant l'intégrité de sa composition chimique, c'est-à-dire ses gaz et ses sels et, par suite, sa saveur et sa digestibilité. Rouard, Geneste et Herscher, d'une part ; le docteur Vaillard et l'ingénieur Desmaroux, d'autre part, ont fabriqué des appareils à grand rendement qui opèrent la stérilisation de l'eau en vase clos, de façon à s'opposer au départ de l'acide carbonique. Ce procédé d'épuration n'est pratique que dans les grands centres populeux, industriels ou militaires, en raison des sommes élevées qu'exigent l'achat et le fonctionnement des appareils nécessaires. Dans les familles, il est possible, par un moyen simple et à la portée de tous, d'obtenir une eau peut-être moins agréable, mais tout aussi stérile. On remplit d'eau une ou plusieurs bouteilles, le nombre qu'on a l'habitude de consommer comme boisson journalière, en laissant un vide d'au moins cinq centimètres ; on les bouche solidement avec de la ficelle forte, et on les soumet à l'ébullition dans une marmite munie de son couvercle, pendant une demi-heure environ. Sous l'influence de la chaleur, les gaz se dégagent dans la partie vide du goulot ; mais, par le refroidissement, ils se condensent et sont repris par l'eau. On peut encore employer pour cette opération les nouvelles bouteilles à bière pourvues d'un bouchon en porcelaine, avec rondelle en caoutchouc, et se fermant très solidement à l'aide d'un gros fil de fer formant ressort. Les personnes qui ne veulent pas s'astreindre à ces précautions, toujours ennuyeuses à cause du temps et du surcroît de travail qu'elles réclament, et qui sont cependant si utiles en tout temps, et indispensables pendant les épidémies de choléra et de fièvre typhoïde, ces personnes ont la faculté de se procurer de l'eau parfaitement stérilisée, puisque, depuis quelques années, il existe à Bordeaux un établissement sous la direction scientifique d'un chimiste de carrière, et dont l'installation irréprochable comprend, notamment, un stérilisateur à grand rendement du système perfectionné Vaillard-Desmaroux. Cet établissement produit de l'eau stérilisée qui offre toutes les garanties de pureté et qui sert à préparer des eaux de table minérales et gazeuses et des boissons gazeuses (limonade et eau de Seltz) d'une digestibilité parfaite. Jusqu'au jour où la maison hygiénique moderne comprendra une distribution d'eau stérilisée, comme elle comprend une distribution d'air chaud, d'air frais, d'électricité, etc., cette industrie nouvelle est appelée à rendre les plus signalés services au point de vue de la sauvegarde de la santé publique.

Les usages domestiques de l'eau sont trop connus pour que nous en parlions. C'est surtout envisagé au point de vue physiologique et médical que ce liquide est intéressant pour nous.

Il n'est rien d'exquis comme un verre d'eau fraîche et cristalline. Elle apaise la soif, stimule l'estomac, lave le tube intestinal et tous nos appareils sécréteurs en réveillant et en fortifiant à un très haut degré leur activité fonctionnelle. Elle calme le système nerveux, accroît la puissance de nos facultés cérébrales et dilue les poisons convulsivants qui passent dans le sang avec les résidus incomplètement oxydés d'une nourriture ou trop riche ou de mauvaise qualité. Elle neutralise la violence brutale des passions agressives et sanguinaires. L'anarchie n'a jamais recruté ses adhérents parmi les buveurs d'eau.

Dans le traitement des maladies, elle nous est d'un grand secours. Les enfants atteints de choléra, avec des pertes de liquide par les vomissements et par les selles tellement abondantes qu'ils diminuent en quelques heures d'un dixième de leur poids, ne peuvent digérer d'autre aliment et ne vivent pendant vingt-quatre et quarante-huit heures qu'avec quelques gorgées d'eau froide de source d'une pureté absolue ou d'infusions légères de thé ou de tilleul quand l'eau est suspecte, mais également refroidies. Dans les maladies inflammatoires, la fièvre typhoïde, la scarlatine, la grippe, la pneumonie, le médecin cherche par tous les moyens à faire absorber la plus grande quantité d'eau possible sous forme de bouillon, de tisanes, d'infusions, de limonade, de lait, pour lessiver les tissus et atténuer la virulence des poisons organiques. Le diabétique trouve dans l'eau potable la meilleure et la plus inoffensive des boissons pour réparer les pertes de liquide qui résultent de l'hypersécrétion urinaire. Le dyspeptique calme ses crises d'estomac avec un quart de verre d'eau; l'hyperchlorhydrique s'efforce, en buvant de l'eau, d'étendre l'excès d'acide chlorhydrique qui brûle sa muqueuse gastrique. Les goutteux, les lithiasiques, atteints de gravelle hépatique ou rénale, doivent absorber de grandes quantités d'eau pour éliminer l'acide urique dont leurs humeurs sont sursaturées. On connaît les effets désastreux observés chez les malades de cette catégorie qui furent soumis récemment à la diète des liquides ou xérophagie, et qui se traduisirent par des crises plus violentes, plus longues et plus fréquentes.

Tous ceux qui ont l'estomac fatigué, surtout à la suite d'excès de boissons alcooliques, se trouvent bien du régime de l'eau pure, qui leur permet de digérer leurs aliments sans éprouver trop de souffrances.

L'eau doit être bue à la température de 10 à 15" pour agir favorablement sur les fonctions de l'estomac. A cette température, l'excitation peut être renouvelée indéfiniment sans danger. Il n'en serait pas ainsi de l'eau glacée dont l'usage trop répété déterminerait rapidement des phénomènes de gastrite aiguë et d'hyperchlorhydrie, avec atonie et dilatation de l'estomac comme conséquence ultérieure.

L'eau tiède est désagréable au goût, à cause de l'évaporation de l'acide carbonique; elle désaltère moins bien
que l'eau chaude, qui exercerait une excitation notable
sur les muscles de l'estomac. Une infusion chaude,
prise à la fin du repas, favoriserait les contractions de
l'estomac, et l'imbibition des aliments par le suc gastrique.

L'excès, nous le savons, est nuisible dans tous les cas,
même pour l'usage de l'eau qui, prise à dose immodérée,
dispose à la dilatation de l'estomac, à l'anémie et à
l'obésité.

Quand l'eau ne parvient pas à nous désaltérer, la
muqueuse de l'appareil digestif ne se trouve pas dans
des conditions anatomiques normales; son pouvoir
absorbant se trouve réduit, et la sensation de soif persiste même avec des doses massives de liquide ingéré.
Il est prudent de rechercher et de combattre la cause de
cet état pathologique. Quand, pendant les grandes chaleurs, on éprouve une soif trop vive et qu'on ne veut
pas surcharger son estomac, on peut la modérer à
l'aide de bains prolongés, ou bien encore par l'usage
des lavements qu'on doit conserver le plus longtemps
possible.

Eaux minérales.

La consommation des eaux minérales naturelles ou
artificielles se généralisant de plus en plus, il nous
paraît intéressant de dire quelques mots des plus connues. Leurs qualités digestives et leurs propriétés thérapeutiques justifient amplement la vogue qu'elles ont
acquise. Pendant les grandes chaleurs, quand l'appétit
diminue et que la tonicité de la musculature gastro-intes-

tinale fléchit, quelques verres d'eau minérale riche en acide carbonique et en principes alcalins peuvent rendre de grands services. Il en est de même quand on se trouve de passage dans certaines grandes ou petites villes dont les eaux sont sujettes à caution : l'usage de l'eau minérale permettra dans ces circonstances de se mettre à l'abri des dangers de contagion d'autant plus à craindre qu'on n'est pas acclimaté aux conditions du milieu où l'on se trouve et où la fièvre typhoïde règne habituellement à l'état endémique. Ne serait-ce qu'à ce seul titre, les eaux minérales méritent d'être particulièrement recommandées. Parmi les eaux de table les plus usuelles, nous citerons :

L'eau de Teissières, apéritive et digestive, d'une saveur piquante, particulièrement agréable, due au volume considérable d'acide carbonique qu'elle tient en dissolution.

L'eau d'Évian, qui prend sa source sur les bords rocailleux du lac de Genève, légère, émolliente, peu chargée d'acide carbonique et ne renfermant même pas de traces de sulfate de chaux. C'est, avec l'eau d'Alet, celle qui convient le mieux dans les maladies aiguës de l'estomac : gastrite, choléra ; celle qui calme le plus agréablement la soif du malade et qui lui permet de supporter la diète absolue pendant vingt-quatre ou quarante-huit heures.

Les eaux de Condillac, de Pougues (Saint-Léger) sont de très bonnes eaux de table et peuvent être absorbées sans inconvénient sérieux pendant longtemps, grâce à leur faible minéralisation.

Les eaux de Bussang et d'Orezza conviennent spécialement aux personnes faibles, anémiques, ayant des digestions laborieuses et de l'atonie du tube digestif. Elles doivent leurs propriétés aux proportions relativement élevées de fer et d'arsenic qu'elles contiennent sous une forme plus assimilable que les préparations pharmaceutiques de même nature.

L'eau de Royat, caractérisée par une dose élevée d'acide carbonique et de lithine, est indiquée chez les goutteux, les arthritiques et les neurasthéniques.

Vals possède une gamme de sources dont la richesse en bicarbonate de soude peut atteindre quatre et cinq grammes par litre. A moins de prescriptions spéciales des médecins, on ne doit faire usage couramment que des sources les plus faiblement minéralisées.

Les eaux de Vichy sont remarquables tant par la variété et l'abondance de leur minéralisation que par leurs qualités thérapeutiques. Beaucoup, parmi les plus légères, sont consommées comme eaux de table, mais le plus souvent elles sont absorbées dans le but d'améliorer certains états pathologiques.

L'Hôpital et Hauterive sont prescrites avec raison dans la gastrite catarrhale et l'hyperchlorhydrie; la Grande Grille fait des merveilles dans les congestions du foie et la jaunisse avec ou sans calculs; la source des Célestins donne d'excellents résultats chez les goutteux et les graveleux.

Eaux gazeuses artificielles.

Il est facile de préparer des eaux gazeuses artificielles susceptibles de remplacer, dans une certaine mesure, les eaux naturelles à la condition qu'on ait à sa disposition une eau de bonne qualité.

On trouve dans le commerce des appareils spéciaux en porcelaine, ayant la forme d'une grande théière, divisés intérieurement en deux compartiments, dont l'un reçoit de l'eau alcalisée avec du bicarbonate de soude et l'autre de l'eau acidulée avec de l'acide tartrique ou citrique qu'on se procure chez les pharmaciens. Un tube d'écoulement indépendant permet de vider en même temps, mais séparément, les deux liquides, dont le mélange n'a lieu que dans le verre qui les reçoit et dans lequel se produit un dégagement immédiat d'acide carbonique. Cette boisson est très agréable et très rafraîchissante, mais elle est fortement laxative à cause du bitartrate de soude qui s'est formé pendant la combinaison chimique de l'acide avec la base; cette dernière propriété ne peut avoir d'effet désagréable que chez les sujets prédisposés à la diarrhée. Les constipés, au contraire, pourront en retirer des effets avantageux.

L'appareil de Briet-Mondollot, composé de deux boules de verre creuses, superposées, permet d'obtenir l'eau saturée d'acide carbonique pur. La décomposition des sels s'opère dans le globe inférieur, les sels nouveaux restent dans cette partie de l'appareil tandis que le gaz s'échappe par un long tube et se dissout dans l'eau dont la boule supérieure est remplie.

L'eau de Seltz artificielle est introduite dans des siphons, par les industriels à l'aide d'appareils spéciaux à grand rendement. Elle n'est pas à recommander à cause : 1° de la qualité des eaux qui n'est pas toujours irréprochable et qui a donné lieu, dans certains cas, à des épidémies de fièvre typhoïde; 2° de l'acide carbonique qu'elle renferme en trop grande quantité et qui, maintenu mécaniquement en suspension, se dégage trop brusquement dans l'estomac qu'il distend; 3° d'une certaine quantité de l'acide minéral qui a servi à produire l'acide carbonique; 4° de l'arsenic qui est mis quelquefois en liberté pendant la préparation et du plomb qui se dissout lorsque la consommation en siphon est trop retardée.

Dans toutes les eaux de table gazeuses, naturelles ou artificielles, l'acide carbonique occupe le premier plan comme agent eupeptique ou digestif : il calme les vomissements en déterminant une sorte d'anesthésie de la muqueuse stomacale, favorise la peptonisation des aliments, accélère les mouvements péristaltiques de l'intestin et diminue, dans une certaine mesure, la stase des matières fécales.

Boissons fermentées.

Les boissons fermentées comprennent le vin, le cidre, la bière et les boissons de fruits.

Vin et ses dérivés : Alcool, Eaux-de-vie et Liqueurs.

En raison de l'accueil bienveillant que le public a fait à notre brochure sur *le Vin, l'Alcool, les Eaux-de-vie et les Liqueurs*, nous avons pensé que sa reproduction intégrale avait sa place marquée dans ce livre des *Aliments, Boissons et Condiments*. On la retrouvera à la fin de l'ouvrage.

Cidre.

Le cidre, obtenu par la fermentation du jus de pomme, quand il est bien préparé et surtout bien conservé, constitue une boisson aigrelette, de goût agréable, et rafraîchissante par l'acide carbonique qu'elle contient. C'est un produit de la Bretagne et de la Normandie, où on en fait une très grande consommation. Il contient une faible quantité d'alcool, 4 à 5 o/o par litre, 25 grammes d'extrait sec, des traces de phosphates et de faibles proportions

de tanin. L'acide malique qu'il renferme à dose élevée,
4 grammes par litre, le rend diurétique et laxatif. Cette
proportion considérable d'acide paraît exercer une action
funeste sur l'émail dentaire, qui est très fréquemment
attaqué par la carie chez les buveurs de cidre. Les
Bretons, en effet, ont la réputation d'avoir de mauvaises
dents. Cette particularité peut tenir aussi bien à un
défaut d'hygiène. La faible teneur du cidre en alcool
permet d'en absorber des quantités considérables sans
provoquer l'ivresse. C'est probablement parce qu'ils ne
trouvent pas dans le cidre une stimulation suffisante que
les Normands et les Bretons, après avoir absorbé pas mal
de jus de pommes, ne dédaignent pas de retremper leurs
lèvres dans les liquides fortement alcoolisés. D'après les
statistiques, l'alcoolisme est loin, en effet, d'être une rareté
dans le pays des pommiers. Le cidre se conserve difficilement et s'aigrit vite ; aussi sa consommation reste locale,
malgré tous les efforts qu'on a pu faire pour tenter de la
généraliser. Les consommateurs étrangers au pays de
production sont très rares ; quand ils ont fait usage de
ce breuvage pendant un mois ou deux, ils n'en veulent
plus. Ailleurs que dans quelques départements du Nord-
Ouest, c'est une boisson de fantaisie. En somme, le cidre
est une boisson médiocre en général ; et mauvaise, quand
il n'est pas bien conservé, parce qu'il irrite l'estomac
et provoque des coliques diarrhéiques.

Bière.

La bière est une décoction d'orge et de houblon qu'on
fait fermenter avec une levure spéciale. Souvent elle est
préparée avec de l'orge, du riz et du maïs et alcoolisée
avec du sucre de fécule qui se transforme en alcool pen-

dant le travail de la fermentation. La bière honnêtement
fabriquée, ce qui malheureusement n'est pas toujours la
règle, constitue une boisson agréable, excitante par son
acide carbonique, tonique et digestive par les principes
amers du houblon, ses extraits et ses matières albuminoïdes. A l'analyse on trouve pour 100 parties :

        Alcool   5,07
        Extraits   7,26
        Dextrine   2,50
        Maltose   2,82
        Matières azotées   0,60
        Cendres   0,21
        Acide phosphorique   0,09
        Acide lactique   0,18

A dose modérée, elle convient aux dyspeptiques nerveux sur lesquels elle exerce une action sédative marquée; elle peut remplacer le vin pendant les repas et les
malades s'en accommodent généralement très bien. On
prépare des bières spéciales pour les sujets affectés de
maladies d'estomac. Cependant il est à noter que certains
cas sont aggravés par l'usage de la bière, qui sera toujours
prise sous réserve dans un régime d'essai.

A dose excessive, et on y arrive vite, car on peut dire
qu'elle est aussi savoureuse et alléchante qu'elle est peu
désaltérante, la bière dilate l'estomac, ralentit la nutrition
et dispose à l'embonpoint et à l'obésité. Les huiles essentielles du houblon qui appartient à la famille du haschisch,
son principe aromatique et narcotique, le lupulin, produisent une hébétude telle que les gros buveurs de bière
des brasseries tudesques, certains soirs de fête, fréquents
dans le courant du mois, s'écroulent sous les tables et
restent pendant de longues heures entièrement inertes
dans une sorte de coma chloroformique. L'abus de la

bière détermine des altérations dégénératives du cœur et des artères et prédispose à l'apoplexie.

La bière est en outre l'objet de multiples sophistications qui en rendent l'usage dangereux : le houblon est souvent remplacé par des substances toxiques, irritantes ou âcres, telles que l'acide picrique, l'aloès, la coque du Levant, l'absinthe, la noix vomique, le colchique, le buis, le pavot, l'absinthine, la narcotine, la coloquinte, le trèfle d'eau. La glycérine est aussi ajoutée à la bière ainsi que le salicylate de soude et l'acide borique pour assurer sa conservation, la rendre plus onctueuse et plus mousseuse. Or, on sait que la glycérine, prise à la dose de 5o à 8o grammes, peut donner lieu à des congestions du rein allant jusqu'à l'hémorragie et que le salicylate de soude est de nature à compliquer ces congestions en les aggravant, surtout chez les albuminuriques.

Vers la fin de l'année 1900, une épidémie jusque-là inconnue fit de nombreuses victimes parmi les buveurs de bière des districts de Liverpool et de Manchester. Les symptômes subjectifs et objectifs de la meurtrière affection se reproduisaient invariablement chez tous les malades : élancements, piqûres d'épingle dans les mains et dans les pieds avec gonflement et coloration rouge intense de la peau : paralysies musculaires, taches brunes sur le corps, démangeaisons, bouffissure de la face et larmoiement. Ces désordres pathologiques ne pouvaient s'expliquer que par une intoxication morbide (béri-béri, alcoolisme) ou d'origine alimentaire (arsenic); mais les accidents cutanés ne s'observant d'habitude que sous l'action du poison arsenical, le Dr Ernest Septimus Reinols, assistant de l'infirmerie royale de Manchester, eut la bonne inspiration de soumettre à l'analyse les bières dont faisaient usage les malades confiés à son observation. Plusieurs analyses faites par des chimistes différents aboutirent à la découverte de fortes proportions d'arsenic dans la boisson suspectée à juste titre par le sagace médecin anglais.

L'existence de ce dangereux toxique dans la bière de Liverpool et de Manchester s'explique très naturellement sans faire intervenir une intention délictueuse et criminelle de la part du fabricant, qui n'avait certainement aucun intérêt à empoisonner ses clients. Nous savons, en effet, que c'est avec l'acide sulfurique qu'on obtient la transformation en glucose des fécules de pommes de terre et de maïs. Or, il arrive fréquemment que l'acide sulfurique employé dans les brasseries provient du bisulfure de fer ou pyrite martiale qui est très riche en principes arsenicaux.

Ne serait-ce pas, par hasard, à de faibles proportions d'arsenic, que certaines bières doivent leur propriété d'engraisser manifestement les sujets qui les consomment comme boisson courante?

Quoi qu'il en soit, lorsqu'on se trouvera dans la nécessité de faire un usage prolongé de bière, il sera utile de s'entourer de toutes les garanties possibles au point de vue de la bonne qualité du liquide, et, dans le doute, il vaudra mieux s'en abstenir ou la préparer soi-même. Je donne ici une recette qui pourra servir de guide pour la fabrication de la bière de ménage ou de malade, et que je dois à l'obligeance d'un brasseur qui a longtemps habité dans notre ville.

Il faut avant tout préparer le malt. Pour cela, on met tremper pendant quarante-huit heures des grains d'orge bien lavés dans un baquet, sous 15 à 25 centimètres d'eau. On renouvelle l'eau trois fois par jour ; on enlève chaque fois les poussières et les graines mauvaises qui montent à la surface de l'eau ; ensuite on les égoutte et on les porte dans une cave où se produit leur germination pendant laquelle l'amidon se dédouble en dextrine et en sucre de malt ou maltose. Quand le germe est sorti, on les fait sécher en les soumettant à une température de 45 à 50° dans un four de boulanger. Le séchage opéré, on les crible pour les débarrasser des radicelles et on a ainsi le malt qu'on peut conserver longtemps dans un endroit sec. Cette opération constitue la partie la plus longue de la fabrication de la bière ; mais il est possible de la supprimer en achetant le malt du commerce.

PROCÉDÉ POUR PRÉPARER 25 LITRES DE BIÈRE. — Pour préparer 25 litres de bière, il faut 10 litres de malt et 30 litres d'eau, et on opère de la façon suivante :

Dans une chaudière en fonte ou en cuivre étamé, on verse 10 litres de malt avec 10 litres d'eau à 30° ; on agite le malt pendant vingt minutes à cette température qu'on élève ensuite rapidement sans dépasser 60 ou 70°, et on brasse pendant deux heures, en ajoutant de temps en temps une partie de l'eau qui reste et qui doit compléter le mélange. On passe au tamis, et on a le moût sucré ; les parties qui restent sur le tamis représentent la drêche qu'on fait consommer par les animaux. On ajoute au moût 100 à 150 grammes de houblon, et on fait bouillir le mélange pendant deux heures en agitant toutes les cinq ou dix minutes. On laisse ensuite refroidir à 20°, et alors seulement on fait dissoudre 100 grammes de levure de bière dans 1 litre d'eau qu'on incorpore à la décoction d'orge et de houblon. La fermentation se fait rapidement ; le quatrième jour elle est terminée et la bière est faite. On la colle avec de la colle de poisson ou un blanc d'œuf et on la met en bouteilles. Si on veut une bière pétillante et bien mousseuse, il faut se borner à la laisser se clarifier par le simple repos deux ou trois jours avant la mise en bouteilles.

Boissons et cures de fruits : cure de raisin, cure de fraises.

Les fruits aqueux peuvent servir à la préparation des pâtisseries, des marmelades, des compotes, des confitures, des gelées fort appétissantes et très utiles comme aliments d'épargne ; on s'en sert encore pour fabriquer des boissons saines et rafraîchissantes, très recherchées pendant les chaleurs de l'été.

Voici une formule pour préparer une boisson de fruits :

Prendre un tonneau de la contenance d'un hectolitre ; le remplir au quart de poires et de pommes coupées par quartiers ; ajouter 5 kilogrammes de sucre de canne ou de cassonade, 1 litre de bonne eau-de-vie et de l'eau chaude ; ne pas remplir entièrement le tonneau, laisser un vide de 8 à 10 centimètres afin qu'une partie du mélange ne s'échappe pas dans le bouillonnement de la fermentation qui commence vers le troisième jour. Quand le travail s'apaise, vers le dixième jour, on a une boisson pétillante, acidulée et très agréable à l'estomac. Quand on a consommé environ le quart du tonneau, on peut le remplir à nouveau en ayant soin d'ajouter 300 à 500 grammes de sucre et un verre d'eau-de-vie. Ce rajeunissement de la boisson peut être pratiqué au moins quatre à cinq fois. Il est possible de n'employer que 2 ou 3 kilogrammes de sucre et un demi-litre d'eau-de-vie en ajoutant 3 kilogrammes de raisin sec.

La plupart des fruits acides peuvent également servir

à la préparation de boissons rafraîchissantes, désaltérantes, très précieuses pendant les chaleurs de l'été.

Dans un tonneau d'un hectolitre de contenance, on
verse de 15 à 20 kilogrammes de l'un des fruits suivants :
groseilles, mûres, myrtilles, fraises, cerises, framboises,
cassis, le tout bien écrasé avec la même quantité de cassonade ou de sucre cristallisé, 25 grammes de sel de
cuisine et un litre d'eau-de-vie. La fermentation achevée,
on met en bouteilles bien ficelées et on a une boisson
gazeuse, pétillante, d'un goût exquis, qu'on absorbe
pure ou additionnée d'eau et qu'on peut conserver pendant plusieurs mois. Si on veut une boisson plus ou
moins alcoolisée, on n'a qu'à modifier la quantité d'eau-
de-vie ajoutée au mélange.

Avec les coings, les abricots, les pêches et les prunes,
on fait également des boissons très estimées qui peuvent
remplacer le vin, au moins durant la période estivale.

Boisson de coings. — On prend autant de fruits qu'on
veut obtenir de litres de liquide; on les coupe en quatre
morceaux et on les fait bouillir pendant trois quarts
d'heure environ; on laisse refroidir le mélange, et après
avoir écrasé et réduit en pulpe les fruits, on passe le tout
sur un tamis très fin ou à travers un linge; on ajoute
25 grammes de sucre par litre d'eau, une petite quantité
de fleurs de tilleul et de sureau, 250 grammes pour
100 litres, 10 grammes de cannelle, 50 grammes de sel
de cuisine et, pour activer la fermentation, 25 grammes
de levure de bière ou bien deux litres de vin blanc doux
ou de raisin sec encore en travail, plus 5 litres d'eau pour
remplacer le liquide qui s'est évaporé par l'ébullition.
Après dix ou quinze jours, la boisson est faite : elle est
douce, parfumée et très légère à l'estomac. Il est possible

de la garder en baril pendant deux ou trois mois, à la condition d'en arrêter la fermentation en l'additionnant d'une petite quantité d'eau-de-vie ; et la mise en bouteille peut en être opérée après ce délai ou même quinze jours après la fermentation.

La boisson d'abricots est encore plus délicate ; elle se prépare comme la précédente, avec cette différence qu'on ne passe pas la pulpe du fruit, qu'on laisse fermenter avec le liquide employé. Pour 5o litres de boisson, on emploie :

> 15 kilogrammes d'abricots,
> 10 kilogrammes de sucre,
> 10 grammes de sel de cuisine,
> 20 grammes d'acide borique,
> 15o grammes de bitartrate de potasse,
> 10 grammes de cannelle.

Il est nécessaire de délayer préalablement le sucre, le sel, l'acide borique et le bitartrate de potasse dans 4o litres d'eau chaude qu'on ajoute ensuite à la marmelade obtenue par la pulpation des fruits débarrassés de leurs noyaux. La fermentation est terminée après quinze à vingt jours ; on soutire, on exprime le marc, et après deux ou trois mois de baril ce liquide constitue une boisson délicieuse comme saveur et comme bouquet. Une petite proportion d'eau-de-vie après le soutirage ne peut que l'améliorer et en assurer la conservation.

Cure de fruits : raisins, fraises.

Depuis longtemps, le raisin et les fraises, consommés à des doses élevées qui varient de 5oo grammes à 4 et 5 kilogrammes, sont prescrits sous forme de cures thérapeutiques dans certains états pathologiques tels que l'obésité, la lithiase hépatique et urinaire, les catarrhes des voies digestives et de la vessie, les diarrhées chroniques, la constipation et les diverses maladies de peau de nature herpétique. On est porté à croire que les effets salutaires de ces cures sont le résultat d'une saturation alcaline des liquides organiques. Il ne serait pas impossible qu'une partie sinon la totalité des succès obtenus fût l'œuvre des ferments que le jus de raisin introduit dans l'appareil gastro-intestinal et qui, à l'exemple des agents de la levure de bière, auraient la vertu de neutraliser ou de détruire les microbes pathogènes.

Comme la cure d'eaux, la cure de fruits dure de vingt à vingt-cinq jours. On commence par des doses peu élevées, 5oo à 8oo grammes, qu'on prend en trois fois, le matin, à midi et le soir, une heure ou une heure et demie avant le repas et qu'on élève progressivement jusqu'à huit et dix livres. On a soin de n'avaler que le jus de raisin et de rejeter les pellicules et les pépins, qui sont indigestes et s'agglomèrent quelquefois en masses compactes susceptibles de remplir le cul-de-sac cæcal, d'oblitérer la valvule iléo-cæcale et de provoquer l'appendicite. On lavera le raisin dans de l'eau potable et on ne consommera que ceux qui auront été protégés contre le sulfatage, sans quoi on serait exposé à de véritables empoisonnements cupriques. La dose du matin sera prise de préférence en plein air, au milieu des vignes.

Pour la cure de fraises, une quantité moitié moindre sera suffisante, car on absorbe non seulement le jus, mais le fruit tout entier.

Sous l'influence de ce traitement et dès le premier jour

il se produit des bruits intestinaux dont la gradation commençant au glouglou avec sifflement et roucoulement s'élève peu à peu au gargouillement tumultueux, pour monter jusqu'à la détonation explosive suivie d'une débâcle diarrhéique profuse, suivant la loi physique des tempêtes qui s'annoncent toujours par des vents impétueux accompagnés de roulements et d'éclats de tonnerre et se terminent par d'abondantes averses.

Si l'intensité du flux excréteur prenait des proportions trop grandes et se traduisait par un nombre de selles supérieur à quatre ou cinq par vingt-quatre heures, il faudrait diminuer la quantité de fruit ingéré. Malgré la perte considérable de liquide intestinal, l'état général du sujet présente rapidement des signes manifestes d'une notable amélioration : la pression artérielle augmente; les battements du cœur deviennent plus énergiques et plus réguliers; les œdèmes des membres inférieurs disparaissent; la coloration de la face prend une teinte rosée; les urines deviennent plus abondantes et plus limpides; les vaisseaux capillaires de la peau se dilatent, la circulation y devient plus active, entraînant les produits d'une oxydation tissulaire plus complète; les glandes sudoripares éliminent une quantité plus grande de liquide et de produits toxiques; le foie baigné, lessivé par la lymphe de la vigne, véritable sérum vivant minéralisé dans des proportions inconnues à nos plus habiles chimistes, se débarrasse des principes infectieux dont il est imprégné par suite de son rôle de filtre dépurateur, et reprend une activité nouvelle qui lui permettra de conserver pour longtemps l'intégrité de ses fonctions physiologiques. Tous ces phénomènes s'accompagnent d'un sentiment de bien-être que le sujet n'avait pas éprouvé depuis longtemps.

Boissons aromatiques.
(CAFÉ, THÉ, MATÉ, COCA, KOLA, CACAO. CHOCOLAT)

Café.

Le café est la graine ou fève du caféier *(Coffea arabica)*, petit arbrisseau cultivé en Asie, en Amérique et en Afrique. Après avoir été torréfiée et pulvérisée grossièrement, cette graine est employée en infusion ou en décoction. L'infusion porte aussi le nom de café. Le café est une boisson agréable par son arome; excitante par son alcaloïde, la caféine, mais douée d'une faible valeur nutritive. Il est répandu un peu partout; on le consomme de préférence après un bon repas, le dimanche et les jours de fête dans les familles peu fortunées, tous les jours dans les classes plus aisées. Additionné d'une petite quantité de rhum ou d'eau-de-vie, le café constitue une ressource précieuse pour le soldat en campagne. Étendu dans une grande quantité d'eau et absorbé sous forme de tisane, il rend de grands services à tous les ouvriers pendant les fortes chaleurs de l'été.

Le café contient 1 gramme à 1 gr. 50 d'un alcaloïde azoté, la *caféine;* du tanin; 6 à 7 o/o de sucre qui se caramélise en partie pendant la torréfaction et donne à la fève sa belle couleur brunâtre; un principe éthéré et volatil, la caféone, développé également par la torréfaction, légèrement soluble dans l'eau bouillante et qui communique son arome à l'infusion.

Les effets physiologiques du café ne se manifestent par aucun phénomène particulier dans les échanges nutritifs, malgré la diurèse abondante qu'on observe sous son influence chez les sujets qui n'en prennent pas régulièrement. Il retarderait un peu le travail digestif en entravant la congestion de la muqueuse stomacale; mais ce résultat serait de courte durée et suivi d'une réaction congestive produisant un afflux abondant de suc gastrique. Son action excitante, due à la caféine, s'exerce spécialement sur le système nerveux cérébro-spinal et se traduit par des battements du cœur plus énergiques et plus rapides, par une coloration plus accusée de la face, par une irrigation plus abondante de tous les tissus, une légère transpiration et une sécrétion d'urine qui peut atteindre chez un adulte, sous l'influence de la première tasse de café, le chiffre de 2 ou 3 litres dans les quatre à cinq heures qui suivent son absorption. Cette propriété excito-motrice n'est pas sans avoir de graves inconvénients chez les nerveux qui, sous l'action de doses tant soit peu exagérées de café, présentent des symptômes d'une véritable intoxication aiguë se manifestant par des maux de tête violents, de l'insomnie, des angoisses, des intermittences et des palpitations de cœur particulièrement pénibles. J'ai eu à constater chez une femme de Saint-Laurent (Médoc) des troubles cardiaques (tachycardie, intermittences, angoisses, syncopes, arrêts du cœur) survenus à la suite de quatre verres de café pris dans la même journée. Dans la soirée du même jour et surtout vers minuit, la malade avait éprouvé une surexcitation allant jusqu'au délire, une accélération effrayante du pouls avec des sensations d'étouffement et d'asphyxie telles qu'elle avait cru mourir. L'excitation dura plusieurs mois, avec des périodes successives de calme et d'agitation. et ne fut nullement améliorée par la digitale prise sous toutes les formes et à des doses variées. Elle céda rapidement sous l'influence du régime lacté et des antispasmodiques. Tout récemment encore, j'ai été témoin d'un empoisonnement du même genre chez un de mes amis, un homme fort intelligent, mais d'une nervosité excessive, et qui, soit pour chasser le sommeil, soit pour se désaltérer dans un voyage de nuit de Bordeaux à Paris, avait absorbé environ trois quarts de litre de café. Chez lui, ce fut moins le cœur qui fut irrité que le centre bulbaire de la respiration, car les pulsations du pouls étaient à peu près normales tandis que le sentiment de vide, d'oppression, d'étouffement et d'asphyxie était arrivé à un degré d'intensité intolérable. Le bromure et la valériane eurent vite raison de cette crise aiguë.

L'intoxication chronique est beaucoup plus grave; elle guérit lentement et laisse quelquefois des traces indélébiles. On la reconnaît au facies pâle, terreux, du sujet; à l'éclat brillant de ses yeux, à l'état saburral de sa langue, au défaut d'appétit, à une dilatation notable des veines des parois abdominales, à l'insomnie, à une sorte de tremblement fibrillaire des muscles de la face et à une faiblesse musculaire très appréciable au dynamomètre. L'inaptitude au travail, des douleurs variables, fugitives, mais récidivantes, des peurs angoissantes de toute sorte, une impressionnabilité sans limites, une exaltation extrême de la sensibilité générale complètent le tableau symptomatique de cette intoxication qui ressemble, par beaucoup de côtés, à la neurasthénie.

Le café se prépare d'habitude comme une infusion. Il faut de 10 à 15 grammes de poudre pour une tasse de café qui contient en dissolution : 30 centigrammes de caféine, 25 centigrammes de caféone et 40 centigrammes de phosphate de potasse. D'après Payen, un cinquième du poids de la poudre se dissout dans l'eau de l'infusion. La décoction aurait le très grand avantage de conserver au café ses propriétés toniques et supprimerait son action excitante. Les nerveux feront bien de tirer parti de cette observation. On sait que la décoction consiste à faire bouillir le café dans l'eau pendant dix minutes, tandis que pour l'infusion on se contente de faire couler l'eau bouillante sur la poudre de café.

Le café au lait, qu'on a accusé de provoquer des écoulements leucorrhéiques chez les femmes et qui ne mérite pas ce reproche, constitue une boisson savoureuse, nourrissante, ne produisant ni battements de cœur, ni intermittences, ni surexcitation. Avec une faible proportion de café, on arrive à faire absorber de grandes quantités de lait à des malades qui éprouvent une répugnance insurmontable pour le lait pur.

COMPOSITION DU GRAIN DE CAFÉ (PAYEN)

(Pour 100 parties.)

Cellulose	34 gr.
Eau	12 »
Matières grasses	12 à 13
Glucose et dextrine	6 »
Légumine, caséine	10 »
Chlorogénate de potasse et de caféine	3,5 à 5
Substance azotée albuminoïde	3 »
Caféine libre	0,80
Huile essentielle en concrétion	0,001
Essence aromatique fluide	0,002
Substances minérales	6,697

ANALYSE DU LABORATOIRE MUNICIPAL DE PARIS

	CAFÉ	
	vert	brûlé
Eau	10,13	1,81
Substances azotées	11,84	12,20
Caféine	0,93	0,97
Matières grasses	12,21	12,03
Gommes et matières sucrées	11,84	1,01
Matières extractives	9,54	22,60
Cellulose	38,18	44,57
Matières minérales	5,33	4,81

Thé.

Le thé est la feuille du théier *(Thea chinensis)*, petit arbrisseau cultivé en Chine, au Japon et dans les Indes orientales. Il en existe un grand nombre de variétés, quatorze à quinze, connues seulement dans les pays où la culture de la plante est pratiquée. En Europe, on connaît deux classes de thé : les thés noirs et les thés verts.

Les thés noirs comprennent : 1° le thé *pékao* à odeur douce et pénétrante, le plus délicat et le plus recherché ; 2° le thé *congo*, d'un parfum et d'un goût très agréables ; 3° le *bany*, moins odorant et moins savoureux. Les thés verts comptent parmi leurs sous-variétés les plus connues : 1° le thé *hyson*, un des plus estimés ; 2° le thé *chulan*, dont le bouquet est exquis ; 3° le thé *perlé* ou *impérial*, très odorant et très savoureux ; 4° le thé *poudre à canon*, le plus commun et le moins estimé.

Comme le café, la feuille de thé est soumise, pour être consommée, à la dessiccation et à la torréfaction qui produit la décomposition de certaines substances auxquelles serait due sa couleur noire ou vert foncé. Les feuilles fraîches sont entièrement dépourvues d'arome et fournissent une infusion amère, astringente, d'un goût très désagréable. Les feuilles sèches, au contraire, servent à préparer des infusions d'un parfum très fin et d'un goût délicieux. Les Chinois mettent au fond d'une tasse une petite quantité de feuilles, versent de l'eau bouillante et recouvrent la tasse d'une soucoupe : ils obtiennent un liquide odorant d'un jaune clair. Ils préfèrent les infusions légères.

Le thé, c'est-à-dire l'infusion, est une boisson aromatique, tonique, excitante et digestive. Ses propriétés toniques résultent des principes azotés qu'il tient en dissolution, son arome est dû aux huiles volatiles développées par la torréfaction et son action excitante à un alcaloïde, la théine, élément azoté identique à la caféine.

D'après König, le thé aurait la composition suivante :

> Théine . . . .   1,40 o/o
> Essences éthérées.   0,70
> Dextrine, gomme   7   »
> Tanin.   12,50
> Cendres.   5   » (dont 1/3
> serait représenté par la potasse, 1/7 par l'acide phosphorique, et 1/17 par l'oxyde de fer).

La caféine et la théine ont la même constitution chimique ($C^{16}H^{10}Az^4O^4$) et sont solubles dans l'eau, l'alcool et l'éther.

Les analyses du chimiste Muldec révèlent dans le thé des proportions très élevées de matières albuminoïdes, de tanin et de matières extractives.

POUR 100 PARTIES	THÉ DE CHINE		THÉ DE JAVA	
	Hyson	Congo	Hyson	Congo
Huile essentielle.	0,79	0,60	0,98	0,65
Chlorophylle.	2,22	1,84	3,24	1,28
Cire.	0,28		0,32	
Résine.	2,22	3,64	1,64	2,44
Gomme	8,56	7,28	12,20	11,68
Tanin.	17,80	12,88	17,56	14,80
Théine	0,43	0,46	0,60	0,65
Matière extractive	22,80	21,60	21,68	18,64
Matière colorante particulière. . . .	19,16	16,34	15,18	16,82
Albumine ou caséine.	3 »	2,80	3,64	1,28
Cellulose..	17,08	28,32	18,20	27 »
Cendres.	5,66	5,24	4,76	5,36

ANALYSE DU LABORATOIRE MUNICIPAL DE PARIS

(Pour 100 parties).

Eau	11,49
Matière azotée	21.22
Théine.	1,35
Huile essentielle	0,69
Résine et chlorophylle.	3.62
Gomme et dextrine	7,13
Tanin	12,36
Matière extractive.	16,75
Cellulose.	20,30
Cendres	5,11

La théine existe dans les feuilles en combinaison avec
le tanin sous forme de tannate de théine soluble dans
l'eau chaude et se précipitant dans l'infusion refroidie,
ce qui expliquerait la présence de cette poussière brunâtre qu'on trouve au fond de la tasse quand on n'a pas
absorbé le liquide chaud. La proportion de cet alcaloïde
est plus élevée dans le thé vert que dans le thé noir, dont
l'infusion est par conséquent moins excitante et convient
mieux aux nerveux et aux enfants.

L'infusion de thé doit être faite en cinq minutes avec
de l'eau de bonne qualité; il faut environ 5 grammes de
feuilles pour une tasse de thé, qui contient :

> 9 à 10 centigrammes de théine.
> 50 centigrammes d'autres composés azotés.
> 1 gramme de substances extractives non
> azotées (gomme, dextrine).
> 20 centigrammes de substances minérales.

Une tasse de thé contient donc beaucoup moins d'alcaloïde qu'une tasse de café, trois fois moins, ce qui per-
mettrait d'en absorber des doses beaucoup plus élevées
sans éprouver une trop vive excitation.

La *lessive chinoise* (c'est ainsi qu'on appelle l'infusion de thé au Japon) est consommée un peu partout, mais surtout dans les pays de production. Les Anglais, les Hollandais et les Russes, qui ont besoin de se réchauffer et de se stimuler, l'apprécient tout particulièrement; chez eux, beaucoup de ménages sont pourvus du samowar, sorte de théière avec laquelle on obtient de l'essence de thé qui peut servir à faire des infusions instantanées plus ou moins fortes, suivant le goût de chacun, à tous les moments de la journée. On verse un peu de cette essence dans une tasse qu'on remplit d'eau bouillante, dans laquelle le principe aromatique du thé se dilue et se développe.

C'est à l'usage du thé que les Chinois sont redevables de leur sobriété proverbiale, de leur patience, de leur résistance à la fatigue, de leur amour pour le travail et de leur persévérante ténacité.

En France, l'infusion de thé n'est guère employée que dans les classes riches ou comme tisane pour les malades.

L'abus de cette boisson peut produire, surtout chez les femmes et chez les enfants, des accidents d'intoxication analogues à ceux du café, mais plus atténués. Les premiers symptômes se manifestent par de l'excitation, de l'insomnie et des coliques.

Cinq tasses d'infusion par jour représentent la dose maxima. Le thé, comme le café, peut être associé au lait ou rendu plus tonique, plus réchauffant et plus agréable par l'addition de sucre, d'eau-de-vie ou de rhum. Pour les enfants, le mélange avec ces deux derniers produits alcooliques est très nuisible.

Le thé convient aux dyspeptiques et peut leur être conseillé comme boisson pendant le repas, sous forme de macération dans de l'eau froide, à la dose de 10 grammes dans un demi-litre d'eau pure ou additionnée de sucre et de lait. Nous avons vu que l'eau froide ne dissout pas la théine; il en résulte que la macération à froid n'est pas excitante.

Maté.

Le maté est la feuille d'un arbrisseau de l'Amérique méridionale, la *Yerba* ou *Ilex paraguayènsis*. Il est pris en infusion comme le thé, dont il est un succédané par la caféine qu'il contient dans les proportions de 1,35 o/o, mais dont il ne possède ni le parfum ni la saveur si agréables. Il est surtout consommé dans le Chili, la République Argentine, le Pérou et la Bolivie. Les feuilles sont desséchées et soumises à un léger degré de torréfaction pour être réduites en une poudre fine dont on se sert de préférence aux feuilles entières pour préparer les infusions.

Le maté agit en augmentant l'énergie des contractions du cœur et en élevant la pression artérielle; il accélère les mouvements respiratoires et accroît sensiblement la sécrétion urinaire. Son goût amer irrite l'estomac et restreint sa consommation dans notre pays. On pourra l'utiliser alternativement avec le thé pour varier la nature, le bouquet et la saveur des infusions.

Coca.

L'arbuste répandu dans le Pérou et connu sous le nom d'*Erythroxilon coca*, fournit une feuille contenant un alcaloïde, la *cocaïne*, qui possède des propriétés remarquables dont la plus importante et la plus précieuse est de supprimer momentanément la sensibilité des tissus imprégnés par sa solution aqueuse au 1/100. L'anesthésie qu'elle détermine est si complète que, pendant vingt à trente minutes, on peut couper, déchirer, arracher les parties impressionnées par le liquide sans provoquer la moindre douleur.

Cette vertu merveilleuse est couramment mise à profit pour les opérations se rapportant à l'art dentaire et à la petite chirurgie.

Les feuilles de coca sont utilisées par les indigènes du Pérou sous forme de chiques qui provoquent une abondante sécrétion de salive dans laquelle se dissout la cocaïne. La salive avalée entraîne le principe anesthésique qui agit sur les parois de l'estomac en supprimant la sensibilité et en provoquant une sorte de vigueur inaccoutumée qui permet d'accomplir de longues marches sans fatigue et de supporter sans souffrance la privation de nourriture. La cocaïne est voisine de la caféine par sa constitution chimique. Son usage trop prolongé peut produire du catarrhe des voies digestives et des canaux biliaires.

Depuis plusieurs années j'utilise les feuilles de coca pour calmer les exigences de l'estomac des obèses soumis au régime diététique de l'amaigrissement. Je recommande aux patients de mastiquer dans la journée, principalement durant la première heure qui précède le repas, huit à dix feuilles de coca et d'avaler la salive tenant en dissolution leur principe anesthésique. Grâce à ce moyen, le sentiment de la faim s'apaise, l'habitude des rations alimentaires réduites de moitié ou des deux tiers s'établit et les tissus se débarrassent, sans danger pour la vie, de leur excès de graisse.

Kola.

La noix de kola, connue aussi sous les noms de kok-
korokou, gourou et mangoué, est le fruit d'un arbre dont
la taille et le port rappellent le châtaignier et qui pousse
sur la côte occidentale de l'Afrique. Elle a été importée en
Europe et étudiée magistralement par le Dr Heckel. Les
grands voyageurs nous avaient bien appris que les nègres
d'Afrique attribuaient des propriétés toniques et reconstituantes exceptionnelles à la kola et que, pour eux, cette
semence valait son poids de poudre d'or; mais avant les
travaux du savant professeur de Marseille nous ignorions
la nature des principes chimiques qui rendent cette noix
plus stimulante que le café et plus tonique que le quin
quina et qui expliquent ses effets physiologiques, dont les
plus importants sont : une augmentation notable de la
force musculaire, une résistance considérable à la fatigue
et à la privation de nourriture.

Voici, d'après Heckel, la composition chimique de la
noix de kola :

Caféine	2 » 0/0
Théobromine	0,02
Tanin	1,50
Corps gras	0,58
Rouge de kola	1,29
Glucose	2,89
Amidon	53 »

La noix de kola est *rouge* ou *blanche*, selon qu'elle renferme une proportion plus ou moins élevée de matière
colorante. Si la légende cache une parcelle de vérité, si
les fables et les allégories renferment un enseignement,
nous préférerons le fruit blanc au fruit rouge, car les
nègres considèrent le premier comme le symbole de

l'amitié et le second comme celui de la haine et du mépris.

La noix de kola torréfiée sert à préparer des infusions qui remplacent le café. Avec la semence fraîche, on fait des teintures, des alcoolats, des vins et des extraits couramment employés dans la neurasthénie, l'anémie, les états adynamiques, et toutes les fois qu'il est nécessaire de stimuler la fibre musculaire du cœur, de l'estomac, de l'intestin et du système vasculaire. Grâce à sa caféine et à son amidon, la kola joue le rôle d'agent excitant et d'aliment d'épargne.

On prépare le bon vin de kola en faisant infuser pendant huit jours 100 grammes de kola fraîche dans 500 grammes de vin blanc qu'on boit, étendu dans son volume d'eau, à la dose d'un verre à bordeaux après chaque repas.

Les doses trop élevées de kola provoquent l'insomnie, l'inappétence et un amaigrissement considérable. Je connais un médecin chez lequel l'abus de la noix de kola avait déterminé un état cachectique assez grave pour faire soupçonne un cancer de l'estomac.

Cacao, Chocolat.

Le cacao est la graine du cacaoyer *(Theobroma cacao)*, petit arbuste très répandu dans l'Amérique centrale. Les graines de cacao sont au nombre de 40 à 45 dans chacun des fruits de l'arbuste. Elles renferment un alcaloïde, la *théobromine,* isomère de la caféine et de la théine, plus soluble dans l'eau chaude que dans l'eau froide; une quantité notable de principes albuminoïdes, la moitié de leur poids d'une substance grasse analogue au beurre et appelée beurre de cacao. de l'amidon, des matières féculentes résineuses et cellulosiques.

D'après König et Payen, la composition du cacao serait la suivante, pour 100 parties :

KÖNIG	PAYEN
(Pour 100 parties.)	
Substances albuminoïdes ou azotées . . . . . . 12 »	Beurre . . . . 50 »
Théobromine 1,60	Albumine . . . . 20 »
Graisse . . . . 49 »	Théobromine . . . . . . 4 »
Fécule . . . . 13 »	Amidon et glucose . . . 10 »
	Cellulose . . . . 2 »
	Substances minérales . . 3 »

La théobromine possède les propriétés stimulantes de la caféine et de la théine, mais elle est un peu moins excitante.

Les parties azotées sont d'une très grande digestibilité ; elles sont absorbées dans des proportions supérieures à 50 o/o.

La graisse du cacao, trop abondante, en diminue la digestibilité ; aussi supprime-t-on cet inconvénient en la réduisant de moitié par un lavage de la poudre dans de l'eau chaude.

CHOCOLAT. — Le chocolat est un produit alimentaire d'une grande valeur, grâce à son bon goût, à son parfum et à sa richesse en matières grasses et azotées. Il est composé de poudre de fèves de cacao torréfiées, de sucre, de cannelle et de vanille. Le chocolat de première qualité est formé d'un mélange, par parties égales, de sucre et de cacao ; dans les chocolats inférieurs, le cacao n'entre que pour un tiers ou pour un quart ; le reste est constitué par du sucre et surtout par des fécules.

Il faut de 35 à 40 grammes de poudre pour faire une

bonne tasse de chocolat, dont la composition est approximativement de :

0,25 centigrammes pour la théobromine ($C_{14}H_8Az_4O_4$).
2 grammes — l'albumine.
6 grammes 60 — la graisse.
26 grammes 80 — le sucre.

Le chocolat est pris soit dans de l'eau, soit dans du lait, avec ou sans pain. Le lait et le pain lui communiquent une valeur nutritive remarquable, précieuse aussi bien pour les enfants que pour les adultes. C'est avec du pain et du lait qu'il est administré habituellement pour le premier déjeuner. Les noctambules le prennent à l'eau de préférence, à la sortie des théâtres.

Les enfants ont un goût marqué pour la collation composée d'un morceau de pain et d'une bille de chocolat.

Infusions.

Nous avons en France un certain nombre de plantes dont les fleurs ou les feuilles servent à faire des infusions d'un goût et d'un arome très fins, douées de propriétés toniques, stimulantes, antispasmodiques et digestives remarquables. Elles sont peu recherchées parce qu'elles sont trop communes et qu'on peut se les procurer à très bas prix ; si elles nous venaient de l'Hindoustan, du Japon ou de la Chine et qu'on nous les fît payer 20 francs la livre, nous leur trouverions des qualités exquises et nous en consommerions de grandes quantités. Les meilleures, parmi ces plantes indigènes, sont : la camomille romaine (*Anthemis nobilis*), la menthe poivrée et le tilleul.

La camomille et la menthe jouissent de propriétés analogues qui agissent tout spécialement sur les voies digestives et le système nerveux. Elles renferment l'une et l'autre du tanin, du camphre, des principes résineux et une huile volatile qui se rapproche beaucoup de l'éther par ses effets stimulants et antispasmodiques. Leur infusion réussit très bien dans l'atonie des voies digestives si fréquente chez les neurasthéniques et les surmenés. La stimulation de l'appareil digestif est telle que les lourdeurs d'estomac disparaissent en quelques minutes sous l'influence d'une simple infusion chaude, prise deux ou trois heures après le repas. Elles remplacent avantageusement le thé et le café, qui sont trop excitants pour les nerveux. La camomille est plus tonique en décoction; l'infusion, plus chargée de principes volatils, excite davantage.

Les infusions légères sont préférables : deux fleurs sèches ou fraîches suffisent pour une tasse d'infusion; on peut encore en mettre huit à dix dans une passoire de théière et faire couler dessus l'eau bouillante, de sorte que la fleur n'infuse pas dans l'eau.

La menthe laisse après elle une sensation de fraîcheur caractéristique; elle calme les coliques et les palpitations du cœur par le camphre qu'elle contient. Pendant l'été, on peut employer les tiges vertes sur lesquelles on fait passer de l'eau bouillante comme sur les fleurs de camomille. En hiver, on emploie la plante sèche à la dose de 8 à 10 grammes pour un litre d'infusion.

La fleur de tilleul, sans la feuille pédonculaire ou bractée qui l'accompagne, sert à faire des infusions d'une couleur jaune doré, agréable à l'œil, et d'un goût véritablement exquis. L'infusion de tilleul n'a pas l'influence excito-motrice des précédentes; sa qualité essentielle tient à une action calmante et antispasmodique légèrement diurétique. Elle se rapproche beaucoup, à ce point de vue, de la fleur d'oranger, qui a l'avantage précieux d'être encore plus aromatique. La fleur d'oranger fournit également des infusions délicieuses : elle sert à préparer l'eau de fleur d'oranger qui, mélangée au lait ou à l'eau sucrée, rend ces liquides très savoureux.

L'infusion d'un mélange de fleurs de tilleul et d'oranger constitue une boisson éminemment savoureuse, aromatique et sédative, qui convient tout particulièrement aux tempéraments nerveux.

Température des boissons.

Il n'est pas indifférent de prendre les boissons très chaudes, chaudes, froides ou glacées, suivant les conditions de température individuelles dans lesquelles on se trouve au moment précis de leur absorption. On a vu des personnes mourir subitement après avoir avalé, étant en transpiration, une grande quantité de boisson glacée. On ne compte plus les angines simples, diphtéritiques ou phlegmoneuses, les laryngites avec œdème de la glotte, les pleurésies, les broncho-pneumonies, les vomissements de sang, les ulcérations de l'estomac, les gastro-entérites cholériformes, les congestions et les hémorragies cérébrales imputables à des boissons froides prises trop rapidement soit après une longue marche, soit après des exercices prolongés et fatigants comme la danse et les entraînements sportifs. Dans ces circonstances, il faut toujours faire usage d'infusions chaudes si on peut en avoir ; dans le cas contraire, boire le liquide par petites quantités qu'on garde et qu'on réchauffe dans la bouche avant de les introduire dans l'estomac.

Les boissons chaudes, à 50°, activent notablement la

digestion vers la troisième ou la quatrième heure qui suit un repas trop plantureux.

Température des boissons usuelles : bouillon, 40 à 50°; eau et vin, 15°; lait, 35°; thé, café, infusions, 25 à 40°.

Boissons glacées, glaces et sorbets.

Les boissons glacées, les glaces et sorbets produisent une ischémie (arrêt de la circulation, anémie) de la muqueuse gastrique, bientôt suivie d'une congestion intense qui augmente la sécrétion du suc gastrique et favorise par conséquent le travail digestif. Ces préparations ne seront permises, à doses modérées, qu'à la fin des repas copieux et à ceux uniquement qui ont un bon estomac. Leur abus produit rapidement des phénomènes de gastrite aiguë. Elles sont toujours nuisibles aux rhumatisants et aux bronchitiques.

Sous leur contact direct, l'émail des dents se brise et se fendille et la carie ne tarde pas à se produire. Il sera donc prudent de les consommer par petites fractions et de les avaler après les avoir conservées pendant quelques secondes sur la langue repliée en forme de gouttière.

Boissons chaudes : leur influence dans les maladies.

H. Salisbury et Ephraïm Cutter (de New-York) firent. de 1850 à 1858. des études très suivies sur l'action de l'eau administrée aux malades diathésiques, goutteux, rhumatisants ou atteints d'affections chroniques de l'appareil digestif, du rein et du système nerveux. Salisbury partait de ce principe que la plupart des maladies résultent d'une intoxication organique dont la source réside dans les fermentations intestinales des produits alimentaires de mauvaise nature ou imparfaitement digérés. Les vues du médecin américain, purement théoriques et problématiques à l'époque où elles furent conçues, sont devenues des vérités scientifiques depuis les travaux de Bouchard et d'A. Gauthier, qui ont mis en lumière l'influence nocive, sur les processus nutritifs, des ptomaïnes si abondantes dans le tube digestif.

Quoi qu'il en soit, pénétré de cette idée que les troubles morbides en général étaient la suite d'une sorte d'empoisonnement, H. Salisbury supposa que le lavage prolongé des organes malades pouvait seul rétablir l'intégrité de leurs fonctions. L'eau froide ne lui ayant donné que des déboires, il eut recours non point à l'eau tiède, qui fait vomir, mais à l'eau chaude (39 à 42°), et il obtint des résultats merveilleux. D'après lui, l'eau chaude, en augmentant les mouvements péristaltiques de l'intestin, élimine les produits impurs qui tapissent sa surface ou qui sont infiltrés dans l'épaisseur de ses tissus ; elle accélère l'écoulement de la bile et l'empêche de passer dans le sang et de s'éliminer par les reins. Ces données concordent bien avec les expériences de Molder et de Benecke qui ont démontré que, sous l'influence d'une injection sous-cutanée de 1,500 grammes d'eau, l'urée augmente d'un cinquième dans les urines et que 300 grammes d'eau absorbés en boisson accroissent d'un gramme le chiffre de l'urée.

L'eau chaude agit mieux que l'eau froide parce qu'elle séjourne plus longtemps dans l'organisme ; c'est peut-être pour la même raison qu'elle possède des propriétés désaltérantes remarquables. Bouchard a remarqué lui aussi que l'eau chaude s'élimine avec plus de lenteur et que ses propriétés dissolvantes et sa thermalité sont corrélatives.

La dose quotidienne d'eau chaude oscille entre 300 et 600 grammes. Elle doit être prise en trois ou quatre fois, une ou deux heures avant chacun des trois repas et une heure avant de se coucher, par gorgées, dans l'espace de quinze à vingt minutes et non d'un seul trait.

La cure d'eau chaude doit être continuée pendant quatre à cinq mois, en moyenne, pour produire des effets réels et durables. On la reprend dès que réapparaissent les phénomènes morbides.

Il est facultatif d'aromatiser l'eau chaude soit avec du citron, de l'eau de fleurs d'oranger ou de la cannelle. Quand la soif est trop vive ou la constipation trop opiniâtre, on ajoute au liquide une prise de sulfate de soude ou de magnésie.

Les indications du traitement à l'eau chaude sont fournies par la densité de l'urine, qui varie en moyenne entre 1010 et 1020. Quand la densité est forte et dépasse 1020, l'eau chaude doit être administrée à doses plus élevées; au contraire, quand elle baisse et tombe au-dessous de 1010, la quantité d'eau chaude sera réduite. Quant aux résultats obtenus, ils sont résumés dans les lignes suivantes que nous empruntons au mémoire de Cutter : « La surface de la peau ne présente plus de sécheresse, le teint s'éclaircit, les digestions se font admirablement bien; on se sent plus gai et plus dispos. »

CHAPITRE VI

Condiments. — Épices.

———

Malgré leur valeur nutritive insignifiante, les condiments et les épices occupent une place très importante dans notre alimentation. C'est grâce à leurs principes acides, aromatiques, âcres ou amers, que nous ingérons chaque jour, non seulement sans difficulté, mais encore avec infiniment de plaisir et de satisfaction, les albuminoïdes, les graisses et les hydrates de carbone indispensables aux besoins de notre économie. La variété dans la saveur et le parfum de nos aliments est aussi nécessaire que la substitution fréquente d'une substance alimentaire à une autre de nature différente. On a calculé qu'un homme de taille moyenne, pour vivre d'un aliment unique, devrait absorber par jour :

Soit   3 kil. 500 grammes de lait.
—   2 kil. 500 grammes de riz au lait.
—   32 litres de bouillon.
—   5 kilogrammes de jus de viande.
—   1 kilogramme d'entrecôte.
—   1 kil. 200 grammes de pigeon.
—   2 kil. 300 grammes de poisson.
—   17 kilogrammes de chou-fleur.
—   11 kilogrammes de laitue.
—   4 kilogrammes de pomme de terre.

Soit   1 kil. 300 grammes de pain blanc.
—   1 kil. 350 grammes de mie de pain blanc.
—   800 grammes de croûte de pain blanc.
—   2 kilogrammes de pain de son.
—   28 œufs.
—   700 grammes d'omelette soufflée.
—   700 grammes de jaune d'œuf.

Aucun être humain ne serait capable de s'accommoder d'un pareil régime, sauf pour celui du lait et du pain blanc, et encore, si on tardait trop à le modifier avec certains artifices, l'estomac le plus docile se révolterait tôt ou tard et, dans un effort indépendant de la volonté la plus forte, rejetterait un aliment devenu inacceptable par sa répugnante uniformité. Cette observation est également applicable au goût et à l'odeur des aliments : vous aurez beau changer à l'infini la nature des produits culinaires, si vous les assaisonnez perpétuellement avec le même condiment, vous provoquerez bien vite la perturbation des fonctions digestives. Vous feriez mourir rapidement l'homme le plus robuste si vous lui serviez quotidiennement même plusieurs aliments différents, mais préparés aux truffes de Cressensac ou de Martel, qui jouissent pourtant d'une réputation bien méritée. L'emploi des condiments et des épices répond si bien à nos besoins qu'il est pratiqué dans tous les pays et que la nomenclature des plus usités, très richement pourvue, offre des variétés assez nombreuses pour satisfaire les caprices des plus difficiles. Bouchardat les divise en condiments : 1° acides, 2° aromatiques, 3° âcres. À ces trois classes nous en ajoutons une quatrième, celle des condiments sucrés, que nous décrirons après les aromatiques.

Les condiments acides, cornichons, câpres, etc., empruntent leurs propriétés au vinaigre dont ils sont imprégnés ; le citron et les zestes, aux acides citrique et tartrique.

Les aromatiques relèvent les aliments et ils excitent notre système nerveux par l'acide cinnamique, les huiles et les éthers qu'ils renferment. La liste en est longue, elle comprend : la muscade, l'angélique, le girofle, la cannelle, la feuille de laurier, le persil, le cerfeuil, l'anis, le cumin, le fenouil, la pimprenelle, l'estragon, le thym, le serpolet, le musc, le safran, la vanille, le gingembre, etc., etc.

Le sucre et le miel occuperont la troisième catégorie de la classification de Bouchardat.

Dans la classe des condiments âcres, nous trouvons le poivre et le piment et les *âcres sulfureux :* l'échalote, l'oignon, l'ail, la civette et la moutarde.

Il nous semble que la truffe, que nous avons étudiée avec les légumes (tubercules), aurait sa place marquée parmi les condiments aromatiques en raison de son parfum exquis qui pénètre les aliments et flatte délicieusement le palais. Nous ajouterons que le bouquet seul de la truffe devrait être utilisé, car ce tubercule, consommé en nature, est loin d'avoir un goût comparable à son arome et il constitue un aliment des plus indigestes.

Sous l'influence de la cuisson, il se développe dans la viande des substances extractives, la créatine et la créatinine, qui excitent le système nerveux par leur saveur et leur odeur particulièrement agréables. Ces principes se dissolvent dans le bouillon et concourent à la production de ses propriétés peptogènes.

Le sel de cuisine, le sucre et l'alcool, agissent comme de véritables condiments : une petite quantité de ces substances, introduite dans la bouche, provoque immédiatement une sécrétion notable de suc gastrique. La moutarde, le poivre, la muscade, la cannelle, produisent les mêmes résultats. Introduits dans l'estomac, le vin pur ou l'alcool de vin étendu d'eau dans les proportions de 10 o/o déterminent un gonflement des vaisseaux de la muqueuse et un afflux considérable de suc gastrique. Cette particularité viendrait justifier l'usage du petit verre après les repas trop copieux. Nous accepterons ce petit verre pour les adultes de loin en loin, et à la condition qu'il soit bien petit ou que son contenu, comme nous venons de l'indiquer, soit étendu dans dix fois son volume d'eau. L'eau sucrée, bue lentement, par gorgées qu'on garde quelques secondes dans la bouche, de manière à imbiber et à impressionner les multiples terminaisons nerveuses de la muqueuse buccale, en activant par action réflexe la sécrétion gastrique, constitue un excellent digestif. L'alcool n'agit pas seulement localement, il pénètre dans le sang qui l'entraîne dans les centres nerveux sur lesquels il exerce une excitation très favorable au travail digestif et aux combustions organiques, pourvu qu'il soit pris à faible dose et additionné d'eau.

Sans la variété infinie des condiments, nous aurions des difficultés très grandes à consommer la quantité d'azote, de graisse et d'hydrates de carbone indispensables à nos tissus. On sait combien est pénible à supporter le régime des marins, des maisons pénitentiaires, des hôpitaux et des collectivités religieuses, et on n'ignore pas que le défaut de ces régimes tient exclusivement à la similitude dans la nature des aliments et des procédés culinaires, qui sont toujours à peu près identiques. Mais aussi, il est fort probable que si la gaieté avait un jour la fantaisie malheureuse de se retirer de ce monde, même provisoirement, ce n'est pas sur l'Océan, dans les flancs humides d'un voilier, d'une chaloupe ni d'un paquebot; ce n'est pas davantage chez des Carmélites ni des Trappistes qu'elle irait demander un asile. Notre existence est assez précaire, elle est sujette à des souffrances physiques et morales trop innombrables pour songer encore à supprimer les satisfactions que procure une cuisine bien préparée et présentée sous une forme délicate et appétissante. Il n'est pas mauvais, pour le bon fonctionnement de notre machine, que nous éprouvions le désir de nous asseoir à une table couverte d'une nappe bien blanche, garnie d'une vaisselle et de tous les accessoires très propres, pour y savourer l'inestimable et salutaire plaisir que nous trouvons dans un repas simple, mais varié.

Il n'est pas indispensable d'avoir une grande quantité ni un nombre considérable d'aliments. Un ou deux plats substantiels avec autant de ces petits riens qui caressent délicieusement l'œil et le palais, quelques radis, quelques tranches de bon saucisson ou de jambon d'York; dans les grandes occasions, des olives farcies aux anchois, des filets de harengs à l'huile et au vinaigre, voilà de quoi varier des repas simples, les rendre appétissants et nutritifs et faire plaisir aux plus délicats. L'essentiel c'est que la propreté la plus irréprochable associée à la délicatesse dans le goût soit la qualité dominante de la maîtresse de maison. C'est à l'aide de ces artifices de bon aloi qu'une femme intelligente saura rendre son intérieur particulièrement agréable à son mari et l'empêchera de contracter l'habitude, si funeste à la famille, d'aller chercher dans les restaurants à la mode les agréments qu'il n'a jamais trouvés chez lui.

On a reproché aux condiments d'être trop excitants et d'émousser la sensibilité gustative, qui en réclame toujours des doses de plus en plus élevées. Nous recommandons toujours des quantités très faibles de ces excitants physiologiques, et nous croyons qu'en les variant fréquemment on ne s'expose ni à l'accoutumance ni au besoin de ces doses massives qui deviennent pernicieuses. Il s'agit de savoir se borner en toutes choses et de rester dans un juste milieu (*in medio stat virtus*, la vertu se tient dans le milieu). Pris avec excès, le meilleur aliment peut devenir une cause de mort. Un petit verre de cognac absorbé de temps en temps, après un bon repas, ne fera pas grand mal; tandis qu'une dose trop forte, un grand verre par exemple, peut tuer un homme très robuste dans l'espace de quelques minutes.

L'usage des condiments ne doit être permis qu'aux adultes. Le sel et le sucre seront seuls autorisés pour les plus jeunes enfants. Chez les enfants de cinq à quinze ans, on ne permettra qu'à titre exceptionnel les condiments acides et âcres, les aromatiques offrant pour eux une variété largement suffisante. Du reste, il est rare qu'on ait besoin d'avoir recours aux condiments pour exciter leur appétit, qui est toujours développé à un très haut degré, sauf chez ceux qui sont malades.

Condiments acides.

Vinaigre. — Le vinaigre est le produit de la fermentation acide de l'alcool de vin sous l'influence de plusieurs ferments dont le plus important et le plus anciennement connu est le *mycoderma aceti*. Ce condiment liquide doit surtout ses propriétés à l'acide acétique; mais il contient aussi, quoique dans de très faibles proportions, de l'acide malique, de l'acide tartrique et du tartrate acide de potasse et de chaux. La matière colorante n'existe que dans le vinaigre obtenu avec le vin rouge.

Quand il est de bonne qualité, le vinaigre est doué d'une odeur agréable, pénétrante et franchement acide; sa couleur est moins foncée que celle du vin dont il provient, mais sa limpidité et sa transparence doivent être absolues. Le vinaigre blanc vaut mieux que le vinaigre rouge, surtout pour les estomacs délicats.

Fait avec du vin de qualité inférieure, le vinaigre se trouble, abandonne un dépôt limoneux, dégage une odeur repoussante et se couvre d'une pellicule visqueuse d'un blanc grisâtre.

Il n'existe pas de meilleur condiment que le vinaigre : on en fait un très grand usage dans l'économie domestique et on le trouve dans les ménages les plus modestes et les plus opulents. Il excite la sécrétion des glandes de tout l'appareil digestif, bucco-gastro-intestinal; il stimule l'appétit et favorise le travail de la digestion. L'essentiel, dans son emploi, c'est de savoir rester dans de sages limites et de se contenter d'une dose moyenne que nous évaluons approximativement à deux cuillerées à café par repas, pour un adulte, mélangées aux aliments. Ce n'est d'ailleurs pas tant l'acidité que le champignon qui le fait proscrire : l'acide à faible dose n'est pas nuisible; le champignon l'est beaucoup plus parce qu'il trouve dans l'appareil digestif un terrain éminemment favorable à sa multiplication et qu'il détermine des fermentations très actives donnant lieu à une production considérable de gaz. Mais il est facile de conserver au vinaigre son acidité tout en le débarrassant de son champignon : soumis à l'ébullition pendant un quart d'heure, il reste acide et le champignon est supprimé, car il ne résiste pas à la température de l'ébullition. On a ainsi du vinaigre stérilisé qui peut être permis aux dyspeptiques sans inconvénients sérieux.

Tous les aliments dépourvus de saveur et ceux qui sont doués d'un goût médiocre deviennent appétissants avec quelques gouttes de vinaigre. Les viandes de poisson, les têtes et les pieds de veau, de mouton ou d'agneau, très fades et lourds, si on les mange au naturel, deviennent exquis et très digestibles s'ils sont relevés par une sauce verte ou simplement assaisonnés à l'huile et au vinaigre.

C'est dans le vinaigre qu'on fait confire les cornichons, les câpres, les piments, l'oignon, les petites tomates et l'estragon. Les *pikles* et les *piccalilli* si en honneur dans les Iles Britanniques ne sont autre chose que des végétaux (oignons, cornichons, piments, tomates) confits dans le vinaigre pur (pikles) et dans le vinaigre additionné de moutarde (piccalilli). Ces divers condiments sont à proscrire d'une manière générale à cause de leurs propriétés nocives qui viennent moins du vinaigre dont ils sont imprégnés que de leurs principes âcres et irritants et de leur trame fibreuse, dure et coriace.

On prépare avec du vinaigre et du sucre un sirop acidulé et rafraîchissant qu'on boit avec de l'eau gazeuse ou ordinaire et dont les effets désaltérants sont très appréciés pendant les grandes chaleurs. Les soldats de Rome et de Carthage avaient toujours une provision de vinaigre pour couper et purifier l'eau dont ils s'abreuvaient dans le cours de leurs campagnes.

Pris à haute dose, le vinaigre fait maigrir et diminue légèrement la sécrétion spermatique. Il nuit aux asthmatiques; aux malades atteints de dyspepsie acide, d'ulcère de l'estomac; de bronchite aiguë et d'hémoptysie.

CORNICHONS. — Voir *Concombres*, p. 127.

Citrons. — Voir *Fruits,* page 162.

Capres. — La câpre est un bon condiment, constitué par le bouton floral du câprier infusé dans du vinaigre.

Ce condiment agit par l'acide acétique du vinaigre dont s'imprègne son parenchyme et par l'acide caprique ($C^{10}H^{20}O^2$) qui se dépose sous la forme d'une mince pellicule résineuse sur le calice de la fleur du câprier.

Le câprier est très répandu dans tous les pays chauds; il est commun en Italie, en Espagne et dans tout le midi de la France. Très rustique, il prospère dans les terrains les plus pauvres, dans l'interstice des rochers et sur les vieux murs, à la condition qu'il soit exposé au soleil.

Il y a trois qualités de câpres :

1° Les câpres *très petites,* sphériques, constituées par les plus petits boutons floraux, d'un beau vert, tachetées de points rouges et de consistance ferme ;

2° Les câpres *moyennes* ou *capucines,* irrégulièrement sphériques, légèrement anguleuses ;

3° Les câpres *grosses,* aplaties, de consistance molle, beaucoup moins estimées que les deux premières variétés.

Les câpres possèdent, même à l'état naturel, une acidité légère qui stimule favorablement l'activité de la sécrétion urinaire et des glandes gastriques; elles ne fatiguent que les estomacs atteints d'inflammation aiguë, et sont utiles à petites doses à tous ceux qui ont des digestions laborieuses et retardantes.

Il vaut mieux les préparer au vinaigre blanc qu'au vinaigre rouge. Elles relèvent le goût et facilitent la digestion des viandes fades ou indigestes, celles du poisson, du bœuf et du veau bouilli spécialement.

Cicéron, pendant sa disgrâce en Sicile, vécut d'eau

rougie, de pain et de câpres ; et malgré ce régime peu réconfortant, la flamme de ce puissant génie ne perdit rien de son éclat.

Il faut savoir qu'en vieillissant, les câpres se décolorent et que certains industriels les rajeunissent en les immergeant dans un bain aux sels cupriques. On reconnaît la fraude par le grattage de la pellicule à l'aide d'une lame affilée de couteau qui enlève le dépôt formé par le cuivre.

CURRY. — Le curry est un condiment composé avec plusieurs substances aromatiques, âcres et irritantes, telles que le piment jaune, la coriandre et le curcuma. Il est consommé spécialement dans les régions équatoriales, aux Indes, dans les îles de la Sonde, aux Moluques, à Bornéo et aux Philippines. Dans les pays de production il est préparé et débité à l'état frais, tandis qu'en Europe il n'existe dans le commerce qu'à l'état de poudre vendue en petits flacons. Il est peu usité en France et ne mérite pas de l'être, car il est très nuisible à l'estomac et ne doit être permis qu'à très faible dose, et encore exceptionnellement, aux sujets très vigoureux n'ayant aucune lésion irritative ou destructive dans leur appareil digestif.

Condiments aromatiques.

LAURIER. — Le laurier est un arbuste tellement répandu dans tous nos pays d'Europe qu'il semble inutile d'en faire la description. Cet arbre aux feuilles toujours vertes, désigné aussi sous le nom de laurier d'Apollon, de laurier noble (*Laurus nobilis*), a été considéré de tout temps comme le signe symbolique des triomphes remportés par les intelligences d'élite ou les volontés fortes et persévérantes. Le laurier représentait le plus beau et le plus noble des ornements qui décoraient à Delphes le temple d'Apollon, le dieu de la poésie, de la musique et des beaux-arts. La branche de laurier dont les grands conquérants ceignaient leur front après avoir anéanti les peuples rivaux ou occupant des pays dont les richesses avaient excité leur convoitise, sert encore aujourd'hui à couronner les lauréats des luttes plus fécondes, plus pacifiques et plus humaines des tournois universitaires. Le laurier, l'arbuste préféré des dieux, était, au dire des anciens, épargné par la foudre et prospérait surtout dans les terres fertiles des champs de bataille. Malgré ce prestige, le laurier n'a jamais joui auprès du philosophe du respect et de la considération qu'ont pu lui accorder les rois et les grands capitaines. Le sage lui a toujours préféré les rameaux de l'olivier qui symbolisent moins de gloire, mais évoquent aussi moins de catastrophes, de ruines, de souffrances, d'angoisses et de larmes.

Quoi qu'il en soit, le laurier, remplacé comme attribut décoratif par les rubans violets, jaunes, verts, orangés, rouges et multicolores, a perdu considérablement de son ancienne splendeur et, par une suprême ironie de la fortune, de chute en chute, de la tête des dieux, des rois, des empereurs et des poètes, il a fini par tomber dans la vulgaire et prosaïque casserole des cuisinières et des charcutiers, qui s'en servent à titre de condiment pour relever le parfum et la saveur de leurs ragoûts, de leurs sauces, des pâtés, des saucisses et des boudins.

La feuille de laurier est riche en effet en sucs qui contiennent une huile volatile, une huile fixe, de la résine, de l'amidon, de l'albumine, du sucre incristallisable et un alcaloïde, la *laurine*, qui lui communiquent des propriétés aromatiques, toniques, stimulantes, apéritives et digestives, précieuses pour rendre agréables au palais les viandes dépourvues de principes sapides et activer la sécrétion du suc gastrique.

Les pruniculteurs de l'Agenais disposent les feuilles de laurier entre les couches stratifiées des prunes d'ente séchées, pour que celles-ci s'imprègnent de leur parfum et deviennent plus digestibles.

En médecine, on emploie la feuille sèche de laurier à la dose de 1 gramme pour un verre d'infusion et l'essence à celle de XX gouttes dans une potion comme moyen de stimulation et d'excitation diffusible dans les cas d'atonie des voies digestives, de dépression des forces organiques et de faiblesse cardiaque.

En frictions sur la peau, les feuilles vertes peuvent, dans certains cas, guérir les affections sèches, squameuses et chroniques de nature dartreuse.

Associée à la vaseline, à l'huile de jusquiame ou de camomille dans les proportions de 20 o/o, l'huile de laurier calme les douleurs du rhumatisme, des névralgies et de la goutte.

MENTHE. — La menthe est une plante herbacée, indigène en Europe, en Asie et en Amérique; très commune dans les prairies humides, sur le bord des rivières et des fleuves.

La menthe de notre pays vaut celle de la Grande-Bretagne. Il existe un grand nombre de variétés de cette herbe aromatique; les plus connues sont : la menthe *sauvage*, la menthe *aquatique*, la menthe *pouliot* et la menthe *poivrée*, qui est la meilleure et qui doit son nom à sa saveur camphrée, piquante comme celle du poivre, chaude d'abord et froide ensuite surtout sous l'action d'un courant d'air. Les feuilles et la tige de la menthe, surtout les feuilles, contiennent une substance amère, une résine, de la cellulose, de l'acide tannique et une essence aromatique composée d'une huile volatile et d'une huile fixe ou stéaroptène (στέαρ, graisse, suif; πτενός, volatil) qui se rapproche beaucoup du camphre.

Les principes aromatiques de la menthe, comme ceux de l'anis, du cumin, du fenouil et des ombellifères en général pénètrent dans l'intimité de nos tissus et s'éliminent par nos divers émonctoires. Ce sont des excitants diffusibles qui favorisent la contraction des fibres musculaires lisses de l'appareil gastro-intestinal et activent l'expulsion des gaz; ils accélèrent la circulation, stimulent le système nerveux et entretiennent le feu de nos passions, au dire de Dioscoride.

L'essence de menthe aromatise excellemment un grand nombre de produits de la pâtisserie et de la confiserie et sert de base à quelques liqueurs très justement recherchées par les personnes sujettes aux coliques venteuses qui ont besoin de stimuler de temps en temps la fibre paresseuse de l'estomac ou de l'intestin.

Le sirop de menthe qu'on prépare en faisant dissoudre dans 500 grammes d'eau de menthe 1 kilo de sucre et en filtrant le mélange à l'aide d'une toile métallique, édulcore agréablement et rend digestives et rafraîchissantes les eaux gazeuses naturelles ou artificielles et même les eaux de source, et en fait des boissons très utiles dans toutes les affections fébriles de nature typhoïdique, rhumatismale ou grippale.

La crème de menthe ou pippermint est une bonne liqueur, à la condition qu'elle soit à base d'alcool de vin, qu'elle titre 24° seulement, et dont on peut faire usage de temps en temps après le repas, une ou deux fois par semaine, sans inconvénients sérieux si on la délaie dans un demi-verre d'eau.

L'infusion de menthe à raison de 5 grammes de feuilles dans un demi-litre d'eau, prise par tasse demi-heure avant chaque repas, rend des services dans le traitement de l'anémie et de la chlorose. Dans le choléra, on peut donner une tasse de cette infusion toutes les heures et même toutes les demi-heures.

L'alcool de menthe est employé en frictions contre les douleurs rhumatismales chroniques.

L'essence de menthe calme les douleurs de la carie dentaire; elle entre dans la composition de la plupart des bons dentifrices.

PERSIL. — Le persil est une plante potagère herbacée. aux feuilles vertes finement découpées, abondantes, et au centre desquelles s'élève une tige creuse quatre fois plus longue que les feuilles. Cette plante n'est pas exigeante au point de vue cultural, puisqu'elle germe et prospère dans une simple fissure de rocher. C'est précisément à cette particularité qu'elle doit son nom, tiré de deux mots grecs : πέτρος, pierre; σέλινον, rocher.

Le persil est fort recherché par les lapins et il communique à leur chair un fumet et un goût excellents; par contre, il constitue un poison mortel pour les volatiles, les perroquets et les poules tout particulièrement.

Il existe plusieurs espèces de persil : le persil *commun* des jardins, le persil *frisé* aux feuilles gaufrées, le persil à *grosse racine* comestible, le persil *fin* et le persil *panaché* qui sert à décorer les plats de viande.

A l'analyse chimique, on trouve dans le persil : du tanin, une matière grasse dénommée beurre de persil.

des sels de potasse, de soude et de chaux, une substance camphrée et deux principes alcaloïdiques, l'*apiine* et l'*apiol,* qui régularisent la circulation génitale chez la femme.

Le goût de ce condiment, légèrement piquant et camphré, excite l'appétit et favorise la digestion. Le persil communique une saveur et un parfum aromatiques aux bouillons maigres ou gras, aux viandes fades bouillies, aux légumes et à la salade. ·

On peut dire du persil et du cerfeuil que ce sont deux plantes amies de l'estomac.

Le persil est susceptible de quelques applications médicales : l'infusion des graines à la dose de 5 grammes dans deux verres d'eau bouillante facilite et précipite l'apparition des règles; l'infusion des feuilles vertes dans les proportions de 25 grammes de feuilles dans 6oo grammes d'eau, prise à l'intérieur à raison d'un verre une heure avant chacun des trois repas, dissipe la fièvre éphémère, diminue l'inflammation rénale et l'œdème chez les albuminuriques et supprime les pertes séminales; à l'extérieur, en lotions, elle est souveraine dans certaines inflammations des paupières. Pilé et appliqué sous forme de cataplasmes, le persil est un résolutif des contusions, des ganglions enflammés et des glandes mammaires engorgées dont il tarit la sécrétion. Les tiges et les feuilles, écrasées sous les doigts et introduites dans le conduit auditif, sont un remède populaire contre les maux de dents. Le suc de la plante, appliqué sur les parties malades, fait disparaître les dartres et neutralise le venin des piqûres d'insectes : abeilles, guêpes, frelons, moustiques.

Il n'existe pas de remède plus héroïque et moins dangereux. pour détruire les poux chez les enfants, que la lotion faite avec du vinaigre dans lequel on a mis à infuser pendant quarante-huit heures des graines sèches de persil. Il faut 100 grammes de graines pour 700 grammes de vinaigre blanc. Avec cette préparation si simple et si peu coûteuse, j'ai débarrassé une jeune fille de vingt ans, aux cheveux épais et crépus, de ces répugnants parasites qui l'incommodaient depuis plus de dix ans et que n'avaient pu détruire ni les soins de propreté les plus minutieux, ni les lavages au sublimé, ni les pommades antiseptiques au salol, à l'acide salicylique, à la résorcine et à l'onguent napolitain.

Il est important de savoir distinguer le persil de la ciguë, le poison judiciaire de l'antiquité, qui doit sa lugubre célébrité à la mort du divin Socrate. Les caractères de la ciguë sont indiqués à propos du cerfeuil.

ANGÉLIQUE. — L'angélique (ἄγγελος, ange), ainsi appelée à cause de la délicatesse de ses feuilles, de leur port gracieux et du goût exquis de ses tiges, est une plante de la famille des ombellifères, originaire de la Syrie, très commune sur les bords des rivières, des fleuves et des lacs, dans les gorges froides et humides des montagnes de la Norvège, de la Suisse, des Alpes et des Pyrénées.

D'après les recherches des chimistes Buchner, Mayer et Zeuner, l'angélique contient de la gomme, de l'amidon, du tanin, des malates, des sels potassiques, une huile volatile, de l'*angélicine* ($C_{13} H_{30} O$), une résine molle, un principe amer et de l'acide valérianique.

Une incision pratiquée sur les tiges et le collet des racines, au commencement du printemps, laisse sourdre un suc épais et sucré, appelé *baume d'angélique,* dont les propriétés aromatiques rappellent celles du musc et du benjoin.

Toutes les parties de l'angélique sont douées d'une odeur pénétrante aromatique et d'un goût piquant légèrement amer, fort agréable, qui se retrouve très appréciable dans la viande des animaux de boucherie et le lait des vaches dont la nourriture habituelle comprend des tiges et des feuilles de cette plante mélangées aux autres herbes fourragères.

En séchant, l'angélique perd la plus grande partie de son parfum et de son goût.

L'angélique est une plante médicinale, alimentaire et condimenteuse. Elle relève la tonicité des fibres musculaires de l'appareil gastro-intestinal, favorise l'expulsion des gaz, active les sécrétions gastrique, urinaire et sudorale et calme le système nerveux par les malates, le tanin, l'huile essentielle et l'acide valérianique qui entrent dans sa composition.

Les infusions se préparent avec 2 grammes de feuilles dans un verre d'eau bouillante, se prennent à jeun ou après le repas et sont utiles aux goutteux, aux convalescents, aux neurasthéniques et aux bronchitiques.

Avec la racine, on prépare une boisson excellente dans les maladies fébriles. Sur 25 grammes de racines coupées on verse un litre d'eau bouillante, on ajoute une cuillerée à café de rhum ou de cognac et on sucre avec un demi-verre de sirop de vinaigre. Cette boisson stimulante, aromatique et savoureuse est administrée dans le cours des maladies fébriles, par tasse, toutes les deux ou trois heures.

Quatre gouttes d'essence d'angélique sur un morceau de sucre dissous dans un demi-verre d'eau qu'on boit par gorgées après le repas facilitent notablement le travail digestif.

Les Lapons mangent les tiges d'angélique cuites dans

le lait et en font un grand usage à titre de condiment pour donner de la saveur à leurs aliments trop gras et trop peu variés. L'angélique est d'ailleurs un des rares végétaux condimentaires qui se conservent sous la neige ; aussi la considère-t-on comme une ressource précieuse pendant les interminables hivers des régions septentrionales.

Les Islandais mangent les feuilles d'angélique en salade ; ils les mélangent avec les viandes de poisson et les mâchent comme des chiques à tabac.

Les jeunes tiges confites constituent un succédané, aussi savoureux que facile à obtenir, des parties vertes de la plante. On les prépare de la manière suivante : parmi les jeunes tiges, on choisit les plus grosses et on les coupe en fragments de 20 à 25 centimètres, qu'on fait blanchir en les laissant infuser pendant une heure dans l'eau bouillante ; quand la cuisson les a rendues flexibles, on les débarrasse de leurs parties filamenteuses et on les fait cuire dans du sirop de sucre, à petit feu, pendant six heures consécutives ; après cela, on les étend sur une plaque de verre ou de marbre et, après les avoir roulées dans de la farine de sucre, on les fait sécher à l'étuve.

La crème d'angélique, faite avec de l'eau-de-vie de vin, est une liqueur délicieuse qui facilite la digestion et calme instantanément les coliques venteuses. En voici la formule :

```
Racines fraîches d'angélique. . .   15 grammes.
Graines d'angélique. .)
   —    de fenouil .  .( de chaque, 10 grammes.
   —    de coriandre .)
```

Faire macérer pendant trois jours dans 800 grammes d'eau-de-vie à 50° ; ajouter 400 grammes d'eau ; distiller jusqu'à ce qu'on ait obtenu le volume représentant la moitié du mélange, soit trois grands verres de table, et sucrer avec un sirop composé de 500 grammes de sucre dissous dans 200 grammes d'eau bouillante.

CERFEUIL. — Le cerfeuil est une plante potagère, de la famille des ombellifères, cultivée dans les jardins de tous les pays d'Europe. Il tire son nom de la prodigalité réjouissante avec laquelle il répand ses feuilles sur le sol (χαίρειν, se réjouir; φύλλον, feuille).

La tige du cerfeuil, creuse et cannelée, s'élève à 30 ou 40 centimètres au-dessus du sol et se divise en un grand nombre de rameaux supportant des feuilles délicates, découpées, pennées et couronnées par des fleurs blanches disposées en ombelles.

Le cerfeuil présente, dans son ensemble, quelques points de ressemblance avec le persil et la ciguë. Il est essentiel de connaître les caractères qui permettent de le différencier de la ciguë, car cette dernière est une plante très vénéneuse, et il n'est pas rare de les voir pousser côte à côte sur le même terrain.

	CERFEUIL	CIGUË
Hauteur. .	50 centimètres à 1 mètre.	1 à 2 mètres.
Tige. . . .	vert clair, fistuleuse, dressée, divisée en rameaux multiples.	dressée, fistuleuse, épaisse, teintée régulièrement ou striée de lignes vineuses, coloration foncée plus particulièrement à la base de la tige et au niveau des divisions.
Feuilles.. .	courtes, délicates, simples, légèrement duveteuses sur les deux faces, vert pâle.	épaisses, vert sombre.
Odeur. . .	musquée, anisée.	fétide, nauséabonde.
Saveur. . .	aromatique.	amère.

Le cerfeuil est doué d'une odeur musquée agréable et d'une saveur légèrement acide, anisée et amère qui flatte le palais et active la sécrétion des glandes salivaires et gastro-intestinales. Ces propriétés sont particulièrement développées dans les jeunes pousses de la plante, d'où la nécessité de multiplier les semis en les renouvelant à quinze jours de distance. Par la dessiccation, le cerfeuil perd une grande partie de son parfum et de son goût; cependant il en conserve suffisamment pour rendre encore des services comme condiment pendant les mauvais jours de l'hiver.

Les principales variétés de cerfeuil sont :

1" Le cerfeuil *commun,* que nous venons de décrire;

2° Le cerfeuil *tubéreux,* dont la racine est formée de renflements noueux à chair cassante et parfumée que certaines populations de l'Asie estiment comme un excellent légume;

3° Le cerfeuil *frisé,* aux feuilles courtes, denses, gaufrées et découpées; peu savoureux, et utilisé surtout pour l'ornement des plats de viande;

4° Le cerfeuil *musqué,* dont l'odeur trop pénétrante impressionne désagréablement l'odorat de certains gourmets;

5° Le cerfeuil *sauvage,* ou persil d'âne, à tige renflée et noueuse, d'odeur forte et vireuse et doué de propriétés vénéneuses.

Les qualités sapides et aromatiques du cerfeuil sont dues à une huile spéciale très volatile qui est facilement entraînée par les vapeurs du bouillon et des décoctions culinaires; aussi doit-on avoir soin de n'ajouter cette plante légumière et *condimentaire* aux soupes et aux sauces que cinq à dix minutes seulement avant de les retirer du feu.

Les feuilles de cerfeuil sont apéritives, stimulantes, diurétiques, rafraîchissantes et résolutives; elles rendent des services dans le traitement du scorbut, des maladies du foie, des affections érythémateuses et prurigineuses de la peau et du cancer; elles calment aussi l'irritation des bronches et modèrent les quintes de toux des phti-siques. Elles sont employées sous forme d'infusion à l'intérieur ou de cataplasme dans les affections externes : engorgements ganglionnaires, mammaires, ulcères, etc. La décoction de feuilles de cerfeuil est encore à l'heure actuelle considérée par les campagnards comme un remède souverain contre certaines ophtalmies.

En économie domestique, on se sert du cerfeuil pour préparer les bouillons d'herbes, les sauces aux fines herbes et pour assaisonner les salades.

ESTRAGON. — L'estragon est une plante originaire de la Sibérie, aromatique comme l'absinthe et l'armoise. Il est aussi connu sous le nom d'herbe dragon, à cause de la forme de sa racine qui ressemble au monstre de la Mythologie. La tige de cette plante, qui est cul-tivée dans tous les jardins d'Europe, mesure de 20 à 50 centimètres de hauteur et porte des feuilles étroites et longues, au suc abondant, acidulé et aromatique qui jouit de propriétés stimulantes, apéritives et stomachiques remarquables.

L'estragon relève le goût de la salade et des ragoûts; il entre dans la composition de la moutarde et, confit au vinaigre, il remplace avantageusement les cornichons.

Ce condiment n'est permis qu'aux estomacs suppor-tant bien les crudités; mais, quand la muqueuse gastrique est indemne de toute inflammation aiguë, il est plutôt utile que nuisible.

FENOUIL. — Ainsi appelé à cause de sa ressemblance avec le foin coupé *(fenum)*, le fenouil est une plante condimentaire, originaire des contrées méridionales de l'Europe, à la tige mesurant jusqu'à 1^m5o de hauteur, grosse, cylindrique à sa naissance et divisée en un grand nombre de rameaux flexibles et ténus recouverts de feuilles finement découpées.

Le fenouil doit ses propriétés aromatiques, toniques, stimulantes, digestives, fébrifuges et sudorifiques à une huile qu'il contient dans les proportions de 3 o/o. Cette huile volatile est constituée par l'anéthol ou camphre d'anis et par un principe térébenthiné. Les graines et les feuilles sont les parties usitées du fenouil.

Les graines entrent dans la composition du ratafia; dragéifiées, on les mange pour parfumer l'haleine.

Les feuilles aromatisent le bouillon, relèvent la saveur des ragoûts et de la salade et rendent la chair du poisson plus ferme et plus appétissante. Dans certaines contrées de l'Italie, on mange en salade les jeunes pousses et le collet radiculaire du fenouil.

Certaines ménagères se servent des tiges desséchées du fenouil pour parfumer leur linge.

Cette plante était fort estimée par les médecins du siècle dernier, qui lui attribuaient la propriété de faire maigrir, d'activer la digestion, de guérir l'asthme et les coliques venteuses.

On prépare dans les ménages une liqueur appelée fenouillette dont voici la formule :

Alcoolature de fenouil . . .	15o grammes.
— de coriandre . .	o,25 centigrammes.
— de cannelle. . .	o,25 centigrammes.
Alcool de vin à 60°	200 grammes.
Sucre	5oo grammes.

Ajouter la quantité d'eau distillée bouillante nécessaire pour dissoudre le sucre et compléter le litre.

OLIVE. — L'olive, fruit à un seul noyau, nous vient de l'olivier, l'arbre symbolique de la paix qui vit presque un siècle et dont les branches ont tour à tour servi à faire des armes aux grands chefs d'armée et des couronnes aux vainqueurs· des jeux olympiques. C'est un fruit ovoïde, gros comme une noisette, d'un vert foncé et d'une saveur amère désagréable avant sa maturation dans la saumure qui lui communique ses qualités savoureuses et apéritives.

Les meilleures olives sont récoltées dans la Provence et dans le Languedoc : les *lucques* sont les plus recherchées; les *verdales*, quoiqu'un peu inférieures aux premières, sont pourtant plus estimées que les *amelau*.

L'olive sauvage est plus petite, moins savoureuse, et moins riche en huile que le fruit cultivé.

D'après le chimiste Braconnot, l'olive contient une matière colorante; de petites proportions d'albumine et de principes amylacés; des sels de potasse, de chaux et de magnésie et une matière grasse; de l'huile, dans les proportions de 25 o/o.

La bonne huile d'olive renferme 70 o/o d'oléine et 30 o/o de matières grasses cristallisables, stéarine et margarine, qui se précipitent sous l'influence du froid et se déposent sous forme de nuages floconneux.

L'olive est un condiment qui n'est ni nourrissant ni de facile digestion et qu'on doit interdire aux enfants n'ayant pas dépassé cinq ans, aux irritables, à ceux qui sont atteints de renvois, de ballonnement, d'aigreurs, de migraines, de vertiges et d'insomnie. Ce condiment est difficile à digérer parce que son tissu est coriace et aussi parce qu'il est très riche en matière grasse.

Les olives sont un aliment précieux pour les diabétiques et les phtisiques dont l'estomac fonctionne bien ; ces fruits sont employés surtout pour relever le goût de la viande de volaille, de canard et de gibier ; on les sert aussi comme entremets. Je ne crois pas qu'il existe de plat plus appétissant, plus délicat et plus savoureux que les olives farcies avec des câpres, des anchois, des fragments de truffe et du thon mariné ; mais on ne doit en manger qu'exceptionnellement, car l'usage immodéré ou trop souvent répété de cette délicieuse macédoine ne tarderait pas à provoquer des phénomènes inflammatoires du côté de l'appareil digestif, des éruptions prurigineuses vers la peau, des vertiges, des migraines et des névralgies. Les festins dans lesquels ces condiments sont habituellement servis ne sont inoffensifs qu'à la condition qu'ils soient rares et que le lendemain soit un jour d'abstinence avec de l'eau comme boisson unique.

L'huile d'olive, qui représente la partie essentielle de l'olive, est d'un emploi très courant en économie domestique. Comme digestibilité, elle tient le milieu entre la graisse, qui est très lourde, et le beurre, dont la digestion est facile. En vieillissant, sa couleur se fonce, sa consistance s'épaissit et son goût devient rance ; on recherchera donc de préférence les huiles fluides et peu colorées.

L'huile d'olive jouit de propriétés émollientes et laxatives remarquables. A la dose d'une cuillerée à soupe prise à jeun ou d'un grand verre en lavement, elle réussit quelquefois mieux que les purgatifs contre la constipation.

On administre l'huile d'olive, à la dose d'un grand verre, aux malades atteints de coliques hépatiques, avec la conviction qu'en pénétrant dans les conduits biliaires elle lubrifiera leurs parois et favorisera l'expulsion des calculs. Cette pénétration de l'huile dans le canal cholédoque, cystique ou hépatique, et surtout dans les ramifications de celui-ci, est absolument invraisemblable ; et s'il est vrai réellement qu'elle facilite la progression des calculs vers l'intestin, c'est plutôt parce qu'elle provoque une abondante sécrétion de bile qui, en s'écoulant, entraîne les concrétions calculeuses obstruant ses conduits naturels. Nous savons, en effet, que la bile émulsionne l'huile et tous les corps gras, que sa sécrétion s'opère et que la vésicule biliaire se vide de son contenu lorsque les graisses arrivent dans le duodénum.

En s'étendant sur la muqueuse de l'estomac, sous la forme d'une nappe graisseuse légèrement imperméable, l'huile d'olive restreint l'absorption des substances toxiques et diminue l'action irritante et destructive des poisons corrosifs. C'est donc avec raison qu'on doit la recommander dans les cas d'empoisonnement, sauf cependant quand le poison absorbé est soluble dans l'huile, comme le sont la cantharide et le phosphore.

SERPOLET. — Le serpolet (nom tiré du latin : *serpo,* je rampe) est une plante aromatique aux tiges simples, rampantes, d'un rouge vineux, qui portent des feuilles très petites, de forme ovalaire, mesurant 4 à 5 millimètres de long sur 2 à 3 de large. Parmi les touffes des tiges et des feuilles se détachent quelques fleurettes aux jolies couleurs purpurines. On donne aussi au serpolet les noms de thym sauvage, pouilleux ou pouillon, et cependant les deux plantes ne se ressemblent guère : le serpolet est plutôt une plante herbacée dont les tiges flexibles se couchent et rampent sur le sol, tandis que le thym a des tiges ligneuses, rigides, et des feuilles très étroites mesurant 4 à 5 millimètres de long et à peine 1/2 millimètre de large.

Le serpolet prospère sur les coteaux, le long des chemins, dans les terrains pauvres et arides; il est cultivé en bordure dans beaucoup de jardins.

Les lièvres, les lapins, les moutons et les chèvres sont très friands de serpolet et leur viande s'imprègne très agréablement des principes aromatiques de cette plante. Les abeilles puisent dans le suc de sa fleur un des multiples éléments qui servent à la fabrication de leur miel.

A l'analyse chimique, on trouve dans le serpolet une huile essentielle camphrée, dont l'odeur pénétrante, fine et suave la recommande comme un parfum des plus exquis.

Le serpolet est fréquemment utilisé par les cuisinières pour rendre plus savoureuses et plus digestives les viandes de porc, de gibier et de poisson; mais cette plante est moins intéressante par ses vertus culinaires que par ses qualités médicinales qu'elle partage avec la plupart des labiées, le romarin, la lavande, la sauge et la sarriette.

Le serpolet possède à un très haut degré des propriétés toniques, digestives, carminatives, vermifuges, sédatives et vaso-constrictives.

En stimulant les muscles lisses de l'estomac et de l'intestin, il active le travail mécanique de la digestion et favorise l'expulsion des gaz; son action calmante sur le système nerveux le rend très utile dans les dyspepsies douloureuses et en fait un spécifique précieux dans les affections convulsives de l'appareil respiratoire : asthme et coqueluche.

La tisane de serpolet modère et arrête quelquefois les hémorragies pulmonaires et utérines. La poudre de serpolet, prisée comme du tabac, supprime les hémorragies nasales.

Au dire de Linné, l'infusion de serpolet décongestionne le cerveau et dissipe l'ivresse.

Sous forme d'infusion, le serpolet remplace avantageusement le thé après le repas, et convient surtout aux sujets qui ne supportent pas les excitants.

Le serpolet sert à préparer des bains aromatiques très efficaces contre les douleurs du rhumatisme chronique. Pour cela, on fait bouillir 100 grammes de la plante sèche dans 1 litre d'eau pendant un quart d'heure, et on verse cette décoction dans le bain.

Thym. — Le thym (θύω, je parfume) est un minuscule arbrisseau, aux tiges multiples et serrées, ligneuses et sous-ligneuses, dont la hauteur ne dépasse pas 25 centimètres. Il est connu aussi sous le nom de *farigoule* et de *mignolèse* des Genevois.

A l'analyse chimique, on trouve dans le thym : une huile essentielle volatile, et un principe cristallin, le *thymol* ou acide thymique, très soluble dans l'alcool et dans l'éther et presque insoluble dans l'eau.

Les propriétés et les usages de cette plante sont les mêmes que ceux du romarin et du serpolet.

Le thym ne possède toutes ses qualités qu'au moment de sa floraison, qui se continue de juin à fin août, et c'est pendant cette période qu'il sera récolté pour être soumis à la dessiccation, qui ne lui ôte ni son arome ni ses vertus stimulantes et stomachiques.

Le thym est employé à titre de condiment pour relever la saveur des viandes fades, des ragoûts, des sauces et de la charcuterie. Les confiseurs en disposent quelques branches entre les couches stratifiées des pruneaux, des raisins, des dattes et des figues, et les bonnes ménagères ont soin chaque année d'en faire une abondante provision afin de parfumer leur linge et aussi dans le but d'éloigner les mites de leur garde-robe.

Le vinaigre dans lequel on a fait infuser du thym (25 grammes de thym pour 500 grammes de liquide) constitue un liniment utile dans le traitement de la gale.

GENIÈVRE. — Le genièvre est une baie de forme ovoïde, du volume d'un pois et de couleur vineuse à sa maturité.

Sa composition chimique, très riche et très variée, comprend : une huile essentielle, de la résine, une matière grasse cireuse, de l'albumine, du sucre et des sels de potasse, de calcium et de soude en combinaison avec de l'acide acétique et de l'acide malique. L'huile essentielle se dégage par l'évaporation des cristaux que renferme la baie, cristaux isomères de la terpine qui est un hydrate de térébenthine. C'est à l'huile essentielle et aux sels de calcium, de potasse et de soude que les graines de genièvre doivent leurs propriétés aromatiques, stomachiques, stimulantes, diffusibles, diurétiques et sudorifiques.

Les Allemands font un si grand usage du genièvre dans leurs préparations culinaires que ce condiment est quelquefois désigné sous le nom d'aromate allemand. Les Suédois s'en servent pour aromatiser leur bière. Les Anglais, les Hollandais, les Norvégiens et les Belges préparent avec le genièvre et du mauvais alcool de seigle, d'orge, d'avoine et de maïs une boisson connue sous le nom de *gin*, dont les effets toxiques, supérieurs à ceux des plus pernicieuses liqueurs, se traduisent par des crises de bestiale férocité et par une déchéance profonde des facultés physiques et morales. Cette action nocive du gin tient uniquement à l'alcool de grains et non à la baie du genévrier.

Quand les vignes françaises furent détruites par le phylloxera, les populations quercynoises consommèrent comme boisson journalière, pendant plus de dix ans et sans en éprouver la moindre altération dans leur santé, une sorte de piquette obtenue par la fermentation des baies de genièvre dans de l'eau tiédie et légèrement additionnée de sucre.

La médecine a tiré parti des propriétés du genévrier et de ses fruits pour le traitement d'un certain nombre de maladies.

L'huile de cade, résultant de la distillation du bois, pure, ou mieux associée par parties égales au cérat de Galien, réussit généralement très bien contre certaines affections chroniques de la peau : eczéma, impétigo du cuir chevelu et de la barbe. Quelques baies brûlées dans le réchaud qui sert de chauffe-lit dégagent des principes aromatiques volatils qui agissent favorablement sur le rhumatisme chronique.

Les infusions faites avec 5 grammes de graines dans 500 grammes d'eau et bues par tasse toutes les deux heures facilitent l'expectoration dans la bronchite aiguë ou chronique et dans l'asthme ; augmentent la sécrétion urinaire, éliminent l'acide urique et modifient très heureusement le catarrhe de la vessie.

On sait que l'huile de Harlem, qui est également un produit de la distillation du genévrier, constitue un remède véritablement héroïque pour la guérison de la gravelle et du sable urinaire.

Les baies de genièvre et tous les produits du genévrier possèdent des propriétés très actives, et il serait dangereux d'en abuser, car les doses excessives congestionnent le rein et déterminent quelquefois des hématuries. Les albuminuriques devront s'en abstenir.

Anis vert. — L'anis vert est le fruit du *Pimpinella anisum,* plante herbacée, de la famille des ombellifères, originaire de l'Égypte, et qu'on cultive en Syrie, en Grèce et dans tous les jardins de l'Europe.

Ce fruit est constitué par une graine allongée, quelquefois légèrement recourbée, de petites dimensions, mesurant à peine 2 à 3 millimètres de long et douée d'une odeur aromatique et d'une saveur piquante, sucrée, très agréables.

Il existe plusieurs variétés d'anis verts :

1° L'anis de *Russie,* petit, brunâtre, et peu aromatique :

2° L'anis de *Touraine,* d'un joli vert, et très parfumé ;

3° L'anis de *Malte* et d'*Alicante,* d'une grande suavité, et d'une odeur pénétrante délicieuse ;

4° L'*anis vert commun,* d'une couleur blanchâtre, dégageant une odeur agréable, et très estimé.

L'anis vert contient une huile essentielle et une résine auxquelles la plante emprunte toutes ses propriétés. Cette huile, très volatile, s'élimine par les divers appareils sécréteurs de l'économie : reins, glandes sudoripares, salivaires, hépatique, pancréatique et mammaires, dont elle exalte particulièrement l'activité ; elle stimule la contractilité des fibres musculaires de l'appareil gastro-intestinal, accélère le travail digestif et facilite l'expulsion des gaz, surtout après l'ingestion de substances alimentaires riches en amidon, telles que les haricots, les pommes de terre, les fèves, les pois et les lentilles. A la dose de I à II gouttes sur un morceau de sucre qu'on dissout dans un verre d'eau, elle est indiquée après un repas copieux.

L'essence d'anis, en s'éliminant par les bronches, tarit la sécrétion exagérée de la muqueuse respiratoire atteinte de catarrhe récent ou chronique et doit être surtout conseillée quand la période aiguë est passée.

Après l'absorption d'une infusion d'anis, le lait de la nourrice devient plus abondant et calme la colique du nourrisson, grâce à l'essence qu'il contient.

L'anis ne peut fatiguer que les estomacs dont la muqueuse est atteinte d'inflammation aiguë, ou bien lorsqu'il est absorbé à doses immodérées, et dans ce dernier cas il provoque des maux de tête qui se dissipent vite pendant que s'établit une abondante transpiration dégageant une odeur manifeste d'anis.

Une demi-tasse d'infusion avec un gramme d'anis purge les enfants de six à dix mois.

Certains asthmatiques calment leurs crises d'étouffement en fumant une cigarette d'anis verts.

Les confiseurs transforment les graines d'anis verts en petites dragées connues sous le nom d'anis couvert de Verdun et de Flavigny, qu'on donne aux enfants comme vermifuge et qui sont plutôt nuisibles, parce qu'elles n'expulsent ni les ascarides ni les oxyures et qu'elles séjournent quelquefois pendant plusieurs semaines dans le tube intestinal et deviennent l'origine d'accidents graves, ainsi que nous en rapportons plus loin un exemple très instructif.

ANIS ÉTOILÉ. — L'anis étoilé ou badiane est le fruit d'un arbre de grande taille, l'*Illicium anisatum,* de la famille des magnoliacées, très répandu en Chine et dans la Tartarie. Il est constitué par huit, dix ou douze capsules, dures, cassantes, ligneuses, coriaces, disposées en forme d'étoile, comme les rayons d'une roue autour de leur moyeu, et renfermant chacune une graine ovale recouverte d'une pellicule de couleur rougeâtre et très riche en matière grasse.

Il existe deux espèces de badiane : la badiane *vraie* et la badiane *sacrée,* dite aussi badiane des temples et des tombeaux, parce qu'elle était cultivée autrefois autour des temples et dans les cimetières.

La badiane vraie renferme une huile volatile très abondante, aussi aromatique et aussi active que celle de l'anis vert, qu'elle peut remplacer avantageusement. C'est avec elle qu'on prépare l'anisette de Bordeaux.

La badiane sacrée présente un aspect moins rugueux que la précédente; ses capsules, légèrement recourbées, se terminent par un bec plus aigu; son odeur est forte, nauséeuse et repoussante, et son essence, aux propriétés convulsivantes, est aussi nuisible que celle de l'absinthe.

CHERVIS. — Considéré par l'empereur Tibère comme le meilleur condiment pour activer le travail digestif et relever les forces viriles languissantes, le chervis est une plante de la famille des ombellifères, cultivée dans les jardins des régions centrales et méridionales de l'Europe.

La racine, qui est fusiforme, charnue, aromatique et savoureuse, et la graine, dont les propriétés diffèrent peu de celles de l'anis, sont les deux parties comestibles du végétal. La racine, qui a la saveur sucrée du céleri et de la carotte, sert à préparer des bouillons stimulants et apéritifs et se mange cuite à l'eau, entière ou en purée ou en sauce blanche, comme la scorsonère et le salsifis. De tous les légumes racines, le chervis est celui qui possède le plus d'éléments nutritifs et l'un de ceux qui se digèrent le mieux. Au dire des médecins de l'antiquité, cette racine favoriserait la guérison de l'asthme et du catarrhe bronchique et arrêterait l'hémoptysie (crachement de sang) et l'hématurie (pissement de sang).

La graine de chervis, qui entre dans la composition de quelques liqueurs et de certaines pâtisseries, communique un goût très délicat à l'eau-de-vie de vin.

CARVI. — Le carvi et le chervis présentent entre eux de grandes analogies, tant au point de vue de leur culture que de leurs propriétés; cependant ils constituent deux genres bien différents, et on ne doit pas les confondre, comme l'ont fait un grand nombre d'auteurs.

La racine de carvi, fusiforme, grosse comme le médius d'un adulte, charnue, savoureuse et aromatique, constitue un aliment délicat, de facile digestion, et très recherché par les habitants du Nord, qui le mangent comme la carotte et le panais.

La graine, brunâtre, divisée, comme celle des céréales, par un sillon médian, légèrement recourbée, contient 6 à 8 o/o d'une huile volatile composée d'un hydro-carbure simple, le carvène ($C^{10}H^{46}$), et d'un hydro-carbure oxygéné, le carvol ($C^{10}H^{14}O$), qui lui communiquent leurs propriétés aromatiques, stimulantes et carminatives. Les Allemands, les Suédois et les Russes l'emploient pour relever le goût du pain, des soupes, des ragoûts, des fromages, des légumes et de la choucroute; les Anglais l'associent à un grand nombre de leurs pâtisseries et de leurs confitures; elle entre dans la préparation du kummel et sert aussi à faire de petites dragées.

CANNELLE. — On désigne sous le nom de cannelle l'écorce du cannelier dépouillée de son épiderme ainsi que des lichens et des mousses dont elle est quelquefois recouverte. Elle se présente sous la forme de petits cylindres rougeâtres, durs et cassants, ayant l'aspect d'un petit tuyau ou d'une canne. C'est par analogie avec sa forme qu'on appelle cannelle, en terme de tonnellerie, les tubes en bois cylindro-coniques dont on se sert encore dans certains pays en guise de robinet.

Le cannelier ou laurier cinname (*Laurus cinnamomum*) est un arbre toujours vert originaire d'Asie. Il est l'objet d'une culture spéciale dans l'île de Ceylan et on le trouve très répandu dans les forêts de notre belle colonie du Tonkin, dont il constitue une des principales richesses.

Les tubes de cannelle sont détachés des branches de trois à quatre ans par trois sections : deux circulaires, distantes de 3o à 35 centimètres, et une longitudinale, aboutissant aux deux premières. Après les avoir décollés à l'aide d'une lame émoussée, on les soumet à la dessiccation.

On connaît quatre espèces principales de cannelle :

1° La cannelle de *Ceylan*, la meilleure par sa saveur sucrée et stimulante et par son arome pénétrant, délicat et suave. Ses fragments, réguliers, ont une texture fine, une couleur d'un jaune roux et une longueur uniforme qui est de 33 centimètres. Il existe une cannelle de Ceylan dite cannelle *mate*, de qualité inférieure, qui est récoltée sur des branches plus grosses et plus vieilles et qui se présente sous la forme de fragments plats, épais, larges de 3 à 4 centimètres, et d'un jaune tirant sur le rouge.

2° La cannelle de *Cayenne*, qui est douée d'une saveur et d'un parfum très agréables, mais à un degré moindre que la cannelle de Ceylan, dont elle diffère aussi par sa texture plus grossière, sa couleur rouge plus faible, légèrement rouilleuse, et l'épaisseur plus grande de ses morceaux.

3° La cannelle de *Chine*, caractérisée par une odeur forte, peu suave, et la fragmentation des tubes courts et roussâtres.

4° La cannelle du *Tonkin*, qui se rapproche beaucoup par ses qualités de la cannelle de Ceylan.

Composition chimique. — D'après les analyses qui ont été faites par les chimistes Vauquelin, Planche et Martin, la cannelle renferme de l'amidon, du sucre, de la mannite ou cinnamomine, 1/2 à 1 o/o d'huile essentielle et un principe camphré aromatique.

C'est à son huile essentielle spécialement que la cannelle doit ses propriétés stomachiques et stimulantes si utiles à tous ceux qui sont atteints de flatulences, de dilatation et d'atonie de l'appareil digestif.

La cannelle est un condiment dont l'usage modéré réveille très avantageusement l'activité digestive des estomacs paresseux ou surmenés. Elle n'est contre-indiquée que chez les sujets dont la muqueuse gastro-intestinale est le siège d'un processus inflammatoire aigu et ne peut nuire sérieusement en aucun cas, à moins qu'elle ne soit absorbée à des doses immodérées.

Quatre à cinq gouttes d'essence de cannelle sur un morceau de sucre croqué après le repas ou dissous dans un demi-verre d'eau constituent un digestif agréable, efficace et inoffensif.

La cannelle entre dans la composition du chocolat et lui communique ses propriétés stimulantes et toniques.

Le vin chaud à la cannelle fait vite disparaître la courbature des refroidissements par l'abondante transpiration qu'il provoque en quelques minutes. On peut remplacer

le vin chaud à l'écorce de cannelle par la préparation
suivante :

> Alcoolature de cannelle . . . .   10 grammes.
> Sirop simple.   30   —
> Vin chaud.   200   —

A prendre en trois fois, à une heure de distance, dans
un demi-verre d'eau chaude.

Le riz cuit dans le lait avec un fragment de cannelle et
de vanille et sucré ou caramélisé convenablement est un
mets savoureux, nourrissant et de facile digestion.

La dose de cannelle pour les infusions ou le vin chaud
est de 10 grammes d'écorce pour un litre d'eau ou de
vin ; celle de l'essence est de 50 centigrammes à 1 gramme
dans un véhicule quelconque qu'on boira par tasse en
vingt-quatre heures.

La cannelle fait partie des plantes aromatiques qui
servent à la fabrication de la Chartreuse.

La crème de cannelle, qui est une excellente liqueur
tonique et digestive, peut être préparée d'après la
formule suivante :

> Eau-de-vie de vin à 50°. . . . . . .   300 grammes.
> Sucre   450   —
> Eau distillée   400   —
> Essence de cannelle. . . . .   5 à 10 grammes.

Cette liqueur se recommande par ses qualités aromatiques et sa faible teneur en alcool, qui n'est que de 15°,
ne dépassant pas celle des vins liquoreux.

CORIANDRE. — La coriandre est la graine d'une plante
de la famille des ombellifères, qui croît spontanément
en Italie et en Espagne et qu'on cultive dans les jardins
en France : dans la Touraine, à Saint-Denis, et dans la
plaine des Vertus, près Paris.

Cette graine, grosse comme du plomb de chasse de moyen calibre, est roussâtre quand elle est bien mûre et de bonne qualité. On lui a donné le nom de coriandre (κόρις, punaise; ανθρον, odeur) parce que à l'état vert, surtout si on la presse entre les doigts, elle dégage une odeur repoussante de punaise qui, par la dessiccation, se transforme en un parfum très suave. Avant son entier développement la coriandre n'est pas seulement désagréable, elle est encore dangereuse par ses propriétés légèrement narcotiques, qui disparaissent sous l'influence de la maturation.

Composition chimique. — La coriandre contient 15 o/o de matières grasses et 1/2 à 1 o/o d'huile essentielle.

C'est l'essence qui lui cède ses propriétés aromatiques, stomachiques et carminatives qu'on utilise pour réveiller la contractilité affaiblie des fibres musculaires de l'estomac et de l'intestin chez les dyspeptiques et les dilatés. C'est aussi le même principe qui facilite l'expulsion des gaz et des glaires.

Les confiseurs enrobent les graines de coriandre d'une couche de sucre pour les transformer en petites dragées semblables à celles qui sont faites avec les anis verts.

Pour augmenter leurs charmes, les femmes aimables et délicates croquent ces dragées, qui communiquent une senteur d'une suavité exquise aux effluves dégagés par l'exhalaison de leur respiration. Ces dragées, aussi bien que celles d'anis verts, sont interdites aux enfants. Ceux-ci, en effet, se contentent de les sucer et avalent à peu près intacte la partie végétale, graine ou fleur, qui résiste à l'action dissolvante des sucs digestifs, s'accumule, séjourne quelquefois pendant plusieurs semaines dans le tube intestinal et devient le point de départ de désordres morbides redoutables. J'ai soigné, avec mon distingué confrère le D' Bouvet, en septembre 1900, l'enfant de M. B..., 33, rue de Marmande, qui était atteint d'une fièvre typhoïde exceptionnellement grave et qui expulsa, vers le trentième jour de la maladie, une demi-tasse d'anis verts, que ni les purgatifs ni les grands lavages intestinaux avec la sonde de Nélaton n'avaient pu réussir à faire évacuer. J'appris plus tard que l'enfant, qui passait tous les jours devant une pharmacie, demandait régulièrement deux sous à sa grand'mère pour acheter les bonbons vermifuges qu'il mangeait à la promenade. Et ce fut alors seulement que je pus m'expliquer la présence dans les selles de cette multitude de fragments de nature végétale et la longue durée de la fièvre typhoïde chez un enfant aussi jeune.

La dose de coriandre pour les infusions est de 10 grammes de graines dans un litre de liquide.

Les Hollandais emploient beaucoup la coriandre pour relever la saveur de leurs ragoûts et les Égyptiens boivent les infusions de cette graine pour calmer les coliques venteuses.

On la mélange au séné afin de neutraliser son amertume, de corriger sa mauvaise odeur et d'empêcher les coliques intestinales.

Le goût et le parfum communiqués aux aliments et aux boissons par la graine de coriandre ne peuvent être nuisibles dans aucun cas et rendent au contraire des services en excitant l'appétit et en facilitant la digestion.

Cumin. — Le cumin est une plante de la famille des ombellifères, cultivée en Égypte, au Sénégal et dans l'île de Malte sous le nom d'anis âcre. Sa tige est haute de 50 centimètres, ses feuilles sont étroites, allongées, et ses fleurs blanches ou roses.

La graine est l'unique partie du végétal qui soit utilisée en économie domestique, en pharmacie et en liquoristerie. La bonne graine de cumin présente une coloration verdâtre ; elle atteint sa parfaite maturité dans les greniers où elle doit être exposée pendant quinze à vingt jours à l'action de l'air. Si on attendait pour faire la récolte de la graine que la maturité fût entière on en perdrait les neuf dixièmes.

D'après les recherches du chimiste Bley, la graine de cumin renferme pour 100 parties :

<pre>
7 parties de matière grasse.
13   —   de résine.
8   —   de mucilage et gomme.
55   —   de matières albuminoïdes.
4   —   d'huile essentielle.
</pre>

Comme la coriandre, l'anis et le fenouil, le cumin possède des propriétés stimulantes, aromatiques, carminatives et stomachiques ; il relève utilement le goût des aliments et des pâtisseries ; stimule les fonctions digestives, les sécrétions urinaire et sudorale, et contribue dans une certaine mesure à compléter l'épuration organique. Son odeur est agréable et son goût légèrement amer lui communique des propriétés apéritives qu'appréciaient à un très haut degré les médecins et les naturalistes de l'antiquité.

Dioscoride et Horace prétendent que le cumin fait pâlir et blanchir la peau du visage : cette vertu devrait le rendre précieux aux ivrognes dont la trogne bourgeonnante se colore d'une rougeur vineuse par trop révélatrice.

Les buveurs de bière du nord de l'Allemagne, pour aiguiser la soif, mangent du pain contenant des graines de cumin. Les Anglais en introduisent dans leurs fromages, et les Russes s'en servent pour la fabrication d'une liqueur stomachique, le kummel, qui a le grave défaut d'être trop riche en alcool. Certains vétérinaires recommandent d'ajouter à l'avoine une poignée de graines de cumin pour augmenter l'appétit des chevaux. Les éleveurs en jettent sur le plancher des colombiers dans le but d'attirer les pigeons, qui en sont très friands, et les chasseurs expérimentés savent bien que les perdrix aiment à fréquenter les champs où pousse le cumin.

L'huile essentielle de cumin, à la dose de 5o centigrammes à 1 gramme dans une tasse d'eau ou dans une infusion de fleurs d'oranger, de thé ou de tilleul sucrées, dissipe très rapidement les douleurs de l'embarras gastrique.

La dose de graines pour une infusion est de 2 grammes par verre de liquide.

GINGEMBRE. — Le gingembre est une plante dont le port ressemble beaucoup à celui du roseau. Il tire son nom de la ville de Gengi, qui en était autrefois le centre d'approvisionnement le plus important et le plus connu. La racine, qui porte le nom de la plante elle-même, est la partie utilisée comme condiment; elle est aplatie, palmée et composée de plusieurs tubercules articulés et recouverts d'une enveloppe épidermique écailleuse, sèche et ridée.

Le gingembre contient de l'amidon, de la gomme, une huile essentielle épaisse, jaune clair, dégageant une odeur de térébenthine et de camphre et composée de deux hydro-carbures : le *cymène* et le *terpène*. A ces éléments divers viennent s'ajouter une résine molle, acide et un principe spécial, le *gingérol* (Tresch), auquel le condiment doit sa saveur piquante, âcre et stimulante.

Les gingembres de la Jamaïque, du Bengale, de la Cochinchine et de la côte de Malabar sont les espèces les plus répandues dans le commerce.

Ces espèces se divisent en deux catégories, d'après la coloration de leur partie intérieure qui est grisâtre ou blanche.

Le gingembre gris, du volume du pouce, formé de deux ou trois tubercules aplatis, est doué d'une saveur piquante prononcée et d'un arome pénétrant. Il est moins irritant que le blanc, et doit lui être préféré.

Le gingembre blanc, qui vient surtout de la Jamaïque, moins gros, plus aplati que le gris, est très âcre et très irritant, bien que son odeur soit peu prononcée.

Le gingembre est stimulant, digestif, tonique et carminatif. Il est plus usité dans les pays du Nord, surtout en Angleterre et en Allemagne, qu'en France.

Les Indiens mangent le gingembre vert en salade; ils en assaisonnent le bouillon, les ragoûts et le riz; les Hollandais le font confire dans du sirop et le mangent comme digestif après le repas du soir; les Anglais l'incorporent à leurs pâtisseries et les Allemands s'en servent pour aromatiser la bière.

La poudre de gingembre peut remplacer le poivre auquel le substituent frauduleusement certains commerçants peu consciencieux.

Le sirop de sucre dans lequel on a fait infuser pendant quarante-huit heures de gros fragments de gingembre devient une confiture très estimée des Chinois. Ce sirop aromatise et rend éminemment digestives les eaux gazeuses artificielles ou naturelles.

La racine entière infusée dans le vinaigre rend celui-ci plus stimulant, plus aromatique et plus savoureux.

La dose de gingembre en infusion est de 10 grammes

de racine pour 1,000 grammes d'eau et de 20 grammes dans un litre de bière, d'après la formule allemande.

Le gingembre est employé en médecine pour combattre les coliques et le météorisme dû à l'atonie des voies digestives ; pour augmenter la sécrétion des glandes salivaires, stimuler les centres cérébro-médullaires et activer, par voie réflexe, les fonctions respiratoire et génitale.

Au dire des vieux praticiens, une prise de gingembre dissipe la paralysie de la langue et du voile du palais.

Un cataplasme de farine de graine de lin saupoudré abondamment de gingembre et appliqué sur la peau pendant dix à quinze minutes produit des effets révulsifs aussi énergiques que la meilleure des moutardes.

GIROFLE. — Le clou de girofle est le bouton floral du giroflier, arbre toujours vert, de forme pyramidale, dont la taille atteint jusqu'à 8 et 10 mètres de hauteur, de la famille des myrtacées, et découvert par les Portugais dans les îles Moluques.

Le clou de girofle doit son nom à sa ressemblance avec les petits clous à tête ; sa coloration brunâtre se développe sous l'action des rayons solaires auxquels on expose la fleur du giroflier pour la faire dessécher.

Le giroflier était connu des Chinois dès la plus haute antiquité ; mais ses produits ne furent introduits en Europe qu'après les voyages des explorateurs du Portugal. Les fleurs du giroflier furent monopolisées entre les mains des Hollandais pendant de longues années, et ce n'est qu'en 1770 que notre habile et dévoué intendant Poivre, malgré la surveillance, les précautions et les ruses des trafiqueurs avides des Pays-Bas, parvint à soustraire plusieurs plants du précieux végétal et à les faire prospérer dans les îles Bourbon et Maurice, qui faisaient partie l'une et l'autre de notre empire colonial.

Les principales espèces de girofle sont, par ordre de qualité :

1° Le girofle des *Moluques*, volumineux, pesant, très aromatique, moins caustique et moins âcre que les autres ;

2° Le girofle de *Bourbon*, moins développé que le précédent, doué d'une odeur très pénétrante et d'un goût âcre très prononcé ;

3° Le girofle de *Cayenne*, tout petit, de couleur presque · noire, peu odorant, et moins estimé que celui des Moluques et de Bourbon.

Le girofle, d'après les recherches des chimistes Trommsdorff, Lodibert et Bonastre, contient, pour 100 parties :

> 17 de matières extractives astringentes,
> 18 d'huile volatile,
> 13 de gomme,
> 6 de résine, plus deux produits cristallisables :
> la caryophylline et l'eugénine.

C'est à l'ensemble de ces matières constituantes que le clou de girofle doit ses propriétés stimulantes et diffusibles qui le rendent utile quand il s'agit d'activer les fonctions digestives chez les lymphatiques et les dyspeptiques atoniques. Ce condiment ne devient âcre et irritant qu'à dose exagérée ; chez les sujets sains et à dose moyenne, il ne fatigue que ceux qui ont un système nerveux exceptionnellement impressionnable ou qui sont atteints de maladies fébriles et de lésions inflammatoires du tube digestif.

Le girofle aromatise les bouillons, augmente leurs qualités apéritives et facilite la digestion des viandes lourdes ou fades. On doit cependant l'employer à faible dose, ne pas dépasser le chiffre de un ou deux clous par personne et par plat, sous peine de s'exposer à provoquer des phénomènes d'irritation gastrique et d'excitation nerveuse.

En médecine, on associe souvent l'huile essentielle de girofle aux corps gras (glycérine, vaseline, huile de camomille ou de jusquiame), dans les proportions de 5 o/o, appliqués sous forme de pommade sur les membres paralysés ou atteints de rhumatisme.

Muscade. — La muscade est le fruit du muscadier dont l'aspect rappelle celui de l'oranger, mais avec une tige plus haute, qui s'élève à 8 ou 10 mètres au-dessus du sol. Cet arbre est cultivé à Java, dans les îles de la Réunion et dans presque toutes les terres du Tropique. Il fut découvert par les Portugais en 1512 dans l'île de Banda, qui tomba plus tard sous la domination des Hollandais. Ceux-ci, alléchés par les gros bénéfices que produisait la vente des muscades et bien décidés à garder pour eux seuls cette source féconde de gros revenus, s'acharnèrent à la destruction du précieux végétal dans toutes les îles voisines, interdirent l'exportation des jeunes plants avec la dernière rigueur et soumirent au chaulage, dans le but de détruire leur faculté germinative, les noix destinées au commerce. Mais les accapareurs néerlandais avaient compté sans l'habileté de notre intendant général Poivre, qui réussit à tromper leur vigilance et à se procurer un nombre suffisant de muscadiers et de canneliers pour enrichir de leur culture nos îles de la Réunion. Le pigeon ramier, qui est très friand de noix muscades, bien qu'il les digère incomplètement, contribua aussi pour une large part au

réensemencement du muscadier. L'enveloppe extérieure
de la noix, le *macis*, seule se dissout dans l'estomac du
volatile, tandis que l'amande, protégée par une enveloppe épidermique insoluble dans les sucs digestifs,
traverse le tube intestinal et se trouve expulsée avec les
produits excrémentitiels après avoir conservé intactes ses
aptitudes reproductrices. Or, on sait que le ramier par-
court en quelques heures des distances considérables et
que le résidu de l'un de ses repas peut être déposé le soir
à cent lieues du point où ce repas a été absorbé le matin.

La muscade verte, dont le volume est presque celui
d'un petit abricot, est composée de trois parties : 1° d'une
couche superficielle, brou ou péricarpe, qui s'ouvre en
deux valves à la maturité; 2° d'une enveloppe qui
recouvre la base de l'amande qu'on connaît sous le nom
de faux arille ou macis, d'un rouge vif à l'état frais, brun
foncé et cassante quand elle est desséchée; 3° d'une
amande ovoïde, ayant l'aspect extérieur d'une petite noix
et mesurant 2 centimètres de large sur 3 de long.

Le poids moyen d'une muscade varie entre 4 et
5 grammes, et celui d'une cuillerée à café de poudre, qui
est de 1 gramme 25, représente environ le tiers d'une
noix.

Le macis qui recouvre la base de l'amande est la partie
du fruit la plus aromatique; sa saveur piquante rappelle
celle de la cannelle.

La coloration de la noix, grise dans les parties saillantes
et blanche dans les sillons qui la parcourent superficiel-
lement, est le résultat du chaulage auquel on la soumet et
qui est aussi inutile pour sa conservation qu'inefficace
à détruire ses propriétés germinatives.

On connaît deux espèces de noix muscade : la muscade
femelle, petite, ayant le volume d'une noisette, douée

d'un parfum suave et d'un goût très sapide; 2° la muscade *mâle*, plus grosse, moins aromatique, et peu recherchée.

La noix muscade contient 8 o/o d'huile essentielle, 25 o/o de beurre appelé baume ou beurre de muscade et 2 grammes de sucre incristallisable.

La noix muscade est un condiment aromatique d'une grande valeur. Quelques centigrammes de poudre suffisent pour stimuler les fonctions digestives, exciter utilement le système nerveux et activer les échanges intracellulaires de nos tissus organiques. La dose moyenne est de 1 gramme par jour, la dose maximum de 4 grammes; il suffit de doubler cette dernière pour déterminer une intoxication présentant deux phases bien distinctes : l'une, d'excitation avec manifestations hallucinatoires et délirantes; l'autre, de prostration se traduisant par de l'engourdissement, de la somnolence, de la torpeur et une anesthésie presque aussi complète que celle du chloroforme.

Une dose de poudre de 25 à 50 centigrammes par jour, associée aux aliments peu savoureux ou indigestes, ne peut fatiguer que des estomacs malades ; quelques prises sur un morceau de viande en rendront le goût plus appétissant et la digestion plus facile, même chez les dyspeptiques, et n'exerceront aucune action nuisible.

Les frictions avec le beurre de muscade tuent le sarcopte de la gale et guérissent le rhumatisme, d'après certains médecins du xviii° siècle.

SAFRAN. — Le safran, plante bulbeuse, de la famille des *iridées*, est connu aussi sous la dénomination de *Crocus* qui lui vient, d'après la légende, du nom d'un charmant jeune homme que la nymphe Smylax métamorphosa en fleur pour le punir de son indifférence. C'est depuis cette époque lointaine que les prairies humides s'émaillent au printemps et à l'automne de ces fleurs délicates aux pétales violets rayés de rouge pourpre et aux stigmates d'un beau jaune orangé, comme si la déesse, par un raffinement de cruelle luxure, quand apparaissent les premières fleurs et lorsque les dernières s'en vont, cherchait à imprégner le brouillard dont elle fait son nid d'amour avec l'haleine parfumée du trop sage Crocus.

Quoi qu'il en soit, le safran, dont la tige n'atteint pas plus de 20 centimètres de haut et qui passe pour être originaire de l'Asie, mais qu'on trouve abondamment dans nos montagnes pyrénéennes, est un végétal fort intéressant par les stigmates de ses fleurs. C'est de sa fleur, en effet, que l'on retire ces longs filaments chevelus, flexibles, élastiques et odorants dont les principes aromatiques se marient si agréablement avec le goût d'un certain nombre de préparations culinaires. Chaque filament représente un stigmate, et il en faut 100,000 pour obtenir 200 grammes de safran. C'est après l'épanouissement complet de la fleur qu'il est procédé à la séparation du stigmate, et ce travail minutieux est confié à des femmes dont les plus habiles et les plus expéditives n'arrivent pas toujours à détacher 10 grammes du précieux filament en travaillant pendant une journée entière, ce qui explique son prix si élevé. Les stigmates, séparés de la fleur, sont séchés au soleil ou sur des tamis qu'on expose à la chaleur d'un réchaud spécial. On les dispose ensuite en couches minces séparées par une feuille de papier dans des boîtes de fer-blanc hermétiquement fermées.

On connaît trois principales variétés de safran : le safran des *jardins*, le safran de *printemps*, le safran d'*au-*

tomne (Crocus automnalis) et le safran *bâtard* ou des prés ou colchique, employé surtout en médecine, et qui ne doit pas être confondu avec les variétés précédentes.

Les meilleures qualités de safran viennent d'Espagne, du Gâtinais et de l'Angoumois.

On trouve dans le safran : 1 o/o de matières azotées, de la gomme, de la cire; une forte proportion de matière colorante dite polychroïte, 55 o/o environ, et une substance volatile qui représente la partie active de la plante.

Le safran est doué d'une saveur piquante, légèrement brûlante et amère, agréable. Son odeur forte et pénétrante, quand son action est trop longtemps prolongée, détermine des vertiges, des maux de tête, de l'agitation, aboutissant à une sorte d'ivresse comateuse qui peut se terminer par la mort, ainsi qu'on l'a observé chez certains sujets qui s'étaient endormis sur des sacs remplis de safran.

Les petites doses, qui varient de 15 à 50 centigrammes (1), stimulent le système nerveux, rendent l'humeur gaie, excitent la sécrétion gastrique, favorisent la digestion et constipent légèrement. Les doses exagérées augmentent la chaleur organique, précipitent les battements du cœur, activent les sécrétions, stimulent le système génital, congestionnent l'utérus et ses annexes, avancent l'hémorragie menstruelle et l'augmentent quand elle existe. Chez certains animaux, chez le cheval et le bœuf en particulier, l'effet congestif du safran sur le rein est tellement prononcé qu'il en résulte de véritables hémorragies se traduisant par le pissement de sang.

Si les doses faibles engendrent un sentiment de bienêtre et de belle humeur qui se manifeste par de fréquents

(1) 50 centigrammes de safran représentent le volume que peut contenir un dé à coudre de dimension moyenne.

éclats de rire, les doses fortes, au contraire, produisent des maux de tête violents et rebelles. et on cite le cas d'une jeune fille qui en souffrit toute sa vie pour avoir absorbé avec exagération des infusions de safran dans le secret espoir de rappeler les menstrues en retard et d'empêcher les suites possibles d'une faute.

Le safran est employé en économie domestique pour aromatiser le pilou, pour préparer les tripes à la mode de Caen et le riz à l'Africaine. On le mélange à la farine destinée à la fabrication des pâtes d'Italie; on s'en sert pour colorer le beurre, les crèmes, les biscuits et les liqueurs. Les Arabes ajoutent quelques filaments de crocus à leur tabac pour augmenter son parfum. Les Sybarites en buvaient des infusions pour s'entraîner aux plaisirs de Bacchus et de Vénus.

Ce condiment convient aux dyspeptiques atoniques sans lésions inflammatoires aiguës, aux vieillards et aux lymphatiques; mais il nuit aux albuminuriques, aux calculeux, aux tuberculeux, aux hémophiliques, aux femmes enceintes et à celles qui sont affectées de fibromes avec hémorragies.

Le safran entre dans la composition de l'élixir de Garus, du laudanum et des collutoires ou élixirs employés chez les enfants en frictions sur les gencives pendant le travail de la dentition. On en fait aussi un glycérolé pour le pansement des brûlures, des plaies, des vésicatoires et des gerçures du sein à cause de ses propriétés calmantes et astringentes.

Doses. — Stigmates : De 25 centigrammes à 2 grammes par jour dans les aliments ou en infusions.

Poudre de safran : 30 centigrammes à 1 gramme.

VANILLE. — La vanille est le fruit du vanillier, arbuste

de la famille des orchidées, dont les tiges. sarmenteuses et noueuses comme celles de la vigne, grimpent sur le tronc des arbres de haute taille, tels que les palmiers, et s'y cramponnent à l'aide des vrilles qui se détachent de leurs nœuds. Par une singularité bizarre, cet arbrisseau, qui ne prospère et ne *fructifie* que dans les pays chauds, n'aime pas le soleil : il se plaît dans les profondeurs des forêts ombragées, sur les bords des sources, des lacs et des rivières ou au pied des grands arbres sur lesquels il vit en faux parasite ou épiphite ; il se contente même d'une faille profonde de rocher : l'essentiel, pour qu'il réussisse, c'est qu'il vive dans un milieu ombragé, chaud et humide.

Le fruit du vanillier est une silique à deux valves comme la gousse du haricot, légèrement recourbée. pendante, mesurant de 12 à 24 centimètres de long et renfermant une pulpe abondante qui contient une quantité innombrable de petites graines noires à forme de bâtonnets, agents probables de ses qualités essentielles.

Sous l'influence de la maturation et des longs et multiples traitements auxquels sont soumises les capsules du vanillier, la pulpe qu'elles contiennent subit une fermentation spéciale qui développe son goût suave et son parfum aromatique si pénétrant et si délicat.

A l'analyse chimique, on trouve dans la vanille :

12   » o/o d'une huile grasse qui ne se volatilise
         pas à la distillation.
4   »   d'une résine molle.
16,50   de sucre et de gomme.

de la coumarine, une substance amylacée et un principe actif isolé par Golbey, la vanilline ($C^3H^8O^3$), qui, sous forme d'efflorescences de givre, vient se déposer à la surface des gousses. et que Bucholz avait considérée à tort comme de l'acide benzoïque ou cinnamique cristallisé.

Les vanilles préparées à point sont disposées par paquets de 50. Leur couleur est d'un beau noir lustré; elles sont assez élastiques pour s'enrouler autour du doigt sans se briser. Leur souplesse est due à un principe résineux ou baume de vanille et à l'huile d'acajou, d'olive ou de ricin dont on les enduit avant de les ficeler en paquets.

Les bonnes vanilles sont noires, effilées à leurs extrémités et recouvertes d'efflorescences cristallines ou givre de vanille.

Les principales espèces de vanille sont :

1" La vanille *sativa,* la meilleure de toutes;

2" La vanille *sylvestre* ou vanille pompone, originaire du Mexique;

3" La vanille *palmarum,* de Bahia;

4" La vanille *aromatique* ou brésilienne;

5° La vanille de *Surinam.*

Les vanilles les plus connues dans le commerce, sont :

1° La vanille givrée fine, *lec, ley* ou *légitime,* dont les gousses mesurent de 18 à 24 centimètres de long et 1 centimètre de large quand elles sont étalées. Cette vanille se distingue par les cristallisations de givre blanc très abondantes qui recouvrent ses gousses, par sa coloration marron foncé, sa souplesse et la suavité suprême de son arome. C'est assurément de beaucoup la meilleure des vanilles. Elle est toujours pourvue de sa crosse ou pédoncule qui, moins foncé que la gousse elle-même, mesure 1/2 centimètre environ et, par suite de sa texture fibreuse et cassante, se trouve généralement séparé des fruits dont on a tiré les principes actifs en les faisant infuser dans l'eau ou l'alcool.

2° La vanille *pompona* ou *bova,* plus grosse que la précédente et dégageant une odeur pénétrante moins agréable.

3° La vanille ligneuse *simarona* ou bâtarde, de couleur claire, maculée de taches grises, sèche, courte, mesurant moins de 18 centimètres de long et dépourvue de la souplesse, du lustre et des efflorescences des belles espèces. Elle est givrée artificiellement avec des cristaux empruntés à la vanilline légitime ou à l'acide benzoïque. Cette fraude est facile à reconnaître, les larges cristaux benzoïques étant disposés parallèlement au grand axe des gousses, tandis que ceux de vanille, tout petits, aux angles aigus, sont disposés perpendiculairement par le fait même de leur transsudation à travers le parenchyme cellulaire du fruit.

Il existe une dernière catégorie de vanille, dite vanille *béra* ou vanillon. Les vanillons ne mesurent pas plus de 10 à 12 centimètres de long : ceux qui sont constitués par des fragments de grandes gousses ou des gousses de petite dimension, mais mûres et givrées, ne sont pas dépourvus de valeur, tandis que ceux qui sont formés par des gousses avariées, cueillies avant leur maturité, ne possèdent ni goût ni parfum, et les efflorescences font entièrement défaut à leur surface.

La vanille est considérée comme un des meilleurs, sinon comme le meilleur de tous les condiments connus. Son parfum exquis et son goût d'une suavité incomparable impressionnent délicieusement les papilles nerveuses de la muqueuse olfactive et buccale et mettent immédiatement en activité les fonctions gastro-intestinales. Sous l'influence de petites doses de vanille incorporées aux crèmes, aux pâtisseries, aux glaces, au punch, aux sorbets et aux liqueurs, la force musculaire dynamométrique augmente de plusieurs kilogrammes, les malaises disparaissent, l'affaiblissement nerveux se dissipe, faisant place à une légère excitation joyeuse, le sang circule avec plus de puissance et l'énergie génitale paraît même s'accroître notablement.

La vanille est un aliment d'épargne comme la coca : elle modère l'appétit, et bien qu'elle ne contienne pas d'éléments nutritifs, elle soutient les forces et rend l'abstinence moins pénible à supporter. Cette propriété en fait un condiment très recommandable aux gros mangeurs dont l'appétit a des exigences qui ne sont nullement en rapport avec les véritables besoins de l'économie et qui finissent, quand on veut les satisfaire, par déterminer des désordres multiples : digestifs, circulatoires, respiratoires et cérébraux incompatibles avec le bien-être d'une bonne santé.

C'est à la vanille que le chocolat doit une partie de ses qualités savoureuses, stimulantes et digestives.

Le sucre vanillé, obtenu par le contact prolongé pendant dix à quinze jours de deux bâtonnets de vanille avec 100 grammes de sucre en poudre dans un bocal fermé, édulcore et aromatise le lait, les confitures, les marmelades, les compotes et les tisanes.

On a prétendu que la vanille était susceptible d'aggraver les phénomènes inflammatoires de la gastro-entérite et de favoriser les manifestations cutanées de l'herpès et de l'eczéma. Cette assertion, très discutable, ne repose sur aucune donnée sérieuse. Cependant, à doses trop élevées, elle peut occasionner des vapeurs, des agacements nerveux, des sueurs froides et des vertiges, sans toutefois jamais donner lieu à des accidents graves.

La vanille est employée en médecine comme agent de stimulation, sous forme de teinture, à la dose de XX à

XXX gouttes, dans une potion ou une infusion, et de tablettes digestives prises après le repas.

POUDRE FRIANDE. — La *poudre friande*, d'aucuns disent *gourmande*, est composée avec un mélange de truffes, de morilles, de mousserons, de cèpes et de champignons de Paris qu'on a fait sécher au four et qu'on a pulvérisés. Elle est conservée à l'abri de l'air et de l'humidité dans des flacons de porcelaine bien bouchés. Apéritive, stomachique et digestive, elle communique un goût très savoureux et un parfum très excitant à toutes les viandes et remplace avantageusement le poivre, le piment, la moutarde et tous les condiments âcres et irritants.

ESSENCE DE TRUFFES OU SAUCE PÉRIGOURDINE. — Cette essence est un liquide brunâtre, obtenu par la macération de la pulpe du tubercule dans de l'eau glycérinée. Sa saveur est exquise et son parfum délicieux. Au moment de servir le rôti de bœuf ou de volaille, on l'arrose avec une cuillerée à soupe de cette préparation incorporée à la sauce et on a l'illusion absolue d'une viande truffée avec une royale prodigalité. La sauce périgourdine, moins rare que la poudre friande, se trouve dans toutes les grandes épiceries.

Condiments sucrés

SUCRE. — Avec le sel, le sucre mérite d'occuper la première place parmi les condiments les meilleurs et les plus utiles. L'un et l'autre possèdent des propriétés multiples qui permettent de les considérer à la fois comme des aliments et des condiments. Le sel est connu depuis les temps les plus reculés ; le sucre n'a fait son apparition qu'après les conquêtes des Portugais dans le Nouveau-Monde. L'un est le condiment des époques barbares ; l'autre est celui des temps civilisés, et l'adoucissement dans les mœurs de l'humanité paraît suivre la même ligne ascendante que l'introduction de plus en plus grande du sucre dans nos aliments. La stabilité de la paix en Europe n'a jamais été aussi grande que depuis l'usage si répandu de la confiture, des bonbons et des pâtisseries. Les disputes les plus violentes, on le sait, cessent brusquement parmi les enfants les plus turbulents dès qu'apparaît la corbeille chargée de sucreries. Les partisans de l'impôt sur le revenu et même les collectivistes les plus acharnés cessent leurs clameurs et abandonnent leurs revendications dès que le ministre-pâtissier de la République leur assure pour le restant de leurs jours une galette quotidienne bien sucrée et cuite à point. Nous aurions donc mauvaise grâce à nous plaindre des faveurs gouvernementales que reçoivent les betteraviers du Nord puisque la paix sociale dépend de leur prospérité ; mais nous serions bien coupables en ne demandant pas le même traitement pour les viticulteurs du Sud-Ouest et du Midi dont les vins merveilleux ajoutent aux douceurs de la vie la gaieté qui console des tristesses du jour et l'espérance qui éclaire d'un rayon de bonheur les mystères du lendemain.

Quoi qu'il en soit, le sucre existe dans un grand nombre de végétaux : l'érable, le frêne, le bouleau, l'orge, le froment, le sorgho, le raisin, etc. ; mais il s'y trouve en trop petite quantité pour que l'extraction puisse en être opérée avec profit. La canne à sucre et la betterave sont les seuls végétaux qui contiennent des quantités suffisantes de sucre pour être traités industriellement. Qu'il vienne de la canne ou de la betterave, le sucre possède les mêmes qualités : sa cristallisation est la même, sa saveur et son pouvoir saccharifiant sont identiques.

Le sucre est insoluble dans l'éther; il est soluble dans son poids d'eau froide, en toutes proportions dans l'eau bouillante et dans cinquante fois son volume d'alcool.

Le sucre raffiné ($C^{12}H^{11}O^{11}$), en pain ou cassé à la mécanique, le sucre candi blanc, vitreux ou jaune, la cassonade et la mélasse, le sucre d'orge et le caramel sont autant de formes de sucre ne différant que par l'aspect, le goût et la pureté.

Le sucre raffiné et le sucre candi sont les meilleurs et les plus répandus.

La cassonade et la mélasse ont un goût qui ne déplaît pas et leurs propriétés laxatives sont remarquables.

Le sucre d'orge est obtenu par la fusion et le brusque refroidissement du sucre de canne; il fait les délices des enfants grands et petits, jeunes ou vieux.

Le caramel ou sucre brûlé ($C^{12}H_9O$), légèrement acide, est surtout utilisé par les confiseurs et les pâtissiers.

Le sucre exerce sur la muqueuse buccale une impression très agréable qui se traduit par une abondante sécrétion salivaire. Cette activité sécrétoire se transmet par voie réflexe aux glandes de l'estomac et accélère le travail de la digestion en donnant lieu à une abondante sécrétion de suc gastrique. De là, l'utilité de la tasse de café, de l'infusion de thé ou du simple verre d'eau additionnés de sucre et pris par gorgées à la fin du repas. Mais le sucre n'est pas seulement un précieux digestif, il possède aussi des propriétés eupeptiques et nutritives remarquables. Grâce à son goût savoureux, certains estomacs délicats acceptent et utilisent des quantités relativement importantes d'aliments très nutritifs, mais peu appé-

tissants : lait, œufs, bouillies, cacao, etc. ; sans le sucre,
les trois quarts des médicaments seraient inacceptables.
Par sa composition chimique ($C_{12}H_{11}O_{11}$), le sucre se
classe dans la catégorie des aliments hydro-carbonés,
dits aliments d'épargne, et s'il ne suffit pas aux besoins
nutritifs de l'organisme, il supplée les aliments complets
pendant un temps plus ou moins long en fournissant les
éléments des combustions intra-cellulaires et en économi-
sant les réserves albuminoïdes. Les nègres vivent pendant plusieurs semaines avec du sucre ou des fruits ne
contenant presque exclusivement que de l'eau et du
sucre ou des fécules. La diète hydrique sucrée à raison
de 5 grammes de sucre par 100 grammes d'eau ou d'une
infusion quelconque permet de soutenir durant plusieurs
jours consécutifs les forces des malades atteints de fièvre
typhoïde, de pneumonie, d'érysipèle, de choléra nostras,
ou d'affections gastro-intestinales (ulcère de l'estomac,
péritonite) dans lesquelles tous les aliments, même le
lait, sont rejetés ou provoquent une recrudescence des
manifestations morbides.

Nous avons déjà dit et nous tenons à répéter qu'il
n'est pas de meilleur digestif que le verre d'eau sucrée
bu par gorgées promenées lentement dans la bouche,
soit immédiatement, soit quelques heures après le repas.

On affirme que certains cas de neurasthénie mélancolique ont été guéris par la suppression pendant quinze
jours de toute sorte d'aliments et par l'usage exclusif de
la cassonade, qui aurait aussi la propriété de favoriser
l'engraissement des malades.

Toutes les formes de sucre sont nuisibles aux sujets
prédisposés à la congestion cérébrale ou pulmonaire, à
ceux qui sont atteints de crachements de sang, aux constipés, aux diabétiques ainsi qu'aux arthritiques, chez

lesquels l'usage immodéré des substances sucrées produit
la glycosurie et une infinité de manifestations morbides
siégeant dans la bouche et sur la peau, et dont les plus
fréquentes sont, d'une part : la sécheresse, l'empâtement de
la muqueuse buccale, la chute des dents ; et, d'autre part :
des rougeurs érythémateuses vers la peau, des éruptions
vésico-pustuleuses, la tourniole, l'eczéma et la furonculose. L'abus du sucre est également funeste aux goutteux
et aux rhumatisants, parce qu'il augmente la quantité
d'acide urique dans le sang. Il est important aussi de
savoir que l'excès de sucre est particulièrement nuisible
aux enfants, qu'il se transforme en acide lactique qui
corrode l'émail des dents, qu'il entrave l'ossification de
la charpente osseuse et qu'il prédispose au rachitisme.

Depuis les expériences de Magendie, on sait que les
chiens nourris exclusivement avec du sucre ne tardent
pas à mourir dans le coma après avoir présenté un amaigrissement considérable et des ulcérations de la cornée.
Ces résultats ne doivent point nous surprendre, car nous
n'ignorons pas que le sucre, ainsi que les divers aliments
d'épargne, peuvent entretenir la vie pendant quelques
jours et même durant plusieurs semaines, mais qu'ils
deviennent insuffisants le jour où les réserves organiques
en matières albuminoïdes viennent à manquer.

Le singe, l'écureuil, les chardonnerets, les canaris, les
perroquets, les chiens et les chevaux sont très friands de
sucre. Le chat n'aime pas le sucre en nature, mais il boit
avec plaisir le lait sucré. Le sucre est nuisible à certains
animaux ; il purge énergiquement les moutons et il tue
les lézards, les grenouilles, les colombes et les poules.

Miel. — Le miel, que Virgile considérait comme un
don céleste — *cœleste donum* — et que Pline comparait

au nectar des dieux, se présente sous la forme d'un liquide épais, visqueux, filant, limpide, d'un goût sucré, agréable, et d'une odeur aromatique très suave. C'est un produit chimico-biologique des plus intéressants pour l'hygiéniste : il est le produit d'une élaboration spéciale que les abeilles font subir dans leur estomac à une substance gommeuse, sucrée et fermentescible qu'elles vont puiser avec leur trompe jusque dans les nectaires des fleurs. Réunies dans une même ruche au nombre de 40,000 en moyenne et soumises à la seule autorité de la reine, chacune des citoyennes de l'admirable République apporte à la collectivité le concours de ses aptitudes et de sa spécialité avec une constance, un désintéressement et une harmonie qui ne se démentent jamais. Toutes les abeilles travaillent avec la même activité : les unes, chargées de l'architecture et de la conservation du logis, qu'elles tiennent dans un état d'irréprochable propreté, en surveillent toutes les issues ou les ferment soigneusement, tant pour rendre son accès impossible aux animaux et aux insectes ennemis, que pour éviter les variations de la température intérieure; les autres, les *cirières*, avec de la cire végétale qu'elles ont modifiée, construisent les rayons destinés à recevoir le couvain et le miel et operculent les alvéoles dès que les pondeuses et les butineuses y ont déposé : les premières, les germes des générations futures; les secondes, le miel qui représente le capital alimentaire de l'avenir. Dans cette société modèle, il n'existe ni grèves, ni réglementation pour les heures du travail, qui dure depuis l'aurore jusqu'au crépuscule, sauf pendant les mauvais jours de l'hiver. Une ruche produit environ 40 kilogrammes de miel par an. Or, 20 kilogrammes suffisent à tous les besoins en y comprenant la nourriture des périodes de chômage.

Il reste donc comme excédent, à la fin de l'année, 5o o/o des provisions amassées; une semblable prévoyance se rencontre rarement parmi les représentants soi-disant royaux de l'espèce animale.

Quoi qu'il en soit, le miel, avant la découverte de l'Amérique, fut la principale matière sucrante utilisée en médecine et en économie domestique, et certains miels, ceux des monts Ida, Hybla, Hymette, des Iles Baléares, de Narbonne et du Gâtinais, étaient alors aussi connus et aussi estimés que le sont aujourd'hui les sucres de canne et de betterave, le sucre candi ou la cassonade. Ce sont les plantes des régions où vivent et butinent les abeilles qui communiquent au miel ses qualités et ses propriétés. Dans les contrées où prospèrent les végétaux vénéneux, tels que le pavot, le laurier-rose, la jusquiame, la bella-done, l'azalée, l'aconit, la digitale, la kalmie, le miel peut renfermer des extraits, des essences ou des alcaloïdes très nuisibles, et il est vraisemblable que c'est à ces divers principes qu'il faut attribuer la folie, l'épilepsie, la stu-pidité, le coma somnolentum, les diarrhées chotériformes et les divers autres symptômes d'empoisonnements signalés, après l'ingestion de certaines espèces de miel, par Dioscoride, Xénophon, Strabon et Diodore de Sicile. Les plantes vénéneuses étant extrêmement rares dans notre pays, le miel qu'on y récolte n'y produit jamais la moindre indisposition chez ceux qui en font usage. Les fleurs des prairies naturelles, celles du sainfoin, du trèfle, de la luzerne, du romarin, de la sauge, du thym et du serpolet donnent un miel parfumé très savoureux. Le miel des fleurs d'acacia et de tilleul est non seulement fort agréable au goût, mais il est aussi très salutaire en général aux bronchitiques, aux asthmatiques et aux nerveux; celui de sarrasin et de bruyère est rouge brique, et son goût fort le fait peu rechercher des consommateurs ; le miel provenant des fleurs du buis, du laurier, du chêne, du châtaignier et du noyer est foncé en couleur, âpre et astringent.

Le bon miel doit être de l'année, récolté au printemps, doux, savoureux, aromatique, épais et blanchâtre. Le miel d'hiver est médiocre.

Les Juifs de la Moldavie et de l'Ukraine blanchissent, purifient et durcissent leur miel en le logeant dans des boîtes métalliques qu'ils soumettent à l'action de la gelée pendant plusieurs semaines. C'est avec ce miel qu'ils préparent la délicieuse liqueur de Dantzig, le marasquin de Zara et le rosoglio.

Délayé dans de l'eau tiède, le miel fermente et produit une boisson alcoolique, l'hydromel, qui remplace le vin dans certains pays.

L'oxymel, qui entre dans la composition d'un certain nombre de préparations pharmaceutiques, est obtenu par l'association du miel et du vinaigre.

Les pâtissiers et les confiseurs se servent du miel pour la fabrication du pain d'épices, des pistaches et d'une multitude de friandises.

Le miel sucre très agréablement les tisanes pectorales, le café au lait et la soupe au lait, en leur communiquant ses propriétés laxatives.

Condiments âcres.

Ail. — L'ail est une plante bulbeuse, de la famille des liliacées. Originaire de la Songarie, l'ail est formé de dix à douze bulbilles, gousses ou caïeux, réunis sur un plateau cellulo-fibreux et dont l'ensemble forme la tête d'ail.

On raconte que le grand-père d'Henri IV frotta les
lèvres de celui-ci, dès sa naissance, avec une gousse d'ail,
dans le but, peut-être, de lui rendre moins désagréables
et moins répugnantes les amertumes que la Destinée ne
manquerait pas de verser dans sa coupe de roi. Cette
particularité suffirait presque à caractériser les propriétés
de ce condiment, qui passe à juste titre pour un des plus
irritants et des plus âcres et qui mérite d'être placé au
premier rang de ses congénères, l'échalote, le poireau,
l'oignon, la ciboule et la ciboulette, que nous classons
d'après leur degré d'activité, les moins âcres se trouvant
les derniers.

Son odeur et les renvois auxquels il donne lieu sont
si écœurants, que les représentants de la belle société
d'Athènes le proscrivaient de leur table et que l'accès
des temples était interdit à ceux qui en faisaient usage.
Les soldats romains, au contraire, le consommaient
couramment à titre d'aliment.

L'odeur de ce condiment est due à une huile volatile
sulfurée (C^6H^3S), dérivée d'un sulfocyanure d'allyle ou
essence de moutarde, très abondante dans toutes les
espèces du genre ail. C'est l'huile essentielle qui donne
à l'ail ses propriétés irritantes et vésicantes; après avoir
pénétré dans notre organisme, elle s'élimine par tous
nos émonctoires, et particulièrement par la muqueuse
respiratoire, ce qui explique la persistance de l'odeur
alliacée qui reste encore très appréciable plusieurs heures
après son absorption et malgré les lavages répétés de la
bouche. C'est du reste grâce à cette élimination par
l'exhalation pulmonaire que les médecins de l'armée et
des prisons ne se laissent pas duper par les carottiers
qui se donnent la fièvre artificiellement en se logeant
une gousse d'ail dans le rectum. On affirme cependant

que les feuilles de cerfeuil et de persil mâchées après le repas font disparaître entièrement l'odeur de l'ail.

L'analyse chimique démontre aussi la présence dans les gousses de ce végétal d'un principe adhésif qui se développe dans l'eau chaude et qui, mélangé avec la farine de blé, forme une colle excellente pour souder les fragments de la porcelaine.

L'ail stimule l'appétit, accroît la sécrétion du suc gastrique, favorise la digestion et joue dans l'organisme le rôle d'un excitant diffusible. Il relève la saveur des ragoûts et des viandes trop fades.

Dans le nord de l'Europe, l'ail est très peu recherché. Cette répugnance tient peut-être un peu aux propriétés de cette plante bulbeuse qui sont beaucoup plus âcres et plus caustiques dans les gousses venues sous les climats trop froids. L'ail du Midi est moins irritant que celui du Nord ; aussi en fait-on une consommation considérable au sud de la France et en Italie, où il est préparé sous forme d'ailloli (coulis d'ail réduit en pâte avec de l'huile d'olive) et mélangé avec le poisson, les mollusques, les crustacés, et même le rôti de bœuf et de mouton.

L'ail cuit sous la cendre, dans l'eau, ou mieux dans le vinaigre, perd en grande partie ses propriétés irritantes. Les amateurs de ce légume-condiment qui tiennent à ménager leur muqueuse gastrique feront bien de le manger cuit.

Dans certaines localités de la Touraine, les paysans mangent le fromage additionné de gousses et de feuilles d'ail hachées finement.

En Orient, l'ail desséché et réduit en poudre est employé comme succédané du poivre.

En raison de l'énergie excessive de ses principes âcres et irritants, l'ail doit être consommé à très petite dose :

1 gousse d'ail suffit pour aromatiser un excellent bouillon; 4 ou 5 gousses dans un gigot de volume moyen communiquent à presque toutes ses parties un arome et une saveur très agréables, et il n'en faut pas davantage pour remonter le goût des sauces les plus fades.

L'ail, même à petites doses, est nuisible aux enfants, aux dyspeptiques et aux nerveux.

On l'a considéré pendant longtemps comme un vermifuge recommandable; sous ce prétexte, on en faisait absorber aux enfants à tout propos, pour la moindre indisposition, et il en résultait souvent des convulsions et plus fréquemment des inflammations gastro-intestinales aussi vives que longues à guérir. Je ne veux pas contester les vertus de l'ail, mais j'estime qu'il existe d'autres vermifuges plus efficaces et moins nuisibles. L'infusion faite avec une gousse d'ail dans un verre d'eau et administrée en lavement contre les oxyures est, à mon avis, la seule préparation qui puisse produire quelques effets comme agent helminthicide. Je n'ai pas grande confiance dans le collier d'ail dont on entoure le cou des enfants dans le but d'empêcher les vers de leur remonter en boule vers la gorge et de les étouffer; mais si ce remède est inefficace, il est tout au moins inoffensif. Il n'en est pas ainsi du cataplasme d'ail cru pilé que certaines commères font appliquer sur le ventre des enfants tourmentés par les vers. J'ai eu à soigner un enfant dont la paroi abdominale avait été transformée, par un cataplasme de ce genre, en une vaste plaie tellement grave et douloureuse qu'il faillit en mourir.

A dose élevée, l'ail cru est nuisible, même aux estomacs robustes, et il diminue notablement l'activité cérébrale ainsi que l'acuité visuelle.

On a prétendu enfin que l'ail était un agent préventif

de l'ivresse. Cette qualité est douteuse, et s'il est vrai que les ivrognes ont généralement dans le fond de leur poche deux ou trois gousses de cet énergique condiment, c'est moins peut-être pour neutraliser les effets du vin que pour aiguiser le sentiment de leur soif, qui est pour eux une source intarissable des plus douces et des plus réjouissantes sensations.

CIBOULE. — La ciboule est une plante potagère du genre ail, originaire des contrées septentrionales de l'Europe et de l'Asie et qui est recherchée comme condiment surtout par les populations des pays chauds.

Comme l'ail, la ciboule est composée d'une partie foliacée et d'une partie bulbeuse.

Les feuilles sont vertes, creuses, minces et effilées : de leur centre, s'élève une tige fistuleuse, ventrue vers sa partie médiane et terminée par une extrémité ténue que couronne un pompon aux fleurs d'un blanc verdâtre.

La partie souterraine de la ciboule est formée de plusieurs bulbes aplaties sur une face et recouvertes d'une tunique rosée.

On connaît trois espèces de ciboule : la *commune*, la *blanche hâtive* et celle de *Saint-Jacques*.

Les caractères énumérés ci-dessus s'appliquent à la ciboule commune.

La ciboule blanche hâtive est plus précoce; ses feuilles, moins abondantes, ont une texture plus délicate, une couleur verte plus foncée et un goût moins âcre qui la recommande aux estomacs irritables.

La ciboule de Saint-Jacques est la plus robuste des trois espèces. Elle résiste mieux aux froids de l'hiver, fournit des pousses plus touffues; mais son goût âcre, beaucoup plus développé, la rend très irritante.

Les feuilles de la ciboule sont utilisées pour relever
la saveur des aliments. Elles font partie des fines herbes
avec lesquelles on prépare les sauces vertes qui rendent
très appétissantes les viandes les plus fades, celle du
poisson en particulier. Incorporées aux salades, elles en
facilitent la digestion aux estomacs qui supportent les
légumes verts crus. Elles seront employées à titre de
condiment, mais sans exagération, car elles provoquent
des renvois désagréables et communiquent à l'haleine
une odeur repoussante.

CIBOULETTE. — La *ciboulette, civette* ou *appétit*, est aussi
une espèce d'ail; mais elle diffère de la ciboule par ses
feuilles plus fines, qui ressemblent aux tiges délicates du
jonc, et par sa saveur, qui est moins âcre et moins irritante. Elle sert de garniture à certains plats et d'assaisonnement à la salade et aux viandes peu savoureuses
et doit être préférée à ses congénères la ciboule et l'ail.

ÉCHALOTE. — L'échalote est un légume potager du
genre ail, dont la bulbe et les feuilles servent d'assaisonnement aux viandes fades et aux salades. Ce légume
tire son nom de la ville d'Ascalon, dans la Judée, d'où
il fut rapporté par les Croisés à la fin du xie siècle.

Quoi qu'en dise Raspail, l'échalote laisse dans la
bouche un arrière-goût âcre très prononcé et donne lieu
à des renvois sulfureux désagréables. L'échalote contient de grandes proportions d'une huile essentielle qui
congestionne et irrite à un très haut degré la muqueuse
gastro-intestinale et qui la rend nuisible à l'estomac des
enfants au-dessous de dix ans, aux dyspeptiques, aux
hyperchlorhydriques et même à ceux qui ont un estomac
robuste, mais qui en font une consommation fréquente

ou abusive. Elle est moins nuisible que l'ail, mais elle doit être consommée en très petite quantité et supprimée entièrement si elle produit des troubles appréciables tels que : sensation de brûlure à l'estomac et à la gorge, coliques et maux de tête.

PIMENT. — On désigne sous le nom de piment la plante ou le fruit d'une solanée originaire de l'Asie, très répandue dans l'Inde, dans la Guinée, à Cayenne et à l'île Maurice, et cultivée dans nos jardins sous les noms de poivre indien, poivre de Guinée, poivre long, corail des jardins, piment annuel.

Le piment est une baie cylindro-conique, très large à sa base, recourbée à son extrémité, lisse, luisante, verte et jaunâtre avant son entier développement et d'un rouge vif à sa maturité.

Il existe dans le commerce trois principales espèces de piment : 1° le piment de *Cayenne*, dont les baies desséchées mesurent 3 à 4 centimètres de long; 2° le piment de l'*île Maurice* plus petit que le précédent, mais plus âcre et plus irritant; 3° le piment des *Antilles*, dit piment enragé à cause de ses propriétés extrêmement caustiques.

D'après les recherches de Braconnot, de Forch et de Hammer, le piment contient un élément amylacé, un principe gommo-résineux, une huile âcre, une matière colorante, du nitrate et du phosphate de potasse et une substance alcaloïdique, blanche, brillante, soluble dans l'eau et les corps gras, la *capsicine* qu'on emploie associée à l'axonge, à la cire ou à la vaseline, et, sous forme de pommades, contre les douleurs musculaires ou névralgiques de nature rhumatismale, en raison de ses propriétés caustiques, rubéfiantes, vésicantes et révulsivantes plus développées dans la graine que dans le péricarpe.

Le piment exerce sur la muqueuse gastro-intestinale une action irritante très prononcée. Une prise de poudre ou un petit fragment de ce fruit provoquent une vive sensation de chaleur dans la bouche, sur le trajet de l'œsophage et au niveau de l'estomac avec une abondante sécrétion de salive et de suc gastrique. De très petites doses accélèrent le travail digestif et rendent de réels services sous les tropiques où le défaut de variété dans la nature des aliments vient s'ajouter à l'influence de la chaleur pour diminuer l'activité de l'estomac.

Les nègres mangent le piment cru ou confit dans le sucre; les Espagnols en font aussi un grand usage; en France, on le fait infuser dans le vinaigre avec les cornichons, qui s'imprègnent de ses principes âcres et irritants; les Anglais assaisonnent leurs aliments avec une poudre jaunâtre dénommée *Cayenne-peper*, qui leur tient lieu de poivre et qui est obtenue par la pulvérisation d'un mélange de poudre de piment et de farine de blé réduit en pâte et soumis à la cuisson dans un four de boulanger.

Le beurre en fusion dans lequel on a incorporé de la poudre de piment constitue le beurre de piment qui est très usité dans les pays chauds pour relever la saveur des aliments.

Les baies desséchées du piment doivent être divisées avec certaines précautions, car les poussières qu'elles produisent quand on les déchire irritent la muqueuse du nez et de la gorge et occasionnent vers la peau des poussées d'éruptions pustuleuses.

A doses trop élevées ou trop souvent répétées, le piment détermine des vertiges, de l'excitation cérébrale, des désordres intellectuels semblables à ceux de l'ivresse alcoolique, des vomissements, de la diarrhée et de vives douleurs intestinales. La dose normale de poudre est de un gramme par jour en moyenne, et cette quantité suffit largement pour donner de la saveur aux viandes les moins savoureuses.

Le piment est surtout un condiment des pays chauds; mais, pour ne pas devenir nuisible, il doit être pris à dose modérée; il sera même interdit à tous ceux qui sont atteints d'une affection inflammatoire du tube digestif. Dans nos pays tempérés, on permettra le piment et ses préparations aux goutteux, anx anémiques, aux dyspeptiques par atonie des fibres musculaires de l'estomac sans lésions de la muqueuse, et toujours en petite quantité ou par intermittences, et on le défendra aux enfants au-dessous de dix ans, aux dyspeptiques gastralgiques, aux pituiteux, et à ceux qui sont doués d'un tempérament sec et irritable.

Poivre. — Le poivre est le fruit du poivrier, espèce de liane sarmenteuse commune à Java et à Sumatra, atteignant jusqu'à 10 mètres de long, et portant des grappes munies de vingt-cinq à trente baies sphériques de 3 à 4 millimètres de diamètre.

Le poivre est *noir* ou *blanc*, d'après le mode de préparation qu'il a subi. Le poivre blanc, avant d'être desséché par l'exposition sur des toiles aux rayons solaires, est immergé dans de l'eau saturée de sel jusqu'à ce que sa couche épidermique, gonflée et déchirée, se soit détachée de sa partie charnue. A part cette simple particularité, leur ressemblance est complète; cependant le blanc mérite la préférence des consommateurs parce qu'il est plus fin et qu'il est débarrassé de sa couche cellulosique superficielle dont les fragments, qui n'ont aucune valeur condimentaire, encombrent et irritent sans profit les villosités de la muqueuse digestive.

Il existe trois qualités de poivre :

1° Le poivre dur, sphérique, lourd, plein, de couleur grisâtre, et qui est le plus estimé;

2° Le poivre demi-dur, moins volumineux, plus léger, flétri et cassant;

3° Le poivre très léger, cassant, ridé, nageant sur l'eau et de qualité inférieure.

Le poivre est un condiment des plus âcres; il ne possède aucune qualité capable de justifier la vogue dont il a joui dans tous les temps et dans tous les pays. Il était, en effet, estimé à ce point autrefois qu'il remplaçait la monnaie dans les échanges et les trafics commerciaux. C'est d'ailleurs à cause de son prix élevé qu'il a été toujours et qu'il est encore à l'heure actuelle l'objet de multiples sophistications, dont la principale consiste à le mélanger avec de la poudre de noyaux d'olives, de piment, de la farine de seigle et de moutarde.

A l'analyse chimique, Pelletier a trouvé dans le poivre un certain nombre d'éléments, dont les plus importants sont : une matière résineuse jaune verdâtre; une substance cristalline, la *pipérine;* de l'huile fixe très âcre; de l'huile volatile; des acides tartrique, malique et urique; des sels de potasse, de chaux et de magnésie.

Le poivre est doué d'une saveur piquante, âcre et aromatique très prononcée. A faible dose, ce condiment détermine une sensation de chaleur au creux épigastrique résultant de la congestion de la muqueuse gastrique et s'accompagnant d'une abondante sécrétion de suc digestif; il favorise ainsi à un très haut degré la digestion des aliments lourds ou dépourvus de saveur. Pris avec modération et mélangé uniquement aux aliments indigestes, le poivre est favorable aux estomacs affaiblis par les chaleurs ou par le surmenage, sans être le siège d'aucune altération inflammatoire. Il ne sera cependant permis dans aucun cas aux enfants au-dessous de dix ans.

L'huile et la résine du poivre, qui s'éliminent en grande partie par la peau et par le rein, augmentent la sécrétion sudorale et urinaire. Lorsque les doses absorbées sont trop élevées, on observe souvent des poussées paroxystiques d'urticaire ou d'eczéma ; de la congestion du rein, de la vessie et des testicules pouvant aboutir à l'albuminurie, à l'hématurie et à l'orchite. Ces propriétés font ressortir les inconvénients et les dangers qui peuvent résulter de son usage, même modéré, chez les malades atteints d'affections cutanées, de néphrite, de cystite ou d'urétrite. Ce condiment stimule aussi très énergiquement les voies circulatoires et devient nuisible dans le cas où l'excitabilité constitue le symptôme prédominant des maladies de cœur.

Il est surtout contre-indiqué chez les bilieux et les neurasthéniques. On a accusé les fragments du poivre de s'attacher aux parois de l'estomac et de provoquer une irritation locale assez intense pour donner lieu à une sensation douloureuse de chaleur et de brûlure. Malgré ses propriétés irritantes, les Hindous l'utilisent sous forme d'infusions pour dissiper les langueurs d'estomac et guérir la migraine.

En médecine, on se sert du poivre finement pulvérisé comme rubéfiant pour remplacer la moutarde, ou comme insecticide pour détruire les poux chez les enfants.

MOUTARDE. — La moutarde (*mustum*, moût ; *ardens*, ardent) est une plante herbacée très répandue dans tous les pays d'Europe et s'accommodant de tous les terrains et de toutes les températures.

Les feuilles sont mangées crues en salade ou cuites comme les choux; mais c'est la graine qui représente la partie la plus usitée de cette crucifère.

Il existe deux espèces de moutarde : la moutarde *noire* et la moutarde *blanche*.

Les graines de la moutarde noire sont petites, sphériques, noirâtres, et contiennent : 33 o/o d'huile, une résine brune, de la gomme, de l'acide phosphorique libre et deux principes, la *myrosine* et le *myronate de potasse*, qui, sous l'influence de l'humidité chaude, se combinent en donnant naissance à un corps nouveau, à une huile essentielle très volatile. C'est précisément cet élément nouveau, ne préexistant jamais dans la graine, qui communique à la farine de moutarde ses propriétés irritantes, utilisées en médecine pour provoquer une dérivation congestive énergique vers le tégument externe. Cette huile volatile n'existe pas dans la moutarde blanche, qui ne renferme qu'un principe albuminoïde âcre, la *myrosine*, et pas de *myronate de potasse*, dont la présence est indispensable pour lui donner naissance.

Quatre à cinq graines de moutarde noire mastiquées et avalées suffisent pour produire une sensation de brûlure sur la muqueuse linguale, œsophagienne et stomacale et pour irriter les glandes buccales et gastriques en déterminant tout spécialement une abondante sécrétion de mucus. Après dix à quinze minutes, ces effets s'atténuent et disparaissent définitivement, à la condition que cette excitation ne soit pas répétée trop fréquemment.

La moutarde stimule la tonicité des organes digestifs, toujours affaiblie par les grandes chaleurs; elle facilite aussi la digestion. Ces propriétés justifient la grande consommation qu'en font les habitants des pays à température excessive; mais son action irritante oblige à la consommer avec modération ou seulement par intermittences, si l'on veut éviter les désagréments de la gastrite.

La moutarde *blanche* a deux fois le volume de sa congénère ; elle est unie, brillante, dépourvue d'odeur, amère sans être âcre, et contient dans ses couches superficielles une substance gélatineuse, compacte, soluble dans l'eau et dans les liquides de l'intestin et qui lui vaut ses propriétés laxatives si remarquables. Elle est indiquée dans la constipation par atonie des muscles de l'intestin sans obstruction ni disposition à l'appendicite ; car, dans ces cas, elle pourrait aggraver les désordres morbides par l'accumulation de ses graines en amont de l'obstacle.

On l'administre habituellement le soir, au coucher, avec un demi-verre d'eau. Il serait imprudent d'en absorber plus d'une ou de deux cuillerées à soupe et plus souvent que deux ou trois fois par semaine. Seules sont dissoutes dans l'intestin les parties superficielles de la graine, qui est évacuée presque intacte avec les matières fécales sans la moindre colique.

La graine blanche sert à préparer les moutardes fines, les meilleures, les moins irritantes et les plus digestives, qui seront toujours préférées aux moutardes composées avec les graines noires, celles-ci étant beaucoup plus âcres et plus caustiques. Il ne faut pas croire qu'on puisse distinguer la nature des graines blanches ou noires qui ont servi à la confection de la moutarde d'après la couleur de celle-ci, car les deux ne diffèrent d'aspect que par l'enveloppe et non par l'amande, qui est d'un blanc jaunâtre dans les deux espèces. La moutarde ne présente une couleur vineuse que lorsqu'elle est faite avec du moût de raisin rouge. Pour être sûr de sa qualité, il faut la préparer soi-même.

Nous donnons la recette suivante, qui nous paraît la meilleure, la plus simple et la plus pratique :

Faire infuser dans 500 grammes de vinaigre, pendant dix jours, 20 grammes de cerfeuil, de persil, de ciboule, de fenouil, de thym et d'estragon et 2 grammes de cannelle avec une ou deux gousses d'ail — ou mieux encore sans ail, — moudre les graines décortiquées de moutarde blanche; mélanger dans un mortier la farine ainsi obtenue avec de l'huile d'olive et le vinaigre dans lequel ont infusé les plantes déjà mentionnées; à l'aide du pilon, compléter ce mélange et ajouter de la farine jusqu'à ce qu'on ait obtenu une pâte molle, bien liée, de consistance demi-liquide. Cette moutarde de ménage est moins caustique et moins irritante que celle du commerce et ne peut fatiguer que les estomacs trop jeunes ou malades et qu'à dose immodérée ou trop souvent renouvelée.

La moutarde de Dijon est celle qui jouit de la meilleure réputation. Il existe dans le commerce des tablettes sèches de moutarde, utiles particulièrement aux voyageurs et aux explorateurs. Par le raclage à l'aide d'un couteau, on obtient une matière pulvérulente dont les effets sont analogues à ceux de la moutarde liquide.

La farine de moutarde noire est souvent employée en médecine pour saupoudrer les cataplasmes de farine de graine de lin qui deviennent les cataplasmes sinapisés qu'on applique sur les membres, sur le ventre ou sur la poitrine, à titre d'agent révulsif, dans la congestion cérébrale, dans la bronchite, la pneumonie, la pleurésie, la tuberculose pulmonaire et toutes les affections congestives et inflammatoires des divers organes splanchniques. Elle a sur le vésicatoire les grands avantages de ne pas ulcérer la peau, d'être applicable aux diabétiques aussi bien qu'aux albuminuriques, de n'exposer ni à la furonculose ni à la pourriture d'hôpital, d'être renouvelable dans ses applications une ou deux fois tous les jours et de ne provoquer du côté de l'appareil urinaire ni inflammation rénale avec rétention d'urine et albuminurie, ni cystite, ni urétrite. Il est bon de rappeler que l'huile volatile de la moutarde, qui réunit les qualités essentielles de la graine, résulte de la combinaison du myronate de potasse avec la myrosine ; et que cette combinaison a besoin, pour se produire, d'un milieu humide dont la température oscille entre 30 et 40° ; qu'elle est retardée et même empêchée par un froid de $+\,5$ à 10° et une chaleur supérieure à 70°.

La durée de l'application des cataplasmes sinapisés doit être de dix à trente minutes, suivant l'âge.

On fait des bains de pieds sinapisés avec 50 ou 100 grammes de farine de moutarde pour combattre la congestion cérébrale et pulmonaire, et dont la durée est également de quinze à trente minutes.

L'huile de moutarde mélangée à raison de 10 o/o à l'huile d'olive, dans laquelle elle est très soluble, constitue un liniment révulsif aussi énergique que le vésicatoire, mais très douloureux, et dont les indications sont identiques à celles de la cantharide.

Les sujets qui se réchauffent difficilement les pieds saupoudrent avec de la farine de moutarde l'intérieur de leurs bas ou de leurs chaussettes.

CHAPITRE VII

Repas des adultes et des vieillards sains, valétudinaires et malades.

Vers l'âge de vingt-cinq ans, l'organisme humain est entièrement développé. Jusqu'alors, une grande abondance de matériaux alimentaires a été indispensable pour assurer la construction de la machine, qui n'a plus besoin désormais que d'être entretenue, réparée et pourvue des éléments utiles à la production d'énergie.

Entre vingt-cinq et trente ans, il nous sera encore permis de satisfaire le sentiment de la faim pour emmagasiner dans nos tissus des réserves graisseuses dont nous pourrons avoir besoin dans les cas de travail forcé et d'abstinence imposée par la maladie, les chagrins, ou des conditions particulières de milieu : voyages, séjour dans des pays dépourvus des ressources nécessaires, etc.

Mais, à partir de trente ans, il est inutile et même antiphysiologique d'absorber la même quantité d'aliments ; car, si on n'a pas l'énergie de résister aux sollicitations d'un appétit insatiable, on accumule des provisions qui dépassent nos besoins réels, qui deviennent encombrantes, qui entravent le fonctionnement régulier de nos organes, et on prépare à courte échéance la crise de goutte, de rhumatisme, d'eczéma ou bien les fièvres infectieuses, la pneumonie, le phlegmon, l'albuminurie ou une infinité d'autres maladies résultant non seulement d'une intoxication spéciale, mais encore d'un trop plein incompatible avec la santé, et dont l'économie s'efforce de se débarrasser.

Les adultes jouissant d'une bonne santé et n'ayant dans leurs antécédents aucune maladie diathésique, générale ou spécifique, auront la faculté de choisir parmi tous les aliments connus ceux qui conviendront le mieux à leur estomac; mais ils ne devront jamais se départir de cette règle : qu'il est pernicieux de manger jusqu'à complète satiété, qu'il faut user modérément et rarement des aliments indigestes, des condiments âcres et irritants, des boissons alcooliques, du thé et du café fort et des pâtisseries lourdes. Presque tous les dyspeptiques ont eu un estomac robuste jusqu'à l'âge de vingt-cinq et trente ans, et ils ne sont devenus malades qu'après cinq ou dix ans d'écarts de régime volontaires ou inconscients. Une bonne diététique assure l'intégrité de notre appareil digestif, et cette branche de l'hygiène est si essentielle qu'elle domine les autres; car tous nos organes, sans distinction, pâtissent de la perversion ou de l'insuffisance fonctionnelle de l'estomac.

Les adultes bien portants, mais issus de parents goutteux, rhumatisants, albuminuriques, diabétiques ou arthritiques, devront tenir compte de leurs prédispositions morbides et ne jamais abuser des aliments frappés d'interdiction dans ces cas spéciaux.

Toutes ces considérations s'appliquent aussi à l'homme mûr, qui doit restreindre la quantité des aliments pour deux raisons : la première, parce que lui non plus n'a pas besoin de fournir des matériaux à son développement depuis longtemps achevé; la seconde, parce que son activité diminue avec les années et que, les combustions organiques se ralentissant, la ration d'entretien et d'énergie doit subir une réduction parallèle.

Tant que les recettes et les dépenses se balancent, l'équilibre de nos fonctions organiques est parfait et le résultat se traduit par une santé irréprochable.

Un appétit régulier qu'on satisfait dans une mesure normale, la fixité approximative des chiffres représentant le poids du corps, le sentiment d'un bien-être général, tels sont les facteurs dont l'ensemble constitue, si je peux m'exprimer ainsi, une sorte de régulateur ou de balancier physiologique indiquant la limite précise où commencent les excès dans les aliments, et où s'arrêtent les doses nécessaires. L'aiguille fictive de la balance dévie dans un sens ou dans l'autre, en s'éloignant de la zone idéale, sous l'action de l'insuffisance ou des doses massives, et son déplacement se manifeste subjectivement soit par l'anémie, l'amaigrissement, la consomption, la débilité et l'épuisement; soit par l'empâtement, la bouffissure, l'obésité, l'œdème des tissus, la pléthore, l'essoufflement, l'apathie, la torpeur, la somnolence et l'impuissance.

La courbe schématique suivante résume les diverses phases de notre vie végétative avec les régimes qui leur correspondent :

De   1 à 25 ans : période de croissance (¹).
— 25 à 30 ans   —   d'approvisionnement.
— 30 à 60 ans   —   d'activité et d'énergie avec
                             fastigium à 45 ans.
— 60 à 65 ans   —   de régression durant laquelle
                             l'organisme se débarrasse
                             des provisions inutiles.
— 65 à 75 ans : maturité.
— 75 à 85 ans : vieillesse.

Et enfin extrême vieillesse qui nous ramène à notre point

(¹) Voir *Alimentation et Hygiène des Enfants.*

de départ, avec cette différence que la vieillesse, ainsi que nous l'avons signalé dans le travail consacré à l'alimentation infantile, est le terme de la courbe vitale, tandis que l'enfance en est le point de départ.

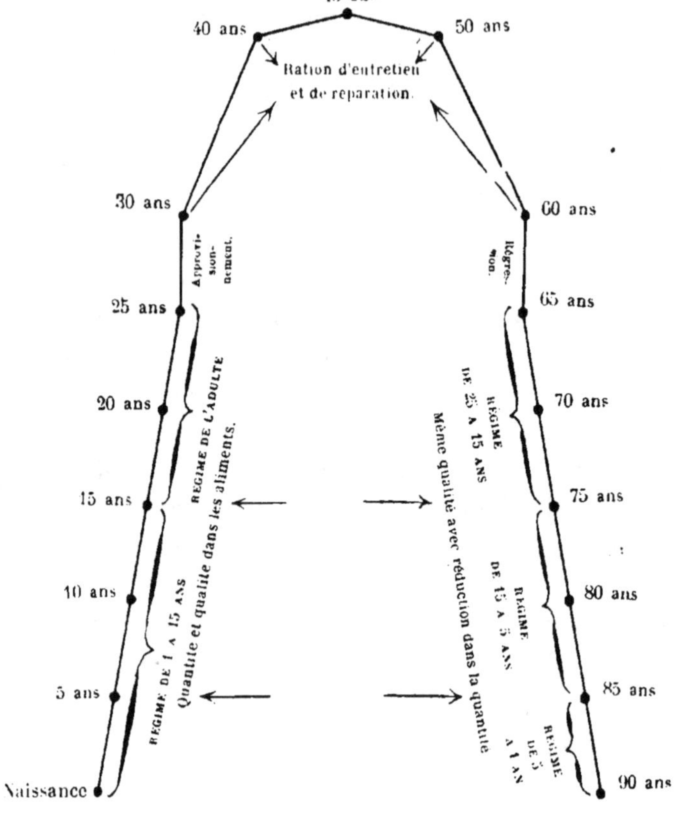

Il faut, pendant la phase de croissance et d'approvisionnement : qualité et quantité dans les aliments.

Pendant la phase d'activité : ration d'entretien, d'énergie et de réparation.

Pendant la phase de régression : diminution dans la quantité.

De soixante-cinq à soixante-quinze ans : répétition du régime de vingt-cinq à quinze ans pour la qualité, avec réduction dans la quantité.

De soixante-quinze à quatre-vingt-cinq ans : régime de l'enfant de quinze à cinq ans ; et dans la dernière étape, régime de cinq à un an, et retour progressif vers les bouillies et les liquides avec cette particularité, déjà vue, que le vin est le lait des vieillards et que ces deux boissons sont particulièrement indiquées à cet âge ainsi que les liqueurs faibles, à base d'alcool de vin, étendues dans de l'eau sucrée, du café, du thé ou des infusions.

Le vieillard fera un petit déjeuner le matin, à huit heures, un déjeuner très léger, à midi ; et le soir, il se contentera d'une soupe au lait ou d'une tasse de thé avec un biscuit sec, ou d'une infusion additionnée d'un petit verre de liqueur faible.

Grâce à ces régimes différents, progressifs, fixes et dégressifs, après une carrière féconde malgré ses apparences éphémères et fugitives, l'homme sage arrive à la limite extrême de la vie ; et, sans secousses, sans violences, sans douleurs déchirantes, sans ébranlements cruels, il rentre dans le sein mystérieux de notre mère éternelle, la Nature, où tout se régénère pour recevoir une destination nouvelle et concourir à d'autres manifestations de la vie, qui ne s'éteint jamais (¹).

(¹) Il résulte des recherches comparatives de Buffon sur la réunion des os longs à leurs épiphyses chez les animaux et chez l'homme, que le terme de notre vie ne doit pas être au-dessous de quatre-vingt-dix à cent ans.

REPAS DES DYSPEPTIQUES

et de tous ceux qui, par suite de leur tempérament ou de leur profession, doivent fournir à l'estomac des aliments, des boissons et des condiments nutritifs, mais de digestion facile. Dans cette catégorie se classent : les *enfants*, les *femmes*, les *nerveux*, les *rhumatisants chroniques*, les *neurasthéniques*, les *cardiaques*; tous les *politiciens : ministres, députés* ou *sénateurs;* les *médecins*, les *prêtres*, les *avocats*, les *ingénieurs*, les *littérateurs*, les *poètes* et tous les *hommes de science* en général.

NOMENCLATURE DES ALIMENTS, DES BOISSONS ET DES CONDIMENTS
QUI COMPOSERONT CES REPAS OU QUI EN SERONT EXCLUS

Permettre :

POTAGES : au jus de viande; au bouillon de poulet, de veau, pintade, faisan, avec tapioca, arrow-root, sagou, salep, racahout ou semoule, gruau d'orge, de blé ou d'avoine; bouillies épaisses bien cuites de farine d'avoine, de blé, d'orge, de revalescière; bouillon maigre aux herbes : joutes, épinards, oignon, carotte, laitue, endives, citrouille en petite quantité, poireau.

Soupes au bouillon gras dégraissé ou maigre : avec croûtons, pain grillé, biscottes, grissini; soupe au lait pur ou légèrement additionné de café ou de chocolat.

PAIN : Pain blanc, bien cuit et rassis, pain complet, pain viennois, croissants; pain anglais ou pain de mie; pain grillé : 60 à 80 grammes à chaque repas suffisent généralement.

Défendre :

Sont frappés d'interdiction les aliments, les boissons et les condiments indiqués dans la nomenclature suivante :

SOUPES ET POTAGES : gras non dégraissés, aux choux, aux légumineuses sèches : haricots, fèves.

Le bouillon gras se digère lentement et difficilement; il n'est pas rare d'avoir des renvois d'une odeur et d'un goût tout à fait caractéristiques de soupe grasse six ou huit heures après son absorption.

PAIN : frais, quelle que soit la farine avec laquelle il a été préparé; pain de seigle; pain de maïs et de blé noir; pain mal cuit ou fabriqué depuis plus de trois à quatre jours, et déjà envahi par des moisissures.

Permettre :

VIANDES. — *Bœuf :* Tous les morceaux sont bons rôtis, le meilleur est le filet; le cœur est un peu dur, ainsi que le rognon; le foie trop gras. Le bœuf bouilli est très indigeste.

Cheval, Mulet, Ane : Aussi bons que le bœuf quand ils ne sont ni malades ni trop vieux.

Veau : Ris, cervelle, carré, langue, cuissot, longe, noix, cœur, fraise; tête et pieds en petite quantité.

Porc : Cervelle et rognon, ce dernier moins digestible; maigre de jambon; jambon frais d'York.

Mouton : Très bon, cervelle très nourrissante et très digestible. Le cœur et le rein sont un peu plus lourds.

Oiseaux de basse-cour : Poulet, coq jeune, pigeon bouilli; dindonneau, pintade, poule. Ne pas manger la peau.

Gallinacés : Perdrix jeune, caille, bartavelle, gélinotte, faisan.

Échassiers : Bécasse pas trop faisandée; chevalier cul-blanc, râle d'eau.

Passereaux : Ortolan, grive, merle.

POISSONS : Bouilli, le poisson se digère mieux que rôti; on peut le relever avec du sel, du citron, une sauce aux fines

Défendre :

VIANDES : Viandes grasses, aponévrotiques et tendineuses, la graisse étant lourde et le tissu fibreux des aponévroses et des tendons, que le public désigne sous le nom impropre de nerfs, étant insoluble dans les sucs digestifs. Les viandes bouillies, sauf le poulet et pigeon jeunes.

Foie et rognon de bœuf.

Foie de mouton.

Agneau et Chevreau : à cause de leur graisse.

Chèvre : La viande en est dure et coriace.

Porc : presque toutes les parties, sauf la cervelle, le rognon et les morceaux très maigres, les autres sont trop surchargés de graisse ou trop coriaces : tête, ventrèche, pieds, boudins, saucisses, pâtés froids, couennes frites ou bouillies, cervelas, confit, pieds panés.

Poule, poularde et dinde grasses, chapons, canard, oie.

Lapin domestique.

Toutes les conserves, sans distinction : de viande, de légumes, ou de fruits.

Sauces au vin.

POISSONS : Saumon, maquereau, hareng frais, sardine, hareng salé, morue, anguille.

Moules, escargots, homards,

Permettre :

herbes composée de vinaigre bouilli et d'huile avec cerfeuil, persil et quelques tiges de ciboulette ou bien avec une mayonnaise très légèrement poivrée.

Truite, rouget, carpe, brochet, brème, perche, sole, limande, barbue, merlan, turbot, éperlan, mulet.

Crabes, écrevisses, clovisses, huîtres.

La grenouille se digère aussi bien que le poisson.

Œufs : A la coque, brouillés avec du maigre de jambon frais râpé, mollets, en omelette peu cuite ou soufflée. Jaunes, même durcis par la cuisson.

Légumes : Carotte cuite en sauce ou en purée, salsifis, asperges, chicorée cuite, céleri cuit, artichaut cuit, crosnes, laitue, endive, citrouille et tomate en petite quantité, radis cuit, scorsonère, oignon cuit, poireau, cardon, tétragone, haricots verts, chou-fleur (côte exceptée). Choucroute préparée d'après nos indications ; pommes de terre entières bouillies, cuites au four ou sous la cendre, en purée ou en sauce ; purées de pois, de pois cassés et de lentilles, riz cuit à l'eau ou au lait.

Défendre :

relevés par des sauces aux condiments âcres et irritants.

Les moules et les huîtres peuvent occasionner des indispositions sérieuses et même de véritables empoisonnements quand elles sont absorbées pendant les mois sans *r* (mai, juin, juillet, août), c'est-à-dire pendant les temps chauds. Il sera même prudent d'attendre les premiers froids avant d'en faire usage.

Œufs : durs, omelettes trop cuites aux pommes de terre frites, au lard et à l'oseille. C'est le blanc dur de l'œuf qui est particulièrement indigeste.

Légumes : Artichauts crus, champignons, choux verts de l'Anjou, choux de Bruxelles, concombres.

Légumineuses sèches et entières : haricots, fèves, pois.

Pommes de terre frites, oignons crus, poireaux crus, oseille, rave, radis cru, salades crues, truffes.

Les tomates sont nuisibles, surtout farcies. On peut les tolérer, mais à faible dose : un seul fruit pour remonter la saveur d'un potage ou d'une sauce. Le jus concentré de tomates est très irritant.

Permettre :

FROMAGES : Mous, à la crème, Brie, Neufchâtel, Rocamadour frais, Camembert. Les fromages mous sont généralement de facile digestion. Beurre frais.

FRUITS : Cerises, de préférence cuites en marmelade ; abricots, pêches bien mûres et fondantes ; poires au couteau, pommes cuites ; prunes reines-Claude, cerisettes, mirabelles ; coing cuit ; raisin bien mûr ; bananes ; fraises ; groseilles blanches ; figues grosses rondes, petites blanches, violettes courtes ; pastèque blanche ; oranges et ananas dont on rejette la trame fibreuse ; melon cantaloup en petite quantité.

Confitures, gelées de fruits avec modération.

PATISSERIES : Biscuits secs français, biscuits à la cuiller, biscuits de Reims, biscottins, crèmes, croquettes, œufs au lait, réduits, échaudés, gaufres, flans, oublies, soufflés.

BOISSONS (*quantité maxima : deux verres par repas*). — Vins rouges ou blancs légers de Bordeaux, vins mousseux additionnés d'eau par moitié, eaux minérales faibles

Défendre :

FROMAGES : Gruyère, Parmesan, Roquefort, Hollande, Gervais, Chester. Les fromages durs sont habituellement mal digérés.

FRUITS : Tous les fruits *incomplètement mûrs* à chair dure, cassante : pommes, cormes, coings, figues sèches, raisins secs, amande, noisette, noix, pistache, coco (les fragments des fruits à noyaux se retrouvent souvent presque intacts dans les selles) ; *trop acides :* groseilles, framboises ; ou *trop charnus* et *trop compacts* comme les melons. Tous les fruits confits à l'eau-de-vie.

Fruits en beignets, frits dans le beurre ou dans la graisse.

PATISSERIES : Beignets, brioches, galettes, éclairs, babas, feuilles de palmier aux pommes de terre, feuilletés, macarons, nougats, pavés, plum-pouding, tartes, tartes aux fruits, tarte à la pâte d'amande.

BOISSONS : Vins purs, bière alcoolisée, thé fort, liqueurs fortes à base d'alcool d'industrie, bitter, vermouth, amers, absinthe, café.

Dans les maladies du cœur,

Permettre :

ou neutres d'Évian, d'Alet, de Teissières, eau stérilisée, lait; infusions de camomille, de feuilles d'oranger, de cassis, de faham, de menthe, de tilleul, légèrement alcoolisées avec de l'eau-de-vie de vin; tisanes de houblon, de racine de réglisse, de gland doux, de gruau d'orge, de blé ou d'avoine; bière de ménage. Infusion de chicorée pour remplacer le café. Rarement un petit verre de liqueur de notre premier type. (Voir *Liqueurs*.)

Dans les cafés, boire du lait chaud avec une petite quantité de café ou des infusions chaudes en hiver, et en été : limonade; vin blanc additionné d'eau gazeuse, eau sucrée, sirops de groseille ou de grenadine.

CONDIMENTS : Citron, vinaigre en petite quantité, laurier, cannelle, persil, cerfeuil, thym, serpolet, cumin, chervis, carvi, menthe, vanille, estragon, coriandre, angélique, genièvre, safran, à petite dose.

Les truffes et les champignons sont autorisés à la condition qu'on les utilise exclusivement pour aromatiser les viandes ou les sauces et qu'on ne les mange pas.

Défendre :

les boissons et les aliments chauds sont défavorables à cause de leur action excitante.

Les boissons fraîches en été sont favorables; les boissons glacées sont dangereuses.

Le mélange de bouillon et de vin absorbé dès le début du repas, sous le nom vulgaire de *chabrot*, est nuisible en raison surtout de la grande quantité de liquide qu'il introduit dans l'estomac, — 300 à 400 grammes en moyenne, — qui représentent la quantité totale permise. Le vin rouge est moins bien supporté à cause de sa richesse en tanin et de sa matière colorante; on peut cependant en faire une boisson d'hiver et réserver le vin blanc pour les mois chauds.

CONDIMENTS : Cornichons, poivre, piments, ail, échalote, oignons crus, olives entières ou farcies, ciboule, moutarde, pikles, piccalilli, carry.

Tabac. — Tous les fumeurs sincères avouent, surtout après fumer, que le tabac leur fait du mal et que le vice chez eux triomphe de la raison. Le tabac est un poison pour l'estomac, pour le cœur et pour le cerveau.

Considérations particulières se rapportant
aux dyspeptiques.

La nomenclature qu'on vient de lire n'a que la pré-
tention très humble de servir de guide dans le choix des
aliments, des boissons et des condiments à tous ceux —
et ils sont nombreux — qui, par suite d'une hygiène
défectueuse ou d'écarts de régime, digèrent mal; ou qui,
en raison de leur nervosisme, de leur impressionnabilité
et des ébranlements auxquels ils sont exposés par les
exigences professionnelles, ont besoin de ménager leur
appareil digestif.

La nutrition est sous la dépendance du système nerveux qui est le grand régulateur de toutes les fonctions.
Il est vraisemblable que la digestion est subordonnée à
un centre régulateur spécial, comme la parole, l'ouïe, la
vue, etc. Toutes les causes d'excitation cérébro-spinale
doivent troubler le mécanisme de ces centres multiples
qui représentent autant de petites usines ayant chacune
leur spécialité, mais dont la production collective, quand
elle est conforme aux lois naturelles, a pour résultante
l'équilibre parfait de nos fonctions organiques, c'est-à-
dire la santé.

Or, parmi les sources d'excitation, une des plus
fécondes est celle qui a son siège dans l'estomac, à cause
de l'innombrable variété d'agents nuisibles qui s'y donnent rendez-vous à la faveur d'une mauvaise diététique (¹).
De là l'utilité de savoir distinguer, parmi les aliments
et les boissons, ceux qui suffiront aux besoins de notre

(¹) Un médecin, profond observateur, nous affirme que si l'on appliquait
sur une partie quelconque du corps un cataplasme confectionné avec tous les
produits qu'absorbent certaines personnes à leur repas, on verrait la peau,
après quelques heures, devenir le siège d'une large ulcération.

nutrition sans imposer à l'appareil digestif un travail inutile quand il n'est pas nuisible. Mais si la tâche est utile, elle est à coup sûr peu facile à remplir; car, s'il est impossible de trouver un habit qui s'adapte à toutes les tailles, il est aussi peu aisé de tracer un régime qui convienne à tous les individus. Comme le disait Trousseau, chacun doit se faire son régime avec sa propre expérience. Toutefois, il existe une catégorie d'aliments en dehors desquels il serait imprudent de chercher les éléments de nos repas, et les indications que nous venons de fournir ne s'adressent pas seulement à ceux qui digèrent mal, mais encore à tous ceux qui ont le souci de conserver l'intégrité de leurs fonctions gastro-intestinales.

*
* *

Le bouillon gras, s'il n'est pas soigneusement dégraissé, se digère mal; mais, débarrassé de ses principes graisseux, il constitue, non pas un aliment très nourrissant, mais un excellent apéritif et le *seul* qui soit utile aussi bien aux dyspeptiques qu'à ceux qui jouissent de la plus florissante santé.

Le bouillon maigre rend presque autant de services que le bouillon gras, car il stimule aussi bien la sécrétion gastrique et contient, dans des proportions à peu près identiques, les substances salines qui concourent à la réparation des pertes minérales que le mouvement de désassimilation fait subir à l'organisme. En outre, avec le bouillon maigre on n'a pas l'inconvénient du bœuf bouilli, qui constitue un aliment très lourd pour les estomacs délicats. Il est préférable de réserver le bœuf pour un succulent rôti, qui aura l'avantage d'être plus agréable au palais et plus léger à l'estomac.

Le pain bien cuit, rassis, doit être consommé en petite quantité parce qu'il séjourne longtemps dans l'estomac et qu'il devient rapidement acide; 80 à 100 grammes par repas en moyenne suffisent. Le pain blanc s'assimile plus facilement et nourrit mieux que le pain complet; ce dernier n'a d'autre avantage que de faciliter les selles chez les constipés en déterminant des fermentations acides qui excitent les tuniques intestinales.

Le pain grillé se digère bien, et il présente des garanties particulières au point de vue microbien, la température élevée à laquelle il est soumis ayant pour résultat immédiat de détruire les agents pathogènes et de fermentation dont il pourrait être imprégné.

*
* *

Bon vin de Bordeaux, vin blanc, bière de bonne qualité, avec addition pour les deux tiers d'une eau de table indifférente : Alet, Évian; ou minéralisée : Contrexéville, Pougues et Vichy ou Royat chez les arthritiques. Parmi les boissons, nous accordons la première place au vin rouge de Bordeaux, parce qu'il renferme beaucoup moins d'alcool que les vins du Midi et de Bourgogne, peu de tartrates, pas même des traces d'acide libre, ni de sulfate de potasse. C'est par excellence le vin des convalescents et des faibles, car à ses vertus toniques il joint les avantages d'une grande digestibilité. Quant à ses falsifications, elles sont infiniment plus rares et moins faciles qu'on ne le répète, et l'on confond souvent, dans le langage courant, falsification avec mélange ou coupage, cette dernière opération ayant pour but de substituer au vin de Bordeaux des vins d'origine inférieure; mais le vin de coupage n'est pas du vin sophistiqué et d'ailleurs il est facile d'avoir du vin naturel excellent en s'adressant aux maisons de commerce honnêtes, qui sont fort nombreuses, ou bien directement aux producteurs. (Voir à la fin du volume l'étude consacrée au vin.)

Le cidre est une boisson médiocre, n'est pas tonique et irrite l'intestin par son acidité excessive.

L'eau de Seltz sera proscrite à cause de l'impureté des eaux qui servent à sa fabrication; parce qu'elle renferme de l'acide carbonique en trop grande quantité et une certaine proportion de l'acide minéral qui a servi à mettre l'acide carbonique en liberté.

Si le vin est mal supporté, le supprimer complètement et ne boire que de l'eau filtrée ou de source autant que possible, ou mieux encore des infusions de thé, de camomille, de tilleul, de feuilles d'oranger, de cassis, de faham, qui favorisent à un très haut degré le travail de la digestion.

La quantité de boisson sera modérée; on évitera de boire plusieurs verres de liquide coup sur coup, principalement au commencement du repas. On aura soin de servir les boissons aux enfants dans des verres de faible contenance, 5o à 6o grammes environ, parce qu'ils ont l'habitude de vider d'un trait tout le contenu de leur verre, sa capacité serait-elle de 200 grammes. Ces quantités considérables de liquide leur sont très préjudiciables, car elles les disposent à la dilatation de l'estomac et à la gastro-entérite.

D'une manière générale, on boira peu pendant les repas : 4 à 5oo grammes de liquide au maximum. Il vaut mieux réserver une partie des boissons à prendre dans les intervalles des repas.

La quantité totale de liquide qu'un adulte peut

absorber en vingt-quatre heures, en dehors de celle contenue dans les aliments, varie de 1,200 à 1,500 grammes.

TEMPÉRATURE DES BOISSONS. — Voir page 283.

***

Les pigeons et les jeunes poulets bouillis sont supportés par les estomacs les plus capricieux.

Le gibier à plume peut être généralement autorisé, pourvu qu'il ne soit pas faisandé.

Le dindon, ni vieux ni jeune, est un aliment appétissant, très utile et pas trop lourd; mais le dindonneau de deux à trois mois lui est bien supérieur.

La grive a une chair savoureuse et délicate.

L'alouette et les petits oiseaux sont à recommander, mais les plus petits exigent une mastication très complète à cause des fragments d'os qui doivent être broyés avec soin pour ne pas irriter les voies digestives.

L'oie et le canard sont lourds parce qu'ils sont surchargés de graisse.

Les viandes bouillies sont difficilement attaquées par les sucs digestifs, sauf quand elles sont coupées en tout petits fragments; les volailles jeunes et les poissons font exception à cette règle. Les viandes sont quelquefois mieux supportées froides que chaudes.

Il est très utile de diviser la viande finement à l'aide d'un couteau bien tranchant; une mastication lente, méthodique, doit compléter ce travail de division de façon à rendre l'aliment très accessible à l'action du suc digestif. D'ailleurs, pendant la mastication, l'acte chimique de la digestion commence à se produire, puisque, sous l'influence de la ptyaline de la salive, l'amidon se transforme en dextrine et en glucose. Aussi, a-t-on pu dire avec raison que les aliments bien mastiqués sont à moitié digérés.

.·.

Les crabes et l'écrevisse jouissent de réelles propriétés nutritives et sont digestibles; le homard et la langouste sont moins légers à l'estomac.

Les huîtres sont légères et très nourrissantes.

La grenouille, qui tient le milieu entre le veau et le poulet, donne une chair nourrissante et de digestion facile.

.·.

Les choux verts sont mal supportés par suite des fermentations qu'ils occasionnent; la choucroute, préparée suivant nos indications, ainsi que le chou-fleur le sont mieux.

Les épinards, la chicorée cuite, au jus, au lait; les scorsonères, les salsifis, les crosnes, les topinambours, le riz à l'eau ou au lait, les pommes de terre cuites au four ou à l'eau, les carottes, les artichauts cuits, les haricots verts bouillis, les petits pois nouveaux sont à recommander.

Les purées sont généralement bien supportées :

Purées de pommes de terre au lait ou au bouillon;

Choux-fleurs en purée;

Purées de pois, de lentilles, de haricots, de châtaignes, de julienne, de carotte, de céleri, de salsifis, d'artichauts.

La citrouille en potage est délicieuse et se recommande par ses effets laxatifs.

Le champignon possède une réelle valeur nutritive, car il renferme, surtout à l'état sec, une grande proportion de principes azotés; mais son tissu ligneux, résistant et couenneux provoque facilement des troubles digestifs et en fait un aliment qui n'est bien accepté que par les meilleurs estomacs. Le champignon de Paris mérite les mêmes reproches : il peut servir à la rigueur pour relever une sauce, mais il ne doit pas être consommé.

*
* *

Les salades crues se digèrent très mal. Il n'est pas rare de voir des dyspeptiques recueillir dans leurs matières fécales des produits informes qui, après un ou plusieurs lavages, représentent vaguement un être bizarre, longue araignée aux mille pattes ou pieuvre aux innombrables tentacules. Ces malades, tous névropathes, sont effrayés par les échantillons de cette faune inconnue qui, dans leur imagination affolée, est en train de transformer leur cavité abdominale en une forêt vierge peuplée de reptiles distillant goutte à goutte et sans relâche le fiel de leurs multiples et intolérables souffrances. Eh bien! voulez-vous connaître exactement la nature de ces corps fantastiques, je dirais presque mythologiques, qui dans un milieu liquide semblent réellement animés de mouvements vermiculaires? Ce sont de vulgaires, de prosaïques feuilles de salade (laitue, chicorée, céleri, etc.) incomplètement digérées, ayant conservé intacte leur charpente fibreuse : le corps de l'*hydre* c'est le pétiole, et les pattes sont les nervures de la feuille qu'il est facile de distinguer sur une feuille fraîche en l'examinant à travers la lumière. Cette simple démonstration suffit quelquefois pour calmer les terreurs de ces déséquilibrés du ventre.

Les salades cuites (laitue, chicorée, romaine, pissenlit, céleri) sont beaucoup mieux digérées et peuvent être autorisées. Pour cela, il est utile de les faire bouillir pendant un quart d'heure environ; on les sert froides et assaisonnées avec une faible quantité d'huile et de vinaigre. Peu appétissantes au début, elles sont vite acceptées avec plaisir, même par les plus difficiles; il suffit d'un peu de persévérance. L'huile doit être de bonne qualité; l'huile rance est très lourde à l'estomac.

Le jus de citron peut, dans bien des cas, être employé comme succédané du vinaigre; il est d'ailleurs bien supporté.

*
* *

Pas d'entremets, sauf ceux aux œufs peu sucrés; les radis, les fèves vertes, les olives irritent la muqueuse stomacale; les anchois sont d'une digestibilité facile à la condition qu'ils ne soient pas trop imbibés d'huile, leur chair est fine et nourrissante; le hareng est très riche en principes nutritifs, mais il est indigeste; le saucisson doit également être proscrit de la table des dyspeptiques, à moins que l'on n'ait soin de le débarrasser de ses parties grasses. Le beurre frais, riche en matière grasse, caséine et lactose, est un bon aliment; il se digère mieux que les autres graisses d'origine animale, constitue un condiment précieux pour beaucoup de préparations culinaires et associé au pain sous forme de tartines, convient parfaitement aux convalescents, aux dyspeptiques et aux enfants. Malheureusement, il est souvent préparé avec du lait de vaches atteintes de tuberculose et renferme le bacille de cette implacable maladie. Comme cet aliment est précieux dans l'alimentation du pauvre aussi bien que du riche, nous avons imaginé, pour ne pas en restreindre l'usage, de le soumettre à l'ébullition pendant un quart d'heure, de manière à détruire tous les germes morbides qu'il pourrait tenir d'une source impure. Après l'ébullition, on le coule dans de petits pots de grès ou bien dans une tasse, on le met au frais après avoir eu soin de le recouvrir, et après quelques heures, la coagulation effectuée, le beurre le plus infectieux est devenu d'une innocuité parfaite. Le goût du beurre est peu modifié par la cuisson et, du reste, la certitude d'éviter des dangers aussi redoutables que ceux d'une infection tuberculeuse compenserait, s'il y avait lieu, une diminution dans la finesse de son arome et de son goût. Ainsi préparé, il peut se conserver pendant une semaine sans rancir ni subir aucune altération.

*
* *

Fromage blanc d'odeur modérée, fromage à la crème. Les fromages salés : brie, camembert, neufchâtel, sont permis avec modération ; ceux de marolles, gruyère, hollande et tous les fromages durs, en général moins digestibles que les mous, ne conviennent qu'aux estomacs très robustes. Le roquefort, foyer de bactéries de toutes sortes, peut déterminer de véritables phénomènes d'intoxication par le *tyrotoxicon*, la ptomaïne des fromages.

Les fruits acides : cerises, fraises, framboises, groseilles, peuvent être permis avec modération ; mais tous ces fruits, ainsi que les poires et les pommes, se digèrent très bien cuits, en marmelade ou en confiture ou en compote.

La gelée de cassis contient une substance très aromatique qui facilite la digestion. Les raisins très mûrs et sucrés, les melons, les pêches, la poire duchesse qui se fond dans la bouche, ne provoquent pas de troubles digestifs.

Les confitures et les gelées se digèrent d'habitude assez facilement et les dyspeptiques pourront en faire usage, à la condition toutefois qu'ils sachent rester dans de sages limites en se contentant de doses modérées et en s'abstenant de celles qui fatiguent leur estomac. On les permettra aussi aux enfants, mais toujours avec modération, l'excès de sucre se transformant en acide lactique dans les voies digestives et donnant lieu à des fermentations qui s'accompagnent d'une abondante production de gaz. Les malades atteints d'affections cutanées en useront avec une extrême réserve.

Les raisins ne fatiguent pas l'estomac à la condition qu'on en rejette la pellicule et les pépins, qui peuvent devenir l'origine de véritables obstructions intestinales et surtout de l'*appendicite*. Les raisins secs se digèrent moins bien et nécessitent une mastication beaucoup plus complète.

Les figues sont rafraîchissantes et digestives. Les prunes, reines-Claude, mirabelles, victorias, sont bien digérées.

L'orange, les cerises, fruits délicieux, apaisent la soif et possèdent des propriétés rafraîchissantes qui les recommandent aux estomacs les plus difficiles.

La framboise, rafraîchissante et laxative, est un fruit de convalescent.

La pêche bien mûre ainsi que l'abricot sont très utiles dans l'alimentation des dyspeptiques.

Les nèfles constipent; les myrtilles bien mûres jouissent d'une excellente réputation, bien méritée d'ailleurs, et présentent cette particularité qu'elles colorent en noir les matières fécales.

Les fruits en beignets, frits dans le beurre ou la graisse, sont très indigestes; il en est de même du nougat ou gâteau d'amandes.

Le vin de Champagne, légèrement frappé, additionné d'eau, peut être toléré de temps en temps.

*
* *

Les personnes qui fournissent une certaine somme de travail physique ou cérébral, et qui ont bon appétit, devront faire une légère collation de 4 à 5 heures, composée de préférence de quelques gâteaux secs dans une grande tasse de lait additionné d'une très petite quantité de café ou de chocolat, juste assez pour changer l'aspect et le goût du lait et le rendre plus agréable à l'estomac.

Cette collation calmera leur appétit pour le repas du soir, qui doit être beaucoup moins copieux que celui de midi et qui se composera généralement d'un potage léger, de deux œufs à la coque, ou d'une aile de volaille froide, ou d'une tranche de veau piqué, ou bien encore de 5o grammes environ de jambon d'York, avec du pain rassis ou grillé.

Le dessert sera très réduit : 10 à 15 grammes de fromage frais, un peu de confiture et quelques gâteaux secs suffiront très amplement. C'est à ce prix qu'on obtiendra une nuit calme, sans rêves pénibles, et qu'un sommeil réparateur procurera de nouvelles forces pour les besoins du lendemain.

*
* *

Le sel de cuisine est le plus utile de tous les condiments.

L'anis, le cumin, le carvi, le fenouil, ne peuvent fatiguer l'estomac que si on les absorbe en trop grande quantité. On peut en dire autant de l'oignon cuit.

Le persil et le cerfeuil sont deux plantes amies de l'estomac.

La vanille et la cannelle sont deux aromates utiles.

Le miel est laxatif, agréable, sain et léger à l'estomac.

*
* *

Tous les apéritifs, tous sans exception, sont interdits; ils ouvrent l'estomac non pas à l'appétit, mais bien aux maladies.

Toutes les charcuteries sont indigestes, exception faite pour le jambon, cru de préférence, fumé ou non. Les confits d'oie et de canard sont très lourds. Si des circonstances particulières nous mettent dans l'obligation de goûter à ces aliments, nous devons le faire avec une extrême réserve et, comme le sage, nous contenter de peu.

*
* *

Les dyspeptiques mâcheront lentement, ne mangeront et ne boiront ni trop chaud ni trop froid et ils éviteront de porter des vêtements trop étroits, la constriction du ventre et surtout de l'estomac étant très nuisible. La régularité dans les heures des repas sera observée autant que possible. Un quart d'heure de repos avant le repas prépare toujours une bonne digestion. Les lectures pendant le repas sont nuisibles au plus haut degré, car deux organes importants comme le cerveau et l'estomac ne peuvent travailler sans dommage tous les deux à la fois: après quelque temps de ce régime, l'un et l'autre ne tardent pas à manifester leur souffrance soit par des vertiges, soit par des crises de gastralgie. Une conversation empreinte de gaieté vaut infiniment mieux; c'est grâce à ce précieux élément que dans les banquets les trois quarts des convives ne succombent pas à des indigestions. Si, dans ces réunions, on avait la malencontreuse idée de se disputer, pas un ne résisterait à l'apoplexie ou à la rupture de l'estomac.

L'exercice après le repas sera modéré. Une promenade d'une demi-heure de durée, à petits pas, une partie de billard, constituent un excellent digestif.

Les lavages de la bouche avant et après le repas, avec un bon dentifrice, étendu d'eau, et le soin des mauvaises dents sont à recommander tout spécialement.

*
* *

Chez les malades amaigris, chez tous les neurasthéniques, chez les dyspeptiques et les chlorotiques, la sieste sur un canapé, dans la position couchée, de demi-heure à une heure de durée, produit d'excellents résultats. Il en sera de même chez toutes les personnes qui éprouveront un réel bien-être après une sieste de courte durée.

Ceux au contraire qui se réveillent avec des maux de tête, des lourdeurs d'estomac et un malaise général persistant pendant plusieurs heures, feront bien de s'en priver.

*
* *

Le régime ne dispensera pas d'un traitement hygié-nique et thérapeutique qui sera institué par le médecin ordinaire, celui-ci connaissant mieux que tout autre les antécédents, les maladies familiales, les habitudes et le tempérament de son malade.

Par l'observation rigoureuse et *persévérante* d'un régime approprié, aidé d'un traitement médical très simple, on verra souvent disparaître des malaises extrê-mement pénibles et des troubles d'autant plus inquié-tants qu'on est toujours disposé à les attribuer à une maladie grave. Nous ne comptons plus le nombre des personnes venues vers nous se plaignant de vertiges, de douleurs de tête, d'insomnies, de cauchemars, d'étouffe-ments, de *palpitations de cœur* et d'intermittences, surtout pendant les premières heures de la nuit, de points de côté à gauche, au-dessous du sein, persuadées qu'elles avaient une maladie de cœur, et débarrassées de toutes leurs souffrances et aussi de leurs angoisses après quel-ques semaines d'un bon régime diététique.

Pour bien se porter, il n'est pas nécessaire de manger beaucoup; mieux vaut manger peu et bien digérer. Ce n'est pas ce qu'on absorbe qui nourrit; c'est uniquement ce qui s'assimile bien. Les gros mangeurs, presque tou-jours grands buveurs, sont exposés à une infinité d'indis-positions et de maladies et il est rare qu'ils arrivent à un âge avancé. Au contraire, il est fréquent de rencontrer des octogénères et même des centenaires parmi les per-sonnes ayant vécu sobrement par conviction, par tempé-rament ou par nécessité.

Pour terminer, signalons le tabac comme le plus pernicieux de tous les poisons de l'économie. Bien qu'on

cite quelques exemples *exceptionnels* de fumeurs incorri-
gibles ayant atteint l'extrême vieillesse, on peut affirmer
sans exagération aucune que le tabac est mortel pour
l'estomac, pour *le cœur* et pour *le cerveau*, et que 90 o/o
des morts subites, si fréquentes de nos jours, sont imputables aux excès de nourriture, à l'alcool et au tabac (¹).

Régime des dyspeptiques.

APPENDICE

Pour faire ressortir l'importance du régime chez les
dyspeptiques, je vais citer l'observation de mon vieil ami
M. de la B... qui, sur ma demande, a résumé sous la
forme épistolaire l'histoire de son estomac depuis sa
jeunesse.

M. de la B..., ancien directeur de la comptabilité
centrale du canal du Midi, fils et frère de médecin,
est âgé aujourd'hui de quatre-vingt-trois ans et il
n'est point encore disposé à mourir. Sa mémoire,
véritable encyclopédie vivante, n'a pas subi la moindre
défaillance, sa physionomie est vive et agréable, et sa
démarche assurée comme celle d'un adulte. Il fume de
nombreuses cigarettes malgré mes interdictions réitérées,
prétextant que le porte-cigarettes neutralise l'action
toxique du tabac et il continue à suivre plus assidûment
que beaucoup d'étudiants les cours de la Faculté de
médecine qui l'intéressent spécialement, comme ceux
de physiologie expérimentale ou de médecine légale des
professeurs Ferré et Morache. M. de la B... a cependant
perdu plusieurs membres de sa famille de la tuberculose
et lui-même fut classé, tout jeune, par les amis de son

(¹) D' CAYLA, *Repas des dyspeptiques et des nerveux*, 1900.

père, dans la catégorie des aspirants à la terrible maladie, et j'ai eu à le soigner fréquemment pour ce qu'il appelle sa gastralgie qui n'est qu'un symptôme d'une gastrite chronique catarrhale, ainsi qu'en témoignent les hématémèses (vomissements de sang) qu'il a eues à plusieurs reprises successives. Mais laissons-lui la parole :

Bordeaux, le 15 février 1901.

Mon cher ami,

Pour satisfaire à la demande que vous m'avez adressée, je suis obligé de faire une confession. Non pas une confession générale, ce qui serait trop long et trop fastidieux, n'ayant plus à mon âge la faculté de choisir les péchés à commettre, mais une simple confession d'hygiène.

Pour agir méthodiquement, je la diviserai en deux parties : Alimentation ; résultat, c'est-à-dire forces mises à la disposition de l'individu alimenté.

Je vous ai dit qu'aussi loin que mon souvenir puisse se reporter, j'ai toujours été atteint par cette ennuyeuse et douloureuse affection qui est très parfaitement nommée gastralgie (γαστήρ, άλγος). Mon père, vieux praticien, bon observateur, très intelligent, ayant en horreur toute apparence de charlatanisme, disait que le médecin était malheureusement impuissant pour guérir un malade atteint de gastralgie ; que, même pour le soulager des souffrances qu'il subissait, il fallait agir avec une grande circonspection, éviter la drogue (c'était l'expression qu'il employait), attendu que le médicament qui ne guérit pas est nuisible en ce sens que, inutilement, il impose une fatigue à l'organe malade. Lors d'une crampe d'estomac, quelques gouttes d'éther sur un morceau de sucre, serviettes chaudes sur l'estomac ou cataplasme sinapisé ; pour les migraines, sommeil ; s'il était impossible, eau tiède pour provoquer le vomissement, et c'était tout. Pour régime, obéissance absolue aux fantaisies de l'estomac, en ayant soin de ne pas le charger d'une alimentation trop abondante. C'est très simple, très facile à comprendre, mais impossible à pratiquer ; vivant en famille, il me fallait manger ce que l'on servait sur la table : je ne pouvais pas exiger que l'on fît un repas pour mon usage personnel.

A Paris, on avait ce que je pourrais appeler la superstition de la viande pour l'alimentation ; si on ne mangeait pas de viande au déjeuner et au dîner, on devait mourir d'inanition, et mon estomac faisait généralement un mauvais accueil à la viande, surtout si elle était chaude ; froide, il consentait quelquefois à la tolérer. Mais des devoirs de famille ou de société m'obligeaient quelquefois à figurer dans de bons dîners ; impossible de passer deux ou trois heures à table sans déguster quelque peu des plats de choix qui vous sont offerts, quelques verres d'excellent vin ; alors, par politesse, je me préparais une jolie migraine, bien heureux d'avoir pu rentrer chez moi avant le résultat prévu. Je n'ai jamais pu supporter sans inconvénients le mélange de l'eau et du vin ; j'avais de la peine à digérer le vin rouge, si excellent qu'il fût ; aussi je me décidai à ne boire que de l'eau. C'était tout naturellement de l'eau de la Seine. Nous habitions près du Palais des Tuileries, conséquemment en aval des quartiers les plus sales de Paris dont les égouts se déversaient directement dans la Seine, en aval de l'hôpital de l'Hôtel-Dieu. Nous avions un récipient, fontaine filtrante ; le filtre consistait en une dalle de pierre poreuse peu épaisse, mais suffisante pour arrêter au passage les détritus qui rendaient l'eau trouble. L'eau était limpide, mais les microbes traversaient sans se gêner le filtre. Eh bien ! cette eau, que l'on considère aujourd'hui comme une eau empoisonnée, ne m'a jamais incommodé ; et bien mieux, ce régime, que j'ai continué pendant six ou sept ans, avait atténué les atteintes de la gastralgie, les avait rendues moins fréquentes. Par suite d'un changement de domicile, résultat de l'expropriation du vieil hôtel de famille que j'avais habité pendant trente-cinq ans, j'ai été obligé de changer l'heure de mes repas, et la gastralgie est revenue de plus en plus douloureuse et fatigante. Cet état a duré six ans, jusqu'au moment où j'ai été mis en retraite par suite de la suppression de mon emploi. C'est alors que je suis allé en Bretagne.

Arrivé à Quimperlé, où je n'ai eu d'abord d'autres relations qu'avec un notaire que l'on m'avait recommandé, logeant près d'une ferme, dans une maison de maître qui appartenait à un paysan qui ne parlait pas la langue française, j'étais libre d'agir comme il me convenait et de régler mon régime alimentaire.

Je ne prenais le matin qu'une tasse de thé, sans rien manger.

Au repas, à midi, un seul plat ; pour dessert, dans la saison, quelques fruits, souvent cuits avec du sucre ; en hiver, des confitures. Le plat de nature appropriée à la demande de l'estomac, très capricieux. Quatre crêpes de farine de blé noir (sarrasin) délayée dans de l'eau, très peu épaisses, diamètre d'environ 3 centimètres, chaudes, beurrées de bon beurre de Bretagne toujours salé ; — quatre crêpes de farine de froment délayée dans du lait avec un œuf battu, cuites dans la poêle avec du beurre ; — farine de blé noir délayée dans du lait, cuite dans un plat creux, refroidie, coupée en tranches, frites dans du beurre (genre cruchades) ; — quatre tranches sucrées ; — l'équivalent en volume de farine d'avoine noire, délayée dans de l'eau, laissée vingt-quatre heures pour subir une légère fermentation, cuite, refroidie, consommée avec du lait ; — deux œufs frais, pondus le matin même, peu cuits (à la coque), l'albumine restée liquide à peine blanchie ; un peu de pain. Pour boisson, de l'eau ou du thé.

Une demi-aile de poulet (les poulets généralement de petite taille) ; — la moitié d'une perdrix ; — la noix d'une côtelette de veau jeune et de petite taille ; — une bécassine, le tout avec un peu de pain. — Une truite de petite taille ; six sardines, au début de la pêche alors que l'écaille est peu formée ; — un maquereau petit ou la moitié d'un gros.

Soupe au lait avec du pain trempé ou du riz ; — soupe aux légumes frais, aux légumes secs en purée ; — soupe grasse au riz ; — soupe au poisson, pain trempé. Il est entendu qu'une assiettée de soupe constitue le seul plat du repas.

Voilà, je pense, un joli menu qui peut satisfaire les caprices de l'estomac.

Le souper, six ou sept heures : tasse de chocolat au lait (une tablette de huit à la demi-livre) ; — deux biscuits Albert ; — deux tasses de thé avec tartine de pain et de beurre ; — si on a du bouillon, un bol de bouillon avec tartines de pain grillé.

Ici je recommande un potage pour un estomac délicat : Un bouillon de viande bien consommé, épaissi par deux cuillerées de tapioca, deux œufs pochés peu cuits, juste ce qu'il faut pour enrober le jaune qui doit rester liquide, humer l'œuf afin qu'il ne trouble pas le bouillon, où l'on peut mettre de tout petits croûtons frits (si le sujet a des dents, ce qui n'est pas mon fait). Ne pas se brûler la langue, ce qui ne permet pas d'apprécier l'excellence de ce potage. L'œuf poché conserve longtemps la chaleur.

Assez de cuisine, n'est-ce pas?

Passons aux résultats. Malgré la gastralgie, malgré ce régime de cénobite, j'ai toujours recherché et pratiqué les exercices du corps : gymnastique, méthode Amorosou Triat, qui est à mon avis la plus rationnelle; toute sorte d'escrime, depuis le fleuret, en passant par la canne, le bâton, la boxe, jusqu'au chausson; équitation, natation, canotage surtout en tirant sur l'aviron (excellent exercice qui met en action tous les muscles des bras, des jambes et du tronc), longues marches, chasses dans un pays difficile à parcourir à cause des talus de terre de 1^{m}20 à 1^{m}5o qui entourent les champs, et pour viatique, pendant une chasse de sept à huit heures, sorti le matin après avoir bu une tasse de thé, emporté trois sandwichs et une pomme constituant le repas; rentré au logis pour prendre le souper ordinaire.

Un fait assez curieux, pour en finir avec ce long griffonnage, avec mes excuses pour les ratures, renvois... Mais j'écris péniblement, lentement, et j'ai beaucoup de peine à discipliner la pensée qui va toujours plus vite que la plume :

En 1870, on demandait des volontaires pour défendre Paris. Vieux Parisien, j'ai cru qu'il était de mon devoir de répondre à l'appel, et je suis parti pour mettre à la disposition du gouvernement de la Défense nationale le peu de forces dont je pouvais disposer.

Le poste du 16e bataillon de la Garde nationale où j'étais incorporé était à Montrouge, et j'ai assisté, sans avoir été appelé à y prendre part, au premier combat livré sous les murs de Paris, le combat de Châtillon. Pendant cinq mois, jusqu'au 29 janvier (j'étais de garde dans la nuit du 28 au 29 dans la cour d'une fabrique de cartouches : en deux heures de faction, j'ai pu compter 42 obus qui ont éclaté dans un rayon de 100 mètres environ; cette fabrique avait probablement été signalée aux Allemands); pendant cinq mois, dis-je, je n'ai jamais cessé de faire mon service, j'étais de garde tous les deux jours. En temps ordinaire, lorsque j'habitais Paris, je prenais un rhume au mois de novembre et la toux ne me quittait guère avant le mois de mai. A cette époque, je ne me suis jamais occupé d'un rhume et je ne changeais rien à mes habitudes. Pendant les cinq mois du siège, malgré le froid, le manque de chauffage, je n'ai pas eu une apparence de rhume ; parti de Quimperlé avec l'éternelle gastralgie, malgré l'atroce nourriture : du vieux cheval, du chien, du rat, je n'ai jamais souffert de l'estomac, et pendant deux mois, alors que j'étais rentré chez moi, je n'ai pas eu une seule atteinte de gastralgie. Mais revenu à ma tranquille existence, elle est revenue telle que vous l'avez connue. Avouez que c'est bien extraordinaire !

J'ai fini mon histoire et vous offre avec mes excuses la sincère expression de mes sentiments de reconnaissance et d'affection.

DE LA B...

La disparition provisoire et le retour offensif du mal que M. de la B... ne s'explique pas, n'ont, à mon avis, rien de surprenant. Je trouve très naturel, en effet, que le système nerveux du vieux Parisien, ébranlé par le spectacle des convulsions suprêmes de la France agonisante, anéanti par les plus cruelles angoisses patriotiques, soit demeuré sourd pendant plusieurs mois aux caprices et même aux souffrances de l'estomac.

Catarrhe intestinal et entéro-colite muco-membraneuse.

Permettre

POTAGES : au bouillon de veau, de mouton, de volaille, de pigeon, thé de bœuf avec petite quantité de tapioca ou de semoule ; bouillies avec du lait et faibles proportions de farine d'avoine, de blé, de racahout, de revalescière, d'arrow-root et de salep avec ou sans addition d'un dé à coudre de poudre de cacao dégraissée à raison de 5o o/o.

PAIN : rassis bien cuit, croissants, pain viennois.

VIANDE : crue râpée et de préférence de mouton : 5o à 200 grammes par jour, prise en boulettes enfarinées de poudre de cacao, ou simplement saupoudrées de sel et avalées comme des pilules pendant le potage, ou bien délayée dans du bouillon tiède ou chaud, mais jamais bouillant pour éviter son durcissement; ris de veau et d'agneau; cervelles, volaille jeune, pigeon bouilli.

POISSONS : maigres bouillis, salés ou aromatisés au citron sans autre assaisonnement et débarrassés de leur peau qui est indigeste.

LÉGUMES : Quelques purées de pommes de terre et de lentilles.

ŒUFS : à la coque; œufs mollets.

FROMAGES : frais à la crème; beurre frais.

FRUITS : Quelques raisins bien mûrs en rejetant la peau et les pépins.

GELÉES : de pommes, de coings et de cassis avec discrétion.

LAIT : pur ou additionné d'eau de chaux, de café ou de chocolat; lait d'amandes; tisanes d'orge et de glands torréfiés, de riz, de houblon, de racine de réglisse.

PATISSERIES ET BOISSONS : Comme chez les dyspeptiques. Dans les cas rebelles : lait, œufs à la coque, viande crue exclusivement.

Interdictions : Les mêmes que chez les dyspeptiques.

RECOMMANDATIONS SPÉCIALES

Éviter les écarts de température, le froid aux pieds et surtout à la région abdominale qu'il faudra protéger avec une ceinture de flanelle. Repos dans la position horizontale durant plusieurs heures pendant le jour.

Arthritiques.

MIGRAINE, HERPÉTISME, GOUTTE ; GRAVELLE HÉPATIQUE ET RÉNALE ; OXALURIE ; CATARRHE DE LA VESSIE.

Les malades qui par surcroît sont dyspeptiques devront combiner ce régime avec celui de la dyspepsie.

Permettre :	Défendre :
SOUPES : comme aux dyspeptiques.	SOUPES : aux choux, aux tomates, aux haricots secs ; soupes trop grasses.
VIANDES : de bœuf et de mouton, deux ou trois fois par semaine ; le plus souvent : veau, abats de veau et d'agneau ; volailles jeunes ; pigeons.	VIANDES : Excès de viandes rouges et noires ou de conserve et de porc, sauf le jambon d'York et les cervelles. Toutes les viandes grasses.
POISSONS : maigres, caviar. Huîtres, palourdes.	POISSONS : Les poissons et les coquillages qui ne sont pas d'une fraîcheur irréprochable ou qui sont chargés de graisse.
ŒUFS : à la coque, mollets ou en omelette.	

Permettre :

LÉGUMES : artichauts, asperges, carottes, chicorée, épinards, tétragone, endives, laitue, romaine, pommes de terre (excepté frites), salsifis, scorsonère, aubergines, blettes, cardons, choucroute au maigre (voir ce mot), citrouille, chou-fleur (sauf la côte), haricots verts, oignons, poireaux, pois verts, radis rose et noir cuits, concombres, raves, salades cuites.

FROMAGES : frais non fermentés ; beurre frais.

FRUITS : à chair molle frais ou secs, cuits entiers, en compote ou en marmelade.

VINS : rouge léger de Bordeaux, mais surtout vin blanc additionné d'une eau alcaline : Vichy (Célestins), Royat (Saint-Mart), Vals, Pougues, Teissières.

Température des boissons : de 15 à 20°.

Les boissons froides, surtout frappées, sont nuisibles et peuvent occasionner des indispositions graves. Tisane de son recommandée (1).

Défendre :

LÉGUMES : Tomates, oseille, asperges, champignons, truffes, haricots secs.

FRUITS : acides et fruits à noyaux.

PATISSERIES ET CONDIMENTS : Les mêmes qu'aux dyspeptiques ; y ajouter le safran et le gingembre.

VINS : alcoolisés, bières fortes, thé, café et liqueurs riches en alcool.

Pour les sujets atteints de gravelle hépatique ou rénale, le régime est le même ; cependant, aux hépatiques on doit interdire, en outre, le jaune d'œuf, à cause de sa teneur en cholestérine et de sa richesse en acides gras, et aux graveleux urinaires l'asperge et le safran. Lorsque les concrétions rénales seront formées d'acide oxalique, on supprimera aussi

(1) Pour préparer cette tisane, délayer une forte poignée de son frais dans un grand verre d'eau bouillante ; laisser infuser pendant un quart d'heure ; passer à travers un linge et sucrer. A prendre chaude à jeun et à renouveler à quatre heures de l'après-midi. Sucrée avec une cuillerée à soupe de miel, cette tisane est très laxative.

Permettre | **Défendre :**

LAIT : Recommander le lait, qui lave les organes, active les échanges nutritifs, élimine l'acide urique et empêche son infiltration et sa cristallisation dans les tissus.

Les végétaux aqueux et herbacés transforment les urates en hippurates qui sont plus solubles.

CONDIMENTS AROMATIQUES : Tous, sauf le safran, le girofle, le gingembre.

PATISSERIES : Les mêmes qu'aux dyspeptiques.

le cacao, les épinards, la rhubarbe, le chocolat, la chicorée, les betteraves et les figues sèches.

Aux goutteux, supprimer : graisses, charcuteries, viandes grasses, salées et de conserve, les poissons de mer, les huîtres, les moules, les homards, les écrevisses, les langoustes, les clovisses, les pâtisseries et les confiseries.

Ne pas permettre plus de 150 à 200 grammes de viande par jour.

Tabac.

CONSIDÉRATIONS PARTICULIÈRES
S'APPLIQUANT AUX GOUTTEUX

L'acide urique ne serait plus, comme on le croyait jusqu'à ce jour, un corps azoté n'ayant pas subi une oxydation suffisante pour passer à l'état d'urée, mais bien le produit de la désassimilation des globules blancs.

D'après cette théorie nouvelle, qui a besoin d'être plus sérieusement démontrée avant d'être admise comme une vérité absolue, toutes les viandes ne seraient pas préjudiciables aux goutteux et les viandes rouges de boucherie (bœuf et mouton) leur seraient plutôt utiles, tandis que les viandes blanches (pieds de mouton, de veau, de porc, ris de veau, tête de veau) leur seraient nuisibles. La nocivité des viandes blanches proviendrait de leur richesse en gélatine qui prédisposerait à la leucocytémie, c'est-à-dire à la production des globules blancs dont la destruction entraînerait une abondante production d'acide urique.

En attendant que la question soit définitivement tranchée, nous conseillons l'usage alternatif des viandes blanches et des viandes rouges et nous estimons que la quantité des aliments d'origine animale sera toujours beaucoup plus préjudiciable que la qualité.

Tuberculose pulmonaire latente ou en voie d'évolution (¹).

Le mot d'ordre aujourd'hui est de saturer les tuberculeux, aspirants ou titulaires, d'air pur et d'aliments. La première partie du programme est facile à remplir, le poumon ne se lassant jamais de s'imprégner des effluves vivifiants de nos forêts de plaines ou de montagnes; la seconde est plus malaisée, les sujets étant pourvus, dans la plupart des cas, d'un estomac dont l'insuffisance physiologique a été souvent le point de départ, la cause première de la faiblesse constitutionnelle qui aboutit si facilement aux lésions destructives et liquidatrices du bacille de Koch, qui n'est peut-être que le fruit lugubre et non l'agent actif de la terrible affection. Il semble donc inconsidéré de la part de l'hygiéniste de donner libre carrière aux fantaisies capricieuses d'un médiocre appareil digestif en lui accordant, sous prétexte de suralimentation, les aliments les plus indigestes même aux estomacs robustes. J'estime donc qu'il est prudent de limiter le nombre des aliments autorisés et de recom-

(¹) Chez les malades à digestion laborieuse tenir compte des indications fournies à propos du régime des dyspeptiques.

mander surtout ceux qui se digèrent et s'assimilent bien.
Dans la liste qui suit, nous indiquons, sans parti pris,
tous les aliments conseillés par les spécialistes, mais
nous signalons par des italiques ceux dont la digestion
est très laborieuse afin que les malades, prévenus, les
abandonnent s'ils ressentent de leur usage des malaises
sérieux, ou ne les absorbent qu'avec circonspection.

Permettre :

Potages : au tapioca, à la semoule, aux pâtes, au jus de
viande; potage bisque; soupes : au poisson, grasse, *aux
choux et au lard;* bouillies de farine d'avoine, de maïs et
de millet, à cause de leur richesse en principes gras et
albuminoïdes.

Pain : blanc ou pain bis rassis, bien cuit; pain à la
farine de riz, de maïs et d'avoine.

Viandes, Poissons, Corps gras : Toutes les viandes,
mais surtout la viande crue râpée de bœuf ou de mouton
(100 à 200 grammes par jour, représentant la partie râpée
et non la quantité achetée, qui doit être double); même
les viandes grasses : *lard, oie, canard, pâtés de foie gras,
saumon, maquereau, hareng frais, sardine fraîche, hareng
salé,* anguille; *thon mariné;* caviar, morue; sardines à
l'huile; huiles grasses de foie de morue (excellente
quand elle est bien supportée), de noix, d'olive; beurre
frais; huîtres, crevettes, clovisses, écrevisses, homard,
langouste, *moules,* escargots.

Œufs : surtout le jaune, très riche en phosphates, en
acides gras, en albumine et très digestible.

Légumes : Tous les légumes : choucroute au maigre ; même les *choux,* les *concombres,* les *haricots,* les *fèves,* les *lentilles,* les *radis* et les salades.

Fromages : Fromage gras, fromage à la crème, de Rocamadour, Gervais, Camembert, *Gruyère,* Brie, Parmesan, Neufchâtel, *Roquefort,* Hollande, d'Auvergne.

Fruits : Fruits cuits entiers, en compote ou en marmelade ; confitures et gelées ; l'abricot, la grenade, la banane et les dattes, sont à recommander. Les amandes, les noix, les noisettes et la noix de coco ne seront autorisées que conditionnellement. Fruits confits à l'eau-de-vie de vin.

Boissons : Lait, képhir, koumis, vins rouges et blancs, vins mousseux, bière à la température minimum de 20 à 25°, café, thé, cognac ; eau-de-vie de vin et liqueurs de bonne nature délayées dans dix fois leur volume de café, thé ou infusions chaudes.

Le safran est un condiment nuisible aux tuberculeux atteints d'hémoptisie, car il congestionne le poumon et favorise le crachement de sang.

Tabac formellement interdit.

Catarrhe bronchique, sans emphysème ni crises d'asthme ; asthme (¹).

Le régime des catarrheux bronchitiques, sans crises d'asthme, est le même que celui des tuberculeux. Celui

(¹) Voir page 395 la note concernant les malades digérant péniblement.

des asthmatiques sans albumine urinaire se confond avec le régime des dyspeptiques et avec le régime des albuminuriques quand il existe des lésions rénales se traduisant par la présence de l'albumine dans les urines.

Affections fébriles [1].

INFLUENZA, BRONCHITES, PNEUMONIE, PLEURÉSIE, RHUMATISME, ÉRYSIPÈLE, PHLEGMON, PHLÉBITE

Permettre :

BOUILLONS : de volaille, de veau, de mouton ; bouillon aux herbes ; purs dans la période suraiguë ; avec jus de viande, peptones sèches et viande râpée quand la fièvre tombe.

BOISSONS : eaux de source, d'Évian, d'Alet, de Teissières, pures ou coupées avec jus de citron, d'oranges, sirops de groseilles, de framboises, d'orgeat, de grenadine ; infusions de thé, de kola, de tilleul, de fleurs d'oranger, de camomille, de menthe ; champagne, vin rouge et blanc de Bordeaux ou de Saumur. Les eaux et les infusions peuvent être remontées avec de la vieille eau-de-vie de vin ou du punch à l'eau-de-vie et doivent être données tempérées (20 à 25°), les boissons chaudes étant réservées pour les malades adynamiques.

LAIT : pur ou coupé avec eau gazeuse, alcaline, café, thé, alcool de vin, chaud ou tempéré.

CONSIDÉRATIONS PARTICULIÈRES

Il est essentiel de ne pas laisser se déprimer trop profondément l'organisme du malade. On doit le soutenir

(1) Voir page 395 la note concernant les malades digérant péniblement.

pour empêcher la *liquidation* morbide, qui est remédiable en général, d'aboutir à la *faillite* dont on ne revient plus. Le lait, les vins, l'alcool, le café, le thé et les bouillons constituent les ressources principales et suffisantes pour répondre à cette indication capitale dans le cours des maladies fébriles. Dans la fièvre typhoïde on ne donnera jamais d'autres aliments jusqu'au dixième jour qui suivra la chute complète de la température. Pendant le cours des maladies qui évoluent en dehors de l'appareil digestif, il est possible, quand la faiblesse est trop inquiétante, de ne pas attendre la défervescence totale de la fièvre pour administrer soit de la peptone sèche, soit du jus de viande, soit des bouillies avec des farines exotiques ou indigènes (voir *Farines* et *Fécules*), soit un jaune d'œuf ou un œuf entier à la coque ou sous forme de crème.

Les légumes seuls permis pour les bouillons des fébricitants sont : la carotte, les épinards, la chicorée, le pissenlit, le céleri, la laitue, l'endive, l'escarole, la romaine, le cerfeuil, l'oseille en petite quantité, la blette et la tétragone.

Les condiments autorisés sont : le sel, le sucre, le miel en petite quantité, le citron, le cumin, l'anis, le laurier, le thym, le serpolet, l'estragon et la vanille.

Il faut que les aliments liquides administrés pendant les cinq premiers jours des maladies fébriles soient susceptibles de fournir 1,000 à 1,500 calories.

Après le cinquième jour :

> 1,500 à 1,800 calories chez les sujets gras ;
> 1,800 à 2,000 calories chez les sujets maigres ;
> et 2,000 à 2,200 calories dans les affections fébriles chroniques.

Constipation. — Hémorroïdes (¹).

Conseiller :

Soupes aux légumes : oseille, épinards, citrouille, potiron, céleri, pourpier, mâche, betterave, carotte, tomate, lentilles, fèves, haricots.

Pain : complet, pain de son, pain de seigle, pain d'épices.

Pâtes alimentaires : nouilles, vermicelle, macaroni.

Viandes : blanches, abats, viandes grasses.

Poissons gras : saumon, maquereau, hareng frais, sardine, anguille, coquillages.

Légumes : verts, salades, concombre, aubergine, asperges, pourpier, betterave.

Fromages : Tous les fromages, sauf le Roquefort et le Gruyère.

Fruits : Tous les fruits acides, aqueux, charnus, aromatiques, huileux et secs. Les fruits astringents sont interdits.
Compotes, marmelades de fruits, confitures, gelées.

Boissons : café au lait, cidre, poiré, bière légère, vins rouges ou blancs de Bordeaux, additionnés d'eau ; infusions de chicorée, miel, tisane de son.

(¹) Voir page 395 la note concernant les malades digérant péniblement.

Défendre :

Truffes, champignons, condiments âcres et irritants.

Rachitisme et phosphaturie [1].

Conseiller :

Potages aux pâtes ; soupes aux haricots et aux oignons riches en phosphates ; aux pois, aux fèves et aux lentilles qui contiennent beaucoup de chaux et d'acide phosphorique. Soupe au lait.

Le pain de seigle, la chair musculaire, les cervelles, le jaune d'œuf, le poisson, les crustacés et la farine de froment, à cause de leur richesse en acide phosphorique.

Huile de foie de morue, beurre frais, jambon râpé.

Vins, café, thé, infusions aromatiques ; café de seigle ou de glands torréfiés.

Restreindre l'usage du sucre et des substances riches en fécule, dont l'excès se transforme en acide lactique qui dissout les principes calcaires du squelette et favorise le développement du rachitisme.

Anémie [1].

Conseiller :

D'une manière générale, le même régime qu'aux dyspeptiques et spécialement les aliments suivants, dont la teneur en fer est très élevée :

Lait, pain de froment, pain de seigle, jus de viande, viandes de bœuf et de mouton, sang de porc et de poulet, gibier, jambon, hémoglobine cristallisée, jaune d'œuf.

[1] Voir page 395 la note concernant les malades digérant péniblement.

Riz, haricots blancs, pois, farine d'avoine, lentilles, gruau de seigle, épinards, asperges, pommes de terre.

Fromages au goût des malades.

Fraises, pommes.

Biscuits, pâtisseries de facile digestion.

Vin rouge, bière, tisanes amères.

Koumis, kéfir.

Le koumis et le kéfir sont deux boissons alcooliques tirées du lait, acides, mousseuses, nutritives, de facile digestion et très en faveur chez les Russes du Caucase et des bords de la mer Caspienne. Le koumis est obtenu avec le petit-lait de jument aigri et fermenté ; et le kéfir avec le petit-lait de vache également aigri et fermenté.

Le koumis et le kéfir contiennent, pour 1000 parties :

	KOUMIS	KÉFIR
Albumine	22 »	38 »
Graisse.	21,20	20 »
Sucre de lait	15,30	20 »
Alcool.	17 »	8 »
Acide lactique	0,90	0,90
Acide carbonique. . .	0,85	0,50

TUSCHINSKY.

Ces deux boissons sont utiles dans : l'anémie, l'épuisement, la neurasthénie, le catarrhe intestinal, la dysenterie et la tuberculose ; elles sont nuisibles dans : les hémorragies gastriques (ulcère rond) ou pulmonaires, et doivent être administrées avec circonspection dans les affections des reins et de la vessie.

Catarrhe de la vessie, cystite, urétrite (¹).

Le régime dans tous ces cas se rapproche beaucoup

(¹) Voir page 395 la note concernant les malades digérant péniblement.

de celui des dyspeptiques; seules les interdictions comportent quelques remarques importantes.

Sont défendus : Vins rouges, blancs naturels ou mousseux, cidre, bière, café, thé, liqueurs alcooliques, fruits confits dans l'eau-de-vie, ainsi que les apéritifs.

Huîtres, homards, écrevisses, caviar, moules et langoustes.

Asperges, céleri, cerfeuil, oignon, poireau.

Muscade, girofle, cannelle, safran, vanille, gingembre, poivre, piment, échalote, civette, ciboulette, moutarde, raifort, genièvre, pikles, curry, piccalilli.

Fromages de Roquefort, de Parmesan et de Hollande.

Les vins ne seront autorisés que mélangés avec trois fois leur volume d'eau, et dans les cas aigus on les supprimera complètement.

CONSIDÉRATIONS SPÉCIALES

Pendant les deux premières semaines, boire beaucoup de tisane de chiendent, de fleurs de mauves, de sirop d'orgeat dans de l'eau comme tisane; des infusions de glands doux ou d'orge torréfiés.

Éviter à tout prix les fatigues et les écarts de température qui occasionnent les complications les plus graves : orchite, arthrite et rhumatisme blennorragique; ne monter ni à cheval ni à bicyclette; faire usage du suspensoir. Nettoyer les organes malades avec une eau antiseptique boriquée ou mieux encore au sublimé (1 pour 1000); les recouvrir d'une couche de coton hydrophile qu'il faut changer sept ou huit fois par jour et qu'on jette au feu ou dans les cabinets. Se laver soigneusement les mains avec du savon au sublimé après chaque pansement pour éviter d'ensemencer le pus soit dans le nez, les oreilles, les yeux ou la bouche, et ne pas oublier que l'ophtalmie blennorragique peut faire perdre la vue irrémédiablement en quelques jours. Éviter toutes les excitations génésiques, coucher seul et faire désinfecter le linge de corps et les draps de lit par lesquels la contamination peut très bien s'effectuer.

Lorsqu'on pratiquera les injections urétrales, on urinera d'abord, afin d'éviter le refoulement du pus vers le col de la vessie, et on gardera le liquide antiseptique quatre à cinq minutes dans le canal.

Diabétiques (¹).

Nous étudierons deux régimes pour les diabétiques : 1° *le régime sévère;* 2° *le régime tempéré.*

Le premier sera appliqué à tous les malades chez lesquels l'examen des urines aura révélé la présence du sucre dans les urines et dont la guérison est très souvent réalisable grâce à une bonne diététique. Si après un mois le sucre a disparu ou s'il n'a subi qu'une certaine diminution en se maintenant presque au même taux, il est inutile de persister et on doit apporter des adoucissements à la rigueur excessive des règles de l'alimentation et conseiller le régime tempéré, surtout si le malade maigrit et se plaint d'une diminution notable de ses forces. Car il est encore plus sage de laisser vivre le diabétique avec quelques grammes de sucre, que de le faire mourir en s'acharnant avec trop d'insistance à la disparition totale de la glycosurie qui, à un degré modéré, est parfaitement compatible avec une longue existence. Le régime tem-

(¹) Voir page 395 la note concernant les malades digérant péniblement.

péré sera le critérium avec lequel le médecin se guidera pour autoriser la reprise du régime ordinaire et qui lui permettra de formuler un pronostic aussi précis que possible sur la gravité et la curabilité de l'affection.

Le régime sévère a deux indications bien précises : l'une s'applique à toutes les formes de diabète à leur début; l'autre à toutes les formes graves de la maladie.

RÉGIME SÉVÈRE

SUPPRESSION DU SUCRE ET DES SUBSTANCES AMYLACÉES

Permettre :

POTAGES : au bouillon maigre ou gras pur ou aux œufs (potage à la Colbert), au gluten, au fromage, à la purée de viande rouge ou de gibier.

PAINS : de gluten (bien qu'il contienne 24 o/o d'amidon), de soya, d'aleuronate ([1]), de légumine ; biscottes.

VIANDES : Toutes les viandes : bœuf, mouton, veau, agneau, chevreau, porc, volaille, dindon ; gibier à plume et à poil ; tous les poissons, les crustacés et les mollusques.
Œufs sous toutes les formes.

LÉGUMES : Artichauts, asperges, chicorée, épinards, endive, laitue, romaine, salsifis, scor-

Défendre :

BOUILLIES, SOUPES ET POTAGES : aux pommes de terre, aux farines de légumineuses, aux fécules exotiques : arrowroot, racahout, riz, tapioca, sagou, salep ; aux pâtes : vermicelle, semoule, perles du Nizam ; au pain blanc ou de maïs, de froment, de seigle et de blé noir.

Tous les pains préparés avec l'une des farines sus-indiquées.

FOIE de tous les animaux, à cause de sa richesse en matière glycogène.

LÉGUMES : Feuilles et tiges de céleri, haricots verts, carottes, topinambours, betteraves,

([1]) Substance nutritive composée de matières grasses végétales associées à des principes azotés.

Permettre :	**Défendre :**

Permettre : sonère, tétragone, cardon, choucroute, choux, choux-fleurs, choux-brocolis, radis, poireaux, tomates, truffes, champignons, oseille, salades vertes, concombres, raifort, cresson.

FROMAGES : Tous les fromages mous, le beurre et la crème de lait.

FRUITS : Airelles, prunes, pêches, abricots, pommes, oranges, poires, cerises, groseilles, mûres, myrtilles, amandes, noix, noisettes, noix fraîches ou sèches quand l'estomac peut les digérer.

PATISSERIES : Biscuits spéciaux sans fécule ni sucre; crèmes au café, au cacao, œufs au lait sucrés avec de la saccharine qui n'est pas toxique à dose thérapeutique : 1 centigramme par tasse de liquide; dose quotidienne : 5 à 10 centig.

BOISSONS : Le malade doit calmer sa soif.
Lait : Un litre de lait par jour comme maximum, pur ou aromatisé avec du café ou de la poudre de cacao : koumis, kéfir.
Eaux de source, eau oxygénée, eaux stérilisées, eau de Vichy, de Vals, de Teissières,

Défendre : navets, pommes de terre, châtaignes, féveroles, haricots, flageolets, pois, citrouille, aubergines, oignon, crosnes, rhubarbe. Fritures et sauces avec de la farine.

FROMAGES : de Roquefort, de Hollande, de Chester.

FRUITS : Raisins frais ou secs, framboises, fraises, melon, pastèque, figues fraîches ou sèches, bananes, dattes, ananas, grenade, nèfles, coings, noix de coco fraîche.
Confitures, gelées de fruits.

CONFISERIES, chocolat et toutes les pâtisseries contenant du sucre et des farines. On en trouve chez les spécialistes des grandes villes qui sont destinées à remplacer les gâteaux secs et qui sont permises aux diabétiques.

BOISSONS : Vins doux de Sauternes, de Champagne ou de Saumur, de Lunel, de Chypre, d'Alicante, de Malaga, de Malvoisie, de Frontignan. Cidre, à cause de son acidité. Toutes les liqueurs sucrées. Bière, en raison de sa teneur élevée en dextrine.

<table>
<tr><td>Permettre :</td><td>Défendre :</td></tr>
</table>

Permettre :

de St-Galmier, d'Alet, d'Evian, de Contrexéville, de Vittel, de Royat.

Vins rouges ou blancs de Bordeaux et du Midi.

Thé et café; infusions de maté, de coca, de houblon, de camomille, de menthe, de tilleul, de fleurs d'oranger sans sucre ou édulcorées avec la glycérine ou la saccharine. Tisane de feuilles et de jeunes tiges de myrtille, très recommandée.

Eau-de-vie de vin, kirsch, à doses modérées.

CONDIMENTS : Citron, muscade, girofle, laurier, cannelle, persil, cerfeuil, anis, badiane, fenouil, cumin, serpolet, thym, menthe, safran, vanille, estragon, coriandre; poivre, piment, civette, moutarde en petite quantité.

Défendre :

CONDIMENTS : Tous les condiments acides : cornichons, câpres, pikles, curry, piccalilli, qui diminuent l'alcalinité du sang, indispensable à la combustion du sucre dans les tissus; ail, gingembre, oignon, poireau, échalote, ciboulette; miel.

Lorsque l'albuminurie complique le diabète, on doit adopter un régime mixte ou accorder la préférence au régime qui s'adapte à l'affection prédominante, surtout lorsque cette dernière revêt un caractère grave.

RÉGIME TEMPÉRÉ

Permettre :

SOUPE aux croûtons beurrés, aux pommes de terre, aux lentilles, aux oignons.

LÉGUMES : Pommes de terre à la place du pain, céleri, haricots verts, carottes, betteraves, navets.

PAIN : en petite quantité; la mie bien cuite contient

moins de sucre que la croûte; il est vrai qu'on mange beaucoup plus de mie que de croûte, de telle sorte qu'il est à peu près inutile de laisser celle-ci quand on a de bonnes dents. Pain de sarrasin.

Fruits : Fraises, groseilles, ananas.

Obésité (¹).

Permettre :

Potages : avec bœuf, mouton, volaille, tête d'agneau et légumes verts, — la valeur d'un verre approximativement, soit 200 grammes.

Pain : rassis, bien cuit, grillé, 5o à 6o grammes par repas, biscotte; grissini.

Viandes maigres : bœuf, mouton, veau, jambon, volaille, gibier, langue, saucisson : 100 grammes au repas de midi.

Poissons : truite, rouget, carpe, brochet, brème, perche, sole, limande, barbue, merlan, turbot, éperlan, mulet. La même quantité que celle de viande; mais ne manger qu'un plat soit de viande, soit de poisson, au même repas.

Œufs.

Légumes : légumes verts ou herbacés.

(¹) Voir page 395 la note concernant les malades digérant péniblement.

Fʀᴜɪᴛs. — *Acides :* citrons, oranges, mûres, ananas, grenades, groseilles, cerises, fraises, framboises, pommes, poires, en petite quantité; — *astringents :* nèfles, myrtilles, cormes; — *secs :* amande, noisette.

Confitures, compotes, marmelades, avec modération.

Dᴇssᴇʀᴛs : Un ou deux gâteaux secs.

Bᴏɪssᴏɴs : Vin nouveau, café, thé, sans sucre. Eau stérilisée; eau de source, d'Évian, d'Alet, de Châtel-Guyon, un litre et demi de liquide approximativement en vingt-quatre heures.

Pour calmer l'appétit boulimique des obèses et rendre le régime plus supportable, j'emploie le subterfuge suivant, qui me réussit généralement très bien : je recommande au sujet de mastiquer et de chiquer dans l'intervalle des repas, surtout pendant les deux premières heures qui les précèdent, quelques feuilles de coca du Pérou, une dizaine par jour en moyenne, en ayant soin d'avaler la salive. Nous savons que les principes de la coca agissent, d'une part, comme aliments d'épargne ou antidéperditeurs, et, d'autre part, comme anesthésiques du système nerveux de l'estomac, dont le sentiment famélique se trouve ainsi engourdi jusqu'à l'heure du repas.

Pour plus de précision, nous allons formuler un menu pour les trois repas, qu'on pourra modifier au gré de chacun, en s'efforçant de rester dans les mêmes limites au point de vue de la quantité des aliments.

Dᴇ́ᴊᴇᴜɴᴇʀ ᴅᴇ 7 ᴏᴜ 8 ʜᴇᴜʀᴇs ʟᴇ ᴍᴀᴛɪɴ.

200 grammes de thé ou de café léger ou d'une infusion

de tilleul, de fleurs d'oranger, de menthe ou de camomille, avec 3o à 4o grammes de pain grillé beurré.

REPAS DE MIDI.

Potage : une grande tasse, sans pain; 100 grammes de viande de bœuf, de mouton, de veau, de porc, de poisson ou de volaille. On peut se contenter d'un seul plat ou manger dans le même repas de la viande rouge et des viandes blanches, à la condition que le poids total ne dépasse pas 100 grammes.

Même quantité de légumes verts et de fruits frais, crus ou cuits, sans addition de sucre.

5o à 6o grammes de pain.

Une tasse de thé, de café ou de chicorée sans sucre après le repas.

Un verre de vin rouge ou blanc léger, avec un tiers d'eau.

REPAS DU SOIR (7 HEURES).

Une grande tasse de thé sans sucre.

Un œuf ou 5o grammes de viande.

5o à 6o grammes de pain.

Un fruit ou 5o grammes de confiture.

Un morceau de fromage et un gâteau sec.

La réduction des liquides à 800 et même à 400 grammes par vingt-quatre heures, suivant les méthodes d'Œrthel et de Doncel, a déterminé des accidents graves se traduisant par la présence de l'albumine dans les urines et une élévation de température pouvant atteindre 40°.

Défendre :

POTAGES : au tapioca, vermicelle, semoule, pâtes du Nizam ; soupes épaisses ; bouillies aux fécules exotiques ou indigènes.

VIANDES GRASSES : Agneau, chevreau, volailles, oies. canards ; pâtés ; poissons gras : saumon, maquereau, hareng, anguille, sardines à l'huile ou fraîches.

Foie de tous les animaux en général.

LÉGUMES SECS FARINEUX : Pommes de terre, haricots, fèves, lentilles, riz, carottes.

FRUITS : Figues, melons ; confitures ; pâtisseries grasses.

BOISSONS (200 à 300 gr. par repas) : Lait, bière, alcool, liqueurs, eaux alcalines ; préparations à la vanille, qui diminuent l'appétit.

CONSIDÉRATIONS SPÉCIALES

Gymnastique modérée, laxatifs, bains de vapeur. Ne pas dépasser une perte de 500 grammes tous les quinze jours. Prudence, circonspection et observation chez les diabétiques, les bronchitiques et les neurasthéniques.

Régime d'engraissement (¹).

Pour l'engraissement, il faut suivre un régime tout à fait opposé au précédent, c'est-à-dire s'attacher à manger

(¹) Voir page 395 la note concernant les malades digérant péniblement.

abondamment et à faire usage d'aliments gras, tels que : les soupes épaisses, les bouillies aux farines, les viandes grasses, les poissons gras; les légumineuses et les féculents; les fruits sucrés et les fruits secs : amandes, noisettes, noix, coco, dattes, figues, pêches, etc. Enfin, boire des vins vieux, mousseux, liquoreux; de la bière et du lait.

Néphrites. — Albuminurie ([1]).

Dans l'albuminurie, nous opérerons comme dans le diabète, en prescrivant d'abord un *régime sévère* et plus tard un *régime tempéré*.

Dès que la présence de l'albumine nous sera révélée dans les urines d'un malade, nous instituerons le régime *lacté absolu* pendant quinze à trente jours au minimum dans le but d'obtenir la guérison, si elle est réalisable; sinon, pour nous éclairer sur le degré de curabilité de l'affection. On devra faire une exception à cette règle générale quand il s'agira de certaines formes spéciales d'albuminurie, telles que les albuminuries diabétiques, goutteuses, cardiaques, prétuberculeuses et chloro-anémiques dont la diététique se confond avec celle de ces maladies.

Si, après un traitement de quinze à trente jours, l'albumine a complètement disparu, nous autoriserons un régime tempéré, le régime *lacto-végétarien*, durant deux mois; puis le régime *lacto-végéto-animal;* et, en dernier lieu, le régime ordinaire, en recommandant l'abstention à l'égard de certains produits liquides ou solides trop irritants pour le rein.

([1]) Voir page 395 la note concernant les malades digérant péniblement.

Si, du quinzième au trentième jour du régime lacté absolu, l'albumine a diminué notablement sans disparaître tout à fait, nous continuerons le lait, que nous maintiendrons tant que le taux de l'albumine continuera à baisser et que le malade le supportera bien. Dans le cas, au contraire, où le chiffre de l'albumine resterait stationnaire ou si le malade éprouvait pour le lait un dégoût insurmontable, nous recommanderions le régime lacto-végétarien, et, après trois ou quatre mois, nous permettrions une certaine catégorie d'aliments azotés d'origine animale (régime *lacto-végéto-animal*).

RÉGIME LACTÉ ABSOLU

La quantité de lait indispensable aux besoins de notre organisme oscille entre trois et quatre litres par vingt-quatre heures. Elle doit être absorbée par doses de 3oo grammes environ, toutes les deux heures : il y a de grands inconvénients à les prendre à des intervalles plus rapprochés. Le lait de vache est celui qui convient le mieux. (Voir *Alimentation et Hygiène des enfants*, p. 125.)

Température du lait. — Le lait sera pris froid ou chaud, au goût du malade, salé ou sucré, à raison de 5o grammes de sucre par litre. En hiver, il est préférable de le prendre chaud ou tiède et frais en été. Ceux qui boivent le lait avec dégoût pourront l'aromatiser en l'additionnant d'une petite quantité de café, de farine de cacao dégraissée, d'eau de fleurs d'oranger ou de menthe; de café de chicorée, d'orge ou de glands doux torréfiés; de sel ou de sucre vanillé. Ceux qui le digèrent difficilement le couperont avec des eaux minérales alcalines, gazeuses ou ferrugineuses : Vichy, Vals, Pougues, Royat,

Bussang, et prendront des digestifs à base de pepsine, de papaïne et de pancréatine.

Quand ces moyens ne réussissent pas, on aura recours au lait stérilisé dont la digestibilité est aussi parfaite que possible (voir *Alimentation et Hygiène des enfants*, p. 99), et enfin, en dernier ressort, au koumis et au kéfir.

Le régime lacté absolu opère, dans un très court délai, un lessivage complet de notre organisme en augmentant la sécrétion des urines qui perdent leurs propriétés toxiques, en réduisant au minimum les fermentations intestinales et le développement des agents microbiens. Un des inconvénients sérieux de ce régime, c'est la constipation opiniâtre qu'il provoque dans la plupart des cas et que tout praticien sérieux doit s'efforcer d'éviter en administrant tous les matins une ou deux cuillerées à café de magnésie calcinée et en conseillant concurremment l'usage des lavements. La constipation lactée a un caractère et des conséquences particulières qu'il est intéressant de signaler : elle est due à la compacité d'argile et de mastic des résidus de la digestion du lait, d'une part ; et, en second lieu, à la dimension, à la forme et à la disposition du bol fécal qui est aussi gros que la tête d'un enfant naissant et qui a la forme d'une énorme poire dont la base correspond à l'orifice anal tandis que la partie pédonculaire remonte vers le gros intestin. Dans ces conditions, il n'est pas étonnant que cette constipation résiste à tous les traitements, sauf le curage de l'anus avec le doigt ou une cuillère spéciale. Les lavements ainsi que les flux de liquides séro-muqueux produits par les purgations s'infiltrent et glissent entre la matière fécale et les parois de l'intestin, mais n'attaquent pas le bloc résistant dont la fragmentation seule peut assurer l'expulsion. Si on n'y veille pas, cette constipation est susceptible d'engendrer des abcès et des phlegmons dans le petit bassin et les parois du plancher périnéal et de causer la mort du patient.

La diarrhée est rare dans le régime lacté ; mais elle se produit chez certains sujets qui digèrent mal le lait. Habituellement, elle diminue rapidement et disparaît vers le huitième jour du traitement ; quand elle persiste, la pepsine, la papaïne, la pancréatine et le bismuth doivent être administrés.

Huchard a accusé le lait de provoquer quelquefois des crises d'asystolie chez les cardiaques : il est vraisemblable que, dans ces cas tout à fait exceptionnels, le lait avait été administré à des intervalles trop rapprochés ou à des doses dépassant les capacités digestives du malade.

Chez certains sujets artério-scléreux gravement malades, urinant peu, avec hypertension vasculaire ; chez les femmes arrivées à la ménopause et pléthoriques ; chez les malades dont tous les tissus sont infiltrés et chez lesquels des ruptures vasculaires sont à redouter dans le cerveau ou dans les poumons, il sera prudent de débuter par de petites quantités de lait : demi-litre à un litre par jour, et attendre, pour arriver aux doses de trois à quatre litres, que le filtre rénal soit redevenu perméable aux liquides qui doivent s'éliminer par cette voie. Chez les buveurs d'alcool soumis au régime lacté, il est indispensable de maintenir l'usage de cet excitant, en le diminuant progressivement, si l'on veut éviter des crises de délirium.

RÉGIME TEMPÉRÉ OU LACTO-VÉGÉTARIEN

Le lait sera diminué et réduit à deux litres, qui seront absorbés comme boisson pendant les repas ou mélangés avec les aliments.

Soupes maigres aux légumes herbacés ou farineux : Carottes, chicorée, endive, laitue, romaine, tétragone, blettes, cardons, citrouille, haricots verts, oignons, qui passent pour un remède curatif de la néphrite ; poireaux, pois verts, raves, navets, pommes de terre, lentilles, farine de pois ou de fèves ; avec pain rassis grillé, ou grissini ; bouillies au lait avec tapioca, semoule, racahout, arrow-root, sagou, salep, riz, farine d'avoine, de blé ou d'orge.

OEufs : à la coque, mollets ; en omelette baveuse, aux pommes, pommes de terre, à l'oignon, aux croûtons. L'accord n'est pas absolu relativement à l'innocuité des œufs : il est vraisemblable cependant qu'ils ne sont pas nuisibles. Toutefois, on évitera d'en manger avec excès, et on s'en abstiendra dans les poussées aiguës d'albuminurie et dans les cas de troubles digestifs. Dujardin-Beaumetz et G. Sée recommandent de les manger bien cuits : durs ou brouillés. Il sera prudent toutefois de diviser les œufs durs en minces tranches qui offrent une grande surface à l'action du suc digestif.

Graisse : fraîche de porc ou d'oie ; beurre tout spécialement pour les préparations culinaires.

Légumes : Carottes, navets, betteraves, salsifis, cresson, épinards et champignons (avec réserve), concombre, chicorée, pissenlit, céleri, artichaut, crosnes, laitue, endive, radis (surtout cuit), topinambour, blette, scorsonère, oignon, cardon, pommes de terre, lentilles, pois, pois cassés. Ces légumes seront mangés en purée, à la sauce blanche, à l'huile légèrement vinaigrée avec du vinaigre bouilli.

Fromages : Fromage à la crème; beurre.

Fruits : Cerises, mûres, oranges, citrons, ananas, grenades, groseilles, fraises, framboises, pêches, abricots, prunes, bananes, melon, pastèque, figues sèches ou fraîches, raisins, nèfles, coings en marmelade ou en gelée. De préférence, fruits cuits entiers, en marmelade ou en compote et sucrés.

Biscuits, patisseries : Biscuits secs, biscotins, oublies, biscuits à la cuiller, biscuits de Reims, échaudés, gaufres, gaufrettes, riz au lait, crème au café, au chocolat ou à la vanille.

Boissons : Lait, eaux de source, eau stérilisée, eaux minérales : Saint-Nectaire, Evian, Alet, Contrexéville, Vittel, Vichy, Pougues; infusions de camomille, de menthe, de fleurs d'oranger; tisanes de houblon, de réglisse; café de glands doux, d'orge et d'avoine torréfiés et de chicorée.

Condiments : Anis, cannelle, persil, estragon, cerfeuil, céleri, cumin, serpolet, thym, coriandre, vanille.

Défendre :

Légumes : Oseille, tomate, aubergine, choux de Bruxelles, choux verts de l'Anjou, choux-fleurs (avec réserve), asperges.

Fromages : Tous les fromages, à l'exception du fromage frais, du fromage à la crème et du beurre.

Fruits : Les fruits secs, à cause de leur indigestibilité.

Pâtisseries : Toutes les pâtisseries à base d'alcool ou d'essences chimiques. Les essences naturelles d'anis, de canelle et de vanille sont seules autorisées. Les pavés, les feuilletés, les macarons, les sucreries et les confiseries sont contraires.

Boissons : Vins rouges, vins blancs, vins mousseux, bière, thé, café, alcool, liqueurs alcooliques, tabac.

Condiments : âcres et irritants, et aussi le safran qui est très nuisible.

RÉGIME LACTO-VÉGÉTO-ANIMAL

Aux aliments et aux boissons des albuminuriques, nous ajouterons :

Des soupes grasses avec du veau, du mouton et de la volaille.

Des viandes blanches : tête, cervelles, pieds de veau, de mouton et d'agneau ; fraise, ris, rognons de veau ; agneau, chevreau ; porc : cervelle, rognon, parties maigres. Poulet, coq jeunes ; dindonneau, pintade, lapin domestique ; perdreau, caille, bartavelle, faisan, ortolan, grive, merle.

Poissons : Poisson très frais, surtout le poisson d'eau douce : truite, carpe, brochet, goujon, rouget, brème, perche, anguille ; poisson de mer : sole, limande, barbue, mulet.

Les aliments d'origine animale ne seront servis qu'une fois par jour, au repas de midi, et jamais le soir.

Vins rouges et vins blancs légers de Bordeaux additionnés d'eau par moitié au minimum.

Défendre :

Pendant le régime lacto-végéto-animal et durant une année après la guérison :

Viandes fumées, faisandées, de conserve, de charcuterie. Les viandes de gibier à poil.

Les fromages fermentés.

Les crustacés et les mollusques : homards, écrevisses, moules, langoustes, clovisses, escargots.

Asperges, tomates, oseille.

Vins alcoolisés, bière, liqueurs, rhum, kirsch, eau-de-vie. Fruits confits à l'eau-de-vie, café, thé, maté.

Maladies de peau.

La plupart des affections cutanées se développent chez les sujets issus de parents arthritiques, goutteux, migraineux, graveleux, rhumatisants, asthmatiques et dyspeptiques, et à la faveur d'une alimentation défectueuse, produisant dans l'appareil digestif des toxines que le foie et le rein sont impuissants à détruire ou à éliminer. L'excès de ces poisons organiques se porte vers le système glandulaire de la peau et y fait éclore toute la gamme des altérations irritatives et de dégénérescence, depuis la simple desquamation furfuracée jusqu'aux graves lésions de l'eczéma, de l'impétigo, du rupia, du pemphigus, de l'érysipèle, de la furonculose, etc. Il est donc capital d'éclairer le malade sur les qualités des aliments, des boissons et des condiments qui favorisent les fermentations intestinales et qui abandonnent des résidus toxiques susceptibles de créer ou d'aggraver les affections cutanées.

Le régime est incontestablement plus efficace que les divers traitements pharmaceutiques internes ou externes, qui donnent des résultats précaires, sauf dans la syphilis et la tuberculose, et dont l'application n'est pas exempte de graves dangers.

Dans les affections chroniques de la peau, il est imprudent, en effet, de s'acharner à leur disparition rapide à l'aide de topiques liquides ou de pommades; car, si on arrive à les faire disparaître, il est fréquent d'observer plus tard une altération profonde de l'état général et d'assister à une sorte d'effondrement et de déchéance organiques dont les causes échappent à l'analyse du plus subtil clinicien et dont l'essence, l'évolution et le pronostic ne sont décrits dans aucun auteur classique.

Dans toutes les dermatoses aiguës et surtout chroniques il est nécessaire d'instituer un régime diététique et d'administrer quelques purgatifs salins (sulfate de soude, de magnésie, eaux purgatives), ou drastiques (scammonée, jalap), ou antiseptiques (calomel, benzoate de magnésie), en les alternant ou en les combinant. **Aux** adultes, je prescris habituellement et avec succès, **deux** fois par semaine, le matin à jeun, un cachet composé d'après la formule suivante :

Calomel . . . .   10 centigrammes.
Poudre de scammonée
    —   de jalap } āā . .   25 à 40 centigrammes.

Boire en même temps un verre de thé, de fleurs d'oranger ou de tilleul et s'abstenir de liquides salés pendant les cinq heures qui suivent.

Sous l'influence du régime et des purgations, les phénomènes morbides cutanés s'amendent rapidement et leur amélioration seule indique que la source d'empoisonnement commence à se tarir et qu'il n'y a plus de péril à traiter l'affection directement, localement, par des lotions, des bains antiseptiques, des poudres, des pommades et des onguents.

Quand il s'agit d'une poussée récente, aiguë, comme dans certaines formes d'eczéma, on peut appliquer d'emblée le traitement diététique et le traitement externe, car l'organisme n'est pas infecté aussi profondément que dans les cas précédents.

Quoi qu'il en soit, nous formulerons pour les malades atteints de dermatoses : 1° un *régime sévère* s'appliquant aux cas graves; 2° un *régime tempéré* réservé aux cas légers. Et enfin nous signalerons les aliments, les boissons et les condiments qu'on doit *généralement* proscrire de la table de ceux qui, sans être atteints de dermatoses, ont des raisons, par leurs antécédents héréditaires, pour en redouter l'apparition.

RÉGIME SÉVÈRE
S'APPLIQUANT AUX CAS GRAVES

A chacun des trois repas les aliments suivants sont autorisés au choix et à l'exclusion de tous les autres :

Soupe : au lait avec pain grillé, biscottes, grissini ou riz; bouillies avec farines de blé, d'avoine ou revalescière.

Pain : blanc rassis ou grillé à discrétion, dans de sages limites, sans dépasser 250 grammes par jour.

Œufs : à la coque, mollets, en omelette baveuse aux pommes de terre ou aux croûtons.

Légumes : Purées de pois, de lentilles, de pommes de

terre, riz cuit à l'eau ou au lait, gâteaux de semoule, réduits, crèmes avec poudre de cacao, flans.

Boissons : Lait, 2 litres par jour en boisson ou mélangé aux aliments; eaux de source, eau d'Alet, d'Évian, eau stérilisée. Café d'avoine, de chicorée, d'orge ou de glands doux torréfiés, tisane de chiendent, de houblon et de réglisse.

Sucre en petite quantité.

Eau de fleurs d'oranger et de menthe pour aromatiser le lait, qu'il est également permis d'additionner d'une faible proportion de café ou de cacao pour le faire accepter par l'estomac.

Ce régime, dans les cas rebelles, doit être continué pendant cinq à six mois consécutivement.

RÉGIME TEMPÉRÉ
RÉSERVÉ AUX CAS LÉGERS

Permettre :

Soupes maigres aux légumes : carottes, pommes de terre, laitue, tétragone, citrouille, haricots verts, pois verts, poireaux avec graisse fraîche ou mieux encore beurre frais.

Pain blanc, rassis.

Viandes : fraîches, bien cuites, sans sauces de haut goût ni fritures; bœuf, mouton, veau, agneau, chevreau, volaille, perdreaux, caille, faisan, ortolan, grive, merle.

Poissons : d'eau douce fraîchement pêché, bouilli ou grillé : truite, brochet, carpe, goujon, rouget, brème, perche; poisson de mer sortant de l'eau : sole, limande, barbue, mulet. Abandonnée à l'air, la viande de poisson se décompose facilement, et cinq ou six heures après la pêche elle n'est déjà plus inoffensive.

Grenouille.

Œufs : sous toutes les formes, sauf durs.

Fromages : à la crème, frais.

Légumes : Artichauts, asperges, carottes, chicorée, endive, laitue, romaine, salsifis, scorsonère, tétragone, blettes, cardons, citrouille, haricots verts, flageolets, mange-tout, poireaux, pois verts, salades cuites assaisonnés à l'huile et au vinaigre bouilli. Purées de pommes de terre, de lentilles et de pois.

Fruits : Pêches, melons, pastèque, abricot, pommes, prunes. Confitures et marmelades de ces fruits avec addition d'une petite proportion de sucre, très recommandées.

Pâtisseries : Crèmes au café, au cacao; flans, réduits, croquettes, oublies, œufs au lait avec peu de sucre.

Boissons : Vins rouges et blancs légers de Bordeaux additionnés d'eau par moitié. Café, thé légers.

Quand l'affection présente des tendances à la récidive, reprendre le régime sévère.

Défendre:

Soupes : grasses, au lard, au jus ou aux extraits de

viande, aux légumes suivants : choux, épinards, tomates, oseille, raves, oignons.

VIANDES : noires, faisandées, de conserve, peu cuites, en sauce ou ragoûts fortement condimentés.

Porc, gibier, oie, canard.

Toutes les charcuteries.

POISSONS : Tous ceux qui ne sont pas d'une fraîcheur absolue ou qui sont indigestes : dorade, saumon, maquereau, anguille, hareng, sardine, morue.

Mollusques, crustacés : moules, escargots, huîtres, homards, écrevisses, crevettes, langoustes.

LÉGUMES : Épinards, oseille, crosnes, choux verts, choux-fleurs, choux-brocolis, choucroute, concombres, champignons, truffes, tomates, oignons, raves, radis, topinambours, aubergines.

FROMAGES : Tous les fromages fermentés : Saint-Gervais, Camembert, Gruyère, Brie, Parmesan, Neufchâtel, Hollande, Roquefort.

FRUITS : Mûres, citrons, ananas, grenades, groseilles, framboises, fraises, cerises, figues, raisins, dattes, amandes, noisettes, noix, coco.

PÂTISSERIES : Pâtisseries grasses aux essences ou à l'alcool.

BOISSONS : Vins purs : rouges, blancs ou mousseux ou liquoreux; café, thé forts; liqueurs.

Fruits confits.

Condiments : Cornichons, câpres, muscade, girofle, safran, gingembre, poivre, piment, échalote, ciboulette, civette, moutarde, pikles, curry, piccalilli.

ALIMENTS, BOISSONS ET CONDIMENTS

PARTICULIÈREMENT NUISIBLES AUX SUJETS SAINS, MAIS PRÉDISPOSÉS AUX MALADIES DE PEAU

Viandes faisandées, viandes noires.

Charcuteries : Saucisson, saucisses, cervelas, pâtés.

Tomates, oseille, cresson, crosnes, cornichon, ail, échalote, olives, champignons.

Lard, graisse et beurre rances.

Poissons avariés.

Fritures, hachis.

Fromage de Roquefort.

Fruits très acides : cerises, fraises, framboises.

Pâtisseries très sucrées et fortement aromatisées.

Poivre, piment, échalote, moutarde.

Boissons alcooliques.

Repas des convalescents.

Dans le cours des affections fébriles et dans toutes les maladies du tube gastro-intestinal à évolution lente, le travail digestif se trouve presque entièrement supprimé pendant des semaines et des mois ou réduit à son minimum d'activité.

Sous l'influence des températures élevées (39 à 41°), la composition chimique des humeurs et des sécrétions est altérée et pervertie au point que les réactifs organiques perdent la plus grande partie de leurs propriétés physio-

logiques ; les globules rouges en très grand nombre dégé-
nèrent, se désagrègent et meurent, encombrant de leurs
granulations les fins canaux du réseau capillaire et privant l'économie de la ration d'oxygène indispensable à
ses oxydations ; les pertes en sels sont aussi très considérables, surtout pour ce qui concerne les sels potassiques
dont l'élimination est souvent quintuplée.

Le malade vit aux dépens des provisions d'albumine,
de graisse et de sels accumulées dans ses tissus ; mais
lorsque les phénomènes fébriles et inflammatoires se sont
dissipés, la nécessité d'une réparation s'impose et se traduit par un désir de nourriture tellement impérieux qu'il
devient fréquemment un danger aussi redoutable que la
maladie elle-même.

La maladie est, en effet, une sorte de guerre intestine
qui entraîne la destruction d'un grand nombre de soldats
(globules rouges et phagocytes) et une consommation
considérable de vivres (albuminates et graisses). L'organisme, pour triompher du mal, lutte jusqu'à la dernière
minute et fait face à tous les frais des batailles en fournissant chaque jour des réserves d'agents de défense qui
remplacent les invalides ou les morts, ainsi que des mu-
nitions et des provisions nouvelles ; dès que le calme est
rétabli, comme le créancier impatient qui réclame le
remboursement de ses fonds, il demande lui aussi la res-
titution de ses avances en sels, en graisse et en albumine
et le renouvellement des globules blancs et des globules
rouges détruits.

C'est à ce moment que la prudence et la sagacité sont
indispensables pour éviter les conséquences toujours
graves d'une alimentation trop précoce ou indigeste. Les
glandes digestives étant restées pendant plusieurs semaines

dans un état d'inactivité presque absolue, il serait insensé de leur demander de fournir du jour au lendemain un suc assez abondant et assez énergique pour opérer les transformations chimico-biologiques que seul peut accomplir un organisme vigoureux, entraîné et indemne de toute lésion inflammatoire ou de dégénérescence. Et, d'ailleurs, en admettant que ces appareils glandulaires seraient en état de passer brusquement du repos prolongé à une productivité laborieuse et soutenue, où puiseraient-ils les éléments nécessaires à leurs sécrétions, puisque dans le sang, dans la lymphe et dans les tissus, toutes les réserves sont à peu près complètement épuisées? Il faudra donc les leur fournir avec les aliments et les boissons qui composeront les repas des convalescents.

Pour ne pas surprendre les facultés digestives de l'estomac, nous appliquerons aux convalescents la progression dans la richesse alimentaire que nous avons indiquée pour les enfants au moment du sevrage, avec cette différence que chez les malades la progression sera plus rapide et durera, non point plusieurs années, mais quelques semaines ou quelques jours seulement.

Les premiers repas seront composés de potages au jus de viande, à la peptone sèche, à la semoule, au vermicelle; de bouillies; d'œufs à la coque, de cervelles, de ris de veau ou d'agneau, de poissons, de veau, de volaille; de viande râpée de bœuf, de mouton ou de jambon; de purées de pommes de terre, de pois ou de lentilles; de riz au lait, de choux-fleurs, d'asperges, d'œufs au lait, de crèmes, de biscuits secs, de fruits cuits entiers, en compote ou en marmelade.

Dans les affections abdominales : ulcère rond de l'estomac, fièvre typhoïde, péritonite, appendicite, dysenteric, l'alimentation solide ne sera jamais autorisée avant le dixième jour qui suit la chute complète de la température ; dans les autres maladies (pulmonaires, rhumatismales, diphtériques, phlegmoneuses, érysipélateuses, etc.), on pourra l'autoriser vingt-quatre ou quarante-huit heures après la défervescence fébrile. Pour plus de détails, voir les « Repas dans l'alimentation et l'hygiène des enfants ».

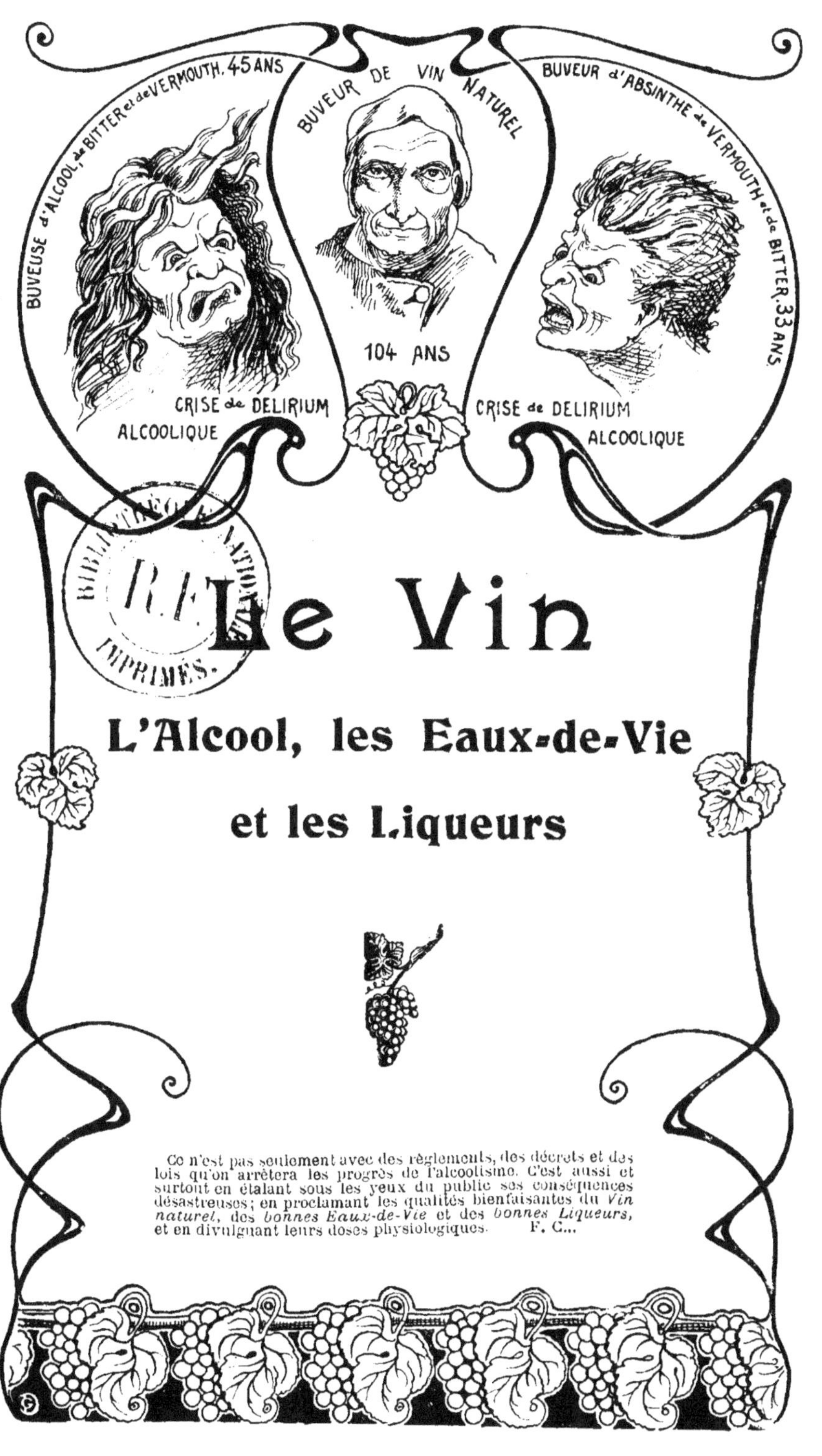

Le Vin

L'Alcool, les Eaux-de-Vie

et les Liqueurs

Ce n'est pas seulement avec des règlements, des décrets et des lois qu'on arrêtera les progrès de l'alcoolisme. C'est aussi et surtout en étalant sous les yeux du public ses conséquences désastreuses ; en proclamant les qualités bienfaisantes du *Vin naturel*, des *bonnes Eaux-de-Vie* et des *bonnes Liqueurs*, et en divulguant leurs doses physiologiques.   F. C...

Le Vin

Le Buveur de Vin
et le Buveur d'Alcool

***

L'ALCOOL

Les Eaux-de-Vie et les Liqueurs

Le Vin

Le Buveur de Vin et le Buveur d'Alcool.

L'Alcool,
les Eaux-de-Vie et les Liqueurs.

Le vin est le produit de la fermentation de la graine de raisin tout entière pour le vin rouge et du jus seulement pour le vin blanc, la matière colorante se trouvant déposée dans les couches internes de l'enveloppe du fruit.

Après l'eau, le vin occupe la place la plus importante parmi nos boissons. Son histoire remonte à l'origine des temps, et il est extraordinaire que nos tonneliers aient adopté, pour célébrer leur fête annuelle, le jour de la Saint-Martin, alors qu'ils pouvaient fixer leur choix sur les noms beaucoup plus illustres de Saturne, de Bacchus et de Noé, qui sont considérés comme les créateurs de la vigne, de la vinification et de la dégustation du vin. Suivant certains récits légendaires. en effet, Saturne sema la vigne, Bacchus découvrit la fermentation et Noé la dégustation. Mais la légende, dont tous les récits restent enveloppés d'un voile de mystère, — ce qui plaît infiniment à la fantaisie capricieuse de notre esprit romanesque, — ne nous dit pas chez quel marchand le dieu, futur roi du Latium, trouva la graine de raisin et laisse à l'état de problème l'intéressante question qu'on se pose toujours, à savoir si la graine a été tirée du raisin ou si le fruit est sorti de la graine. Quant à Noé, nous connaissons tous les humiliations imméritées que son fils Cham eut la cruauté de lui infliger en raison de son penchant trop marqué pour le vin. Ce fils eût été certainement plus respectueux et plus indulgent s'il avait songé à l'*orgie aquatique* dans laquelle dut vivre son père, par l'ordre de Dieu, pendant les cent cinquante jours que dura le déluge universel. Moins sévères que l'enfant, les descendants pardonneront les faiblesses du grand aïeul et trouveront très équitable, qu'après un régime à l'eau claire si prolongé, il ait absorbé quelques tonneaux de vin; d'autant plus que cette boisson ne lui fut point funeste, puisqu'il vécut jusqu'à l'âge de neuf cent cinquante ans.

Quoi qu'il en soit, avec une paternité telle que celle de Saturne, de Bacchus et de Noé, l'avenir de la vigne devait être assuré; aussi vit-elle encore plus prospère que jamais.

L'épreuve du temps est, dit-on, le meilleur critérium de la valeur intrinsèque des choses; le vin l'a subie pendant des siècles, sans la moindre défaillance. Il est vraisemblable qu'il conservera son rang comme boisson, tant que ne seront pas modifiées de fond en comble les conditions de la vie humaine. L'absinthe, le bitter, le vermouth et tous les poisons de la distillerie industrielle disparaîtront, supprimés non pas tant par les efforts de nos législateurs, dont la plupart recrutent leurs meilleurs agents électoraux parmi les débitants et les marchands d'apéritifs, que par le prosélytisme des représentants de l'hygiène publique qui ont déjà entrepris une véritable croisade contre la consommation toujours croissante des liqueurs alcooliques; le vin, au contraire, notre bon vin, restera la boisson nationale par excellence.

En vain, nos ennemis du dedans et du dehors, pour écouler leur mauvais alcool, qui renferme le germe de toutes les folies, se sont appliqués à lui substituer les amers, les bières brunes ou blondes; le vin, un moment délaissé dans une crise d'égarement et d'oubli, regagnera la faveur de tous les hommes intelligents, instruits, désireux de conserver leur santé et d'avoir des enfants robustes et non des monstres, des produits dégénérés, rachitiques, sourds-muets, idiots, épileptiques ou tuberculeux, qui représentent la descendance malheureuse de l'alcoolique.

Un simple regard en arrière va d'ailleurs nous permettre de constater que, dans tous les temps et dans tous les pays, les hommes les plus éminents, littérateurs, médecins ou moralistes, ont considéré le vin comme une boisson hygiénique de premier ordre.

Tous les poètes ont chanté les qualités merveilleuses du vin; il serait plus vrai de dire que le vin a inspiré le génie des poètes et que leurs accents les plus lyriques, pour quelques-uns d'entre eux, ne sont que l'image adoucie des sensations idylliques, pathétiques ou héroïques que le vin a développées dans leur cerveau.

Homère, le grand poète de la Grèce, buvait du vin d'Halicarnasse et du Myndus quand il a composé ses poèmes fameux l'*Iliade* et l'*Odyssée*. Hippocrate, le père de la médecine, recommandait le vin de Cos aux convalescents et aux anémiques, et celui de Thasos comme le meilleur antidote du souci, du chagrin, du désespoir et des multiples amertumes de la vie. Ce vin de Thasos, ce consolateur des neurasthéniques victimes de l'adversité, ce palladium de la gaieté humaine, nous avons l'inappréciable avantage de le posséder dans les vins supérieurs rouges ou blancs de la Gironde.

Strabon nous fournit des détails sur la qualité du terrain, qui doit être léger pour le vin blanc, gras et argileux pour le vin rouge. Il nous apprend que dans la Palestine on rencontrait des grappes de raisin qui mesuraient jusqu'à 70 centimètres de long et qu'il fallait deux hommes pour les porter. A son dire, le vin qu'on en retirait était doux, moelleux, et bon surtout pour les vieillards.

Virgile a conçu ses *Géorgiques*, véritable traité d'agriculture, pendant son séjour dans les riches vignobles de Méthymne. Il avait une prédilection marquée pour les vins de Lesbos.

L'empereur Auguste accordait toutes ses préférences aux vins capiteux de Réthie.

Horace vante la délicatesse exquise du vin d'Albe, et dans une lettre à Virgile il l'invite à venir déguster celui de Calés que son ami Sulpitius a conservé dans ses celliers pendant neuf années et dont il a reçu une ample provision.

D'autres auteurs latins nous entretiennent avec enthousiasme d'une infinité de vins, tous remarquables par leur saveur délicieuse, leur finesse, leur pureté et l'éclat de leur brillante couleur. Le Cécube, protégé par cent portes aux clefs différentes, était réservé pour les pontifes romains, qui n'en goûtaient que dans les circonstances particulièrement exceptionnelles; ceux de Falerne, de Messine, de Campanie, de Sorrente et de Spolette ont laissé la réputation de boissons dignes de figurer sur la table des conquérants et des monarques. Le vin de Rhodes était choisi par les prêtres païens pour les libations en l'honneur de leurs divinités, et l'offertoire, dans lequel le prêtre chrétien offre à Dieu le pain et le vin avant de les consacrer, est un vestige probable du cérémonial des vieilles religions.

Plus près de nous, Voltaire écrit que le vin, pris avec réserve, est un remède pour l'âme et pour le corps.

Les poètes du XIXe siècle, Lamartine, Musset, Victor Hugo, pour ne citer que les plus grands, ont célébré les vertus bienfaisantes du vin.

Les grands orateurs profanes et sacrés ont toujours bu du vin à leur repas, et du meilleur.

Gambetta avait puisé en partie la flamme de son entraînante et mâle éloquence dans l'usage modéré mais régulier des vins généreux des côtes quercynoises.

Nos soldats ont toujours trouvé dans le vin l'agent tonique et stimulant le plus parfait leur permettant d'accomplir, sans trop de fatigue, les marches les plus longues. On a fait sur nos troupes des expériences comparatives avec la bière et le vin. C'est ce dernier qui a fourni constamment les meilleurs résultats. Avec le vin, nos troupiers éprouvaient moins de lassitude et ils égayaient la longueur de la route par des chansons et des refrains répétés en cadence. Sous l'influence de la bière, au contraire, ils étaient taciturnes, marchaient d'un pas lourd et traînant, laissant derrière eux de nombreux invalides et arrivaient à l'étape exténués, fourbus, ayant à peine assez d'énergie pour préparer leur modeste fricot.

La bière et le vin se sont livré bataille à Waterloo, s'écriait un orateur étranger, dans un meeting populaire; le vin, rouge de colère et bouillonnant de rage, essaya vainement, par trois fois successives, d'inonder le mont Saint-Jean et la Haie-Sainte. Il fut battu.

Ah! certes, il a donné dans son exclamation extravagante une idée singulière de son tact, de son jugement et de sa mémoire, ce tribun exotique! Il avait oublié, en effet, que, peu de temps auparavant, le vin de France, *seul*, sans mélange, ni sophistications, submergeant le porter, l'ale, le stout, le faro, le pale-ale, la cervoise, les bocks, les chopes, les canettes et toutes les houblonnières de Cambrinus, avait couvert de ses flots rutilants les plaines et les monts de l'Europe tout entière; y avait abandonné, dans son mouvement de reflux, les germes féconds des principes libéraux de la grande Révolution et avait saturé l'air de l'ancien continent des effluves magiques de droit, de liberté, de justice et d'amour, qui pénètrent chaque jour davantage, en les humanisant, le cœur et le cerveau de tous les chefs de peuples, présidents, rois ou empereurs.

La prospérité de la vigne, un moment compromise, tend à reprendre sa splendeur d'autrefois. Ce retour de la fortune est un présage heureux pour l'avenir du vin et un signe précieux du grand réveil de l'âme nationale française dont les aspirations et les destinées, par le génie de ses diplomates, de ses poètes, de ses artistes, de ses savants et de ses philosophes, se confondent avec celles de l'humanité tout entière.

Ces quelques considérations étaient nécessaires, non point pour plaider la réhabilitation du vin que nous n'avons pas à entreprendre, car il n'a jamais perdu sa bonne réputation, mais bien pour expliquer les efforts tentés de toutes parts pour le mettre en opposition avec les produits toxiques, comme l'absinthe, le vermouth, les amers et toutes les liqueurs alcooliques, qui font tous

les ans plus de victimes que les guerres les plus meur-
trières. Nous voudrions lui voir reprendre sa place
d'autrefois, c'est-à-dire la première, parmi les boissons
consommées couramment; nous voudrions qu'on deman-
dât dans nos cafés à la mode : un verre de « Lafite », de
« Pauillac » ou de « Margaux », de « Sauternes », de
« Lur-Saluces », de « Climens » ou de « Château-Yquem »,
plutôt que les affreux breuvages qui désorganisent la
muqueuse de l'estomac, provoquent la dégénérescence
du foie, du cœur, des reins et de tout le système artériel;
troublent l'équilibre de nos fonctions cérébro-spinales;
préparent à courte échéance le ramollissement et les
hémorragies du cerveau avec leurs conséquences fatales,
les paralysies et le gâtisme.

On nous objectera peut-être que notre vœu constitue
un projet de réforme difficile à réaliser et peu pratique
à cause du prix élevé de nos bons crus et de l'impossibilité de débiter une bouteille de grand vin, par fraction,
tout en lui conservant son parfum et la délicatesse de
son goût.

Cette objection est tout à fait spécieuse : d'une part, le
prix de nos bons vins est encore inférieur à celui du
plus mauvais apéritif; et, d'autre part, s'il est vrai que
le vin d'une bouteille débouchée doit être bu dans l'espace
de quelques heures pour conserver toutes ses qualités
naturelles, il n'est pas difficile à l'industrie vinicole de
vendre ses produits dans des flacons de 10, 20, 40 et
60 centilitres, afin que le contenu de chaque flacon
ouvert puisse être absorbé par un, deux, quatre consommateurs.

A l'époque encore récente où l'on buvait surtout du
vin, le nombre des alcooliques était très restreint, et une
maison d'aliénés suffisait aux besoins d'une région tout

entière. A l'heure actuelle, les alcooliques sont légion; le suicide et l'assassinat, fruits de l'alcoolisme, prennent des proportions désespérantes; les maisons de fous publiques et privées sont dix fois plus nombreuses et, malgré leur multiplicité, elles sont insuffisantes.

Avant l'invasion de l'alcool, il y avait des ivrognes pourtant, et les alcooliques étaient exceptionnels. On peut être en effet un ivrogne invétéré sans être un alcoolique et, réciproquement, un alcoolique peut ne pas être un ivrogne.

En buvant du vin naturel avec excès, on se grise, on s'enivre, et on est un ivrogne ; en absorbant chaque jour deux ou trois consommations alcooliques, telles que les amers, le bitter, l'absinthe, etc., on ne se saoûle jamais, et

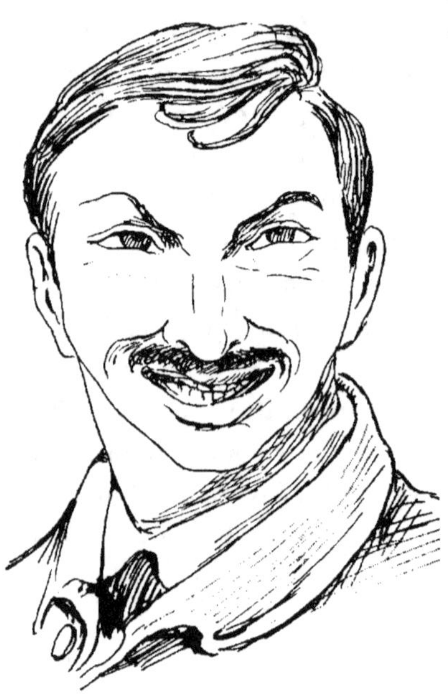

Fig. 1.

Il rit et devient facétieux.

cependant, après un temps très court, on est devenu manifestement alcoolique, et il suffit d'une émotion violente ou d'une indisposition légère — surtout fébrile — pour provoquer une crise de délirium.

Dans le premier cas, quand le vin est cuvé, l'ivrogne se trouve dans des conditions physiologiques normales, l'ivresse vinique anéantissant le buveur pour quelques heures seulement; dans le deuxième, l'alcoolique qui s'intoxique chaque jour progressivement, lentement, mais sûrement, ne manifeste de troubles sérieux que lorsque, le mal étant devenu très difficilement guérissable, il est presque toujours irrémédiablement perdu.

C'est qu'il existe une grande différence entre le buveur de vin et le buveur d'alcool.

Le buveur de vin, en effet, absorbe en le savourant le précieux liquide : il discourt, il chante, il rit, il devient facétieux entre deux verres *(fig. 1)*; il boit encore et toujours jusqu'à ce que, transporté dans le paradis de Mahomet et dormant comme un ange de Monselet, il ait entièrement perdu la notion des tristesses et des misères d'ici-bas *(fig. 2)*. Le lendemain, il se réveille frais, de bonne humeur, et disposé à reprendre le cours de ses occupations habituelles ou mieux encore celui de la bombance. Sa langue est humide, souple et rosée comme celle d'un nourrisson et s'étale mollement et voluptueusement dans la courbe dentaire du maxillaire inférieur, sans présenter la moindre trémulation, sans être agitée par le plus léger mouvement fibrillaire et toujours préparée à de nouvelles imbibitions; son estomac est aussi en excellent état et acceptera avec plaisir sa nourriture ordinaire, qui sera

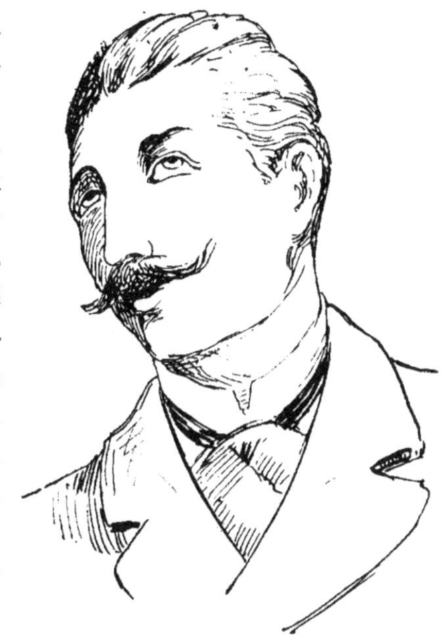

Fig. 2.

Ravissement extatique du buveur de vin
qui voit descendre du ciel
la théorie joyeuse de ses douces chimères.

bien digérée. En somme, notre disciple de Bacchus ne présente aucun trouble physiologique paraissant résulter des excès de la veille : ses jambes ne sont nullement courbaturées par la rosée des vignes du Seigneur; ses organes ne semblent avoir subi aucune lésion irritative ni destructive; les vapeurs du vin ont d'abord excité joyeusement son cerveau et délié sa langue; à l'excitation a succédé l'assoupissement, qui est devenu rapidement un sommeil réparateur.

Dans les pays viticoles, on a connu des générations d'ivrognes qui buvaient tous les dimanches et jours de fête, et quelquefois la semaine, jusqu'à 4, 5, 6 et 8 litres de vin, qui ne sont jamais devenus alcooliques, et qui sont arrivés, sans infirmités, jusqu'à l'âge de soixante-quatorze, soixante-quinze et quatre-vingts ans. Si nous signalons cette observation, ce n'est pas pour exhorter le lecteur à l'excès, même du meilleur vin; c'est plutôt pour établir que si l'organisme humain peut vivre et vieillir avec des doses aussi exagérées, il ne peut que tirer un très grand bénéfice du vin à raison d'un litre, qui représentera la dose quotidienne que nous accorderons à un adulte bien portant avec quelques suppléments dans les grandes solennités.

Le buveur d'alcool se présente à notre examen sous un aspect tout à fait différent. En général, il recherche peu le vin; l'absinthe, le bitter, le vermouth, le champoreau sont surtout l'objet de ses prédilections. Il est généralement taciturne et sournois. Son cerveau, tant qu'il n'est pas entièrement engourdi, ne se complaît que dans les caresses délicieusement stupéfiantes des vapeurs aromatiques qu'exhale la liqueur verte, jaune ou brune, qu'il boit par gorgées, lentement, avec précaution, dans la crainte d'en laisser perdre une goutte. Si notre buveur est un homme de basse condition, il absorbe sur place deux ou trois verres successivement. L'homme du monde, désireux de sauvegarder les convenances et de mériter la réputation de sobriété à laquelle il tient par-dessus tout, se dissimule et se rend dans un autre quartier pour y renouveler son fatal plaisir. Après une série de stations dans trois ou quatre cafés différents, il rentre chez lui, se met à table sans appétit, ne trouve rien de bon, s'irrite pour des futilités, s'emporte contre la cuisinière, entre dans des colères furieuses *(fig. 3)*, se congestionne, écume, bave, gonfle, jusqu'à les faire éclater, les veines du cou et de la face, casse la vaisselle,

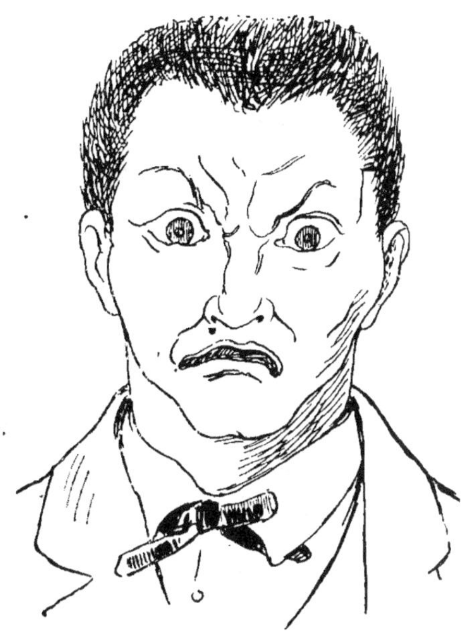

Fig. 3.

Il entre dans des colères furieuses.

menace et bat sa femme, qu'il rend responsable de toutes les incohérences que l'alcool lui fait commettre. Il se saoûle exceptionnellement, mais il vit dans un état perpétuel d'angoisse et de surexcitation; son désir n'étant jamais assouvi, il est toujours à la recherche d'un idéal impossible à réaliser. Ses nuits sont mauvaises: son sommeil est troublé par des rêves pénibles et des cauchemars horribles, pendant lesquels il répète, sans pouvoir jamais les achever, les besognes les plus fatigantes et les plus fastidieuses, comme Ixion tournant éternellement sa roue ; il ne voit que chiens, loups, renards, cochons, bœufs, lions, souris, rats, crapauds et serpents, et finit par se réveiller, sans avoir obtenu le repos nécessaire à la réparation de ses forces. Debout,

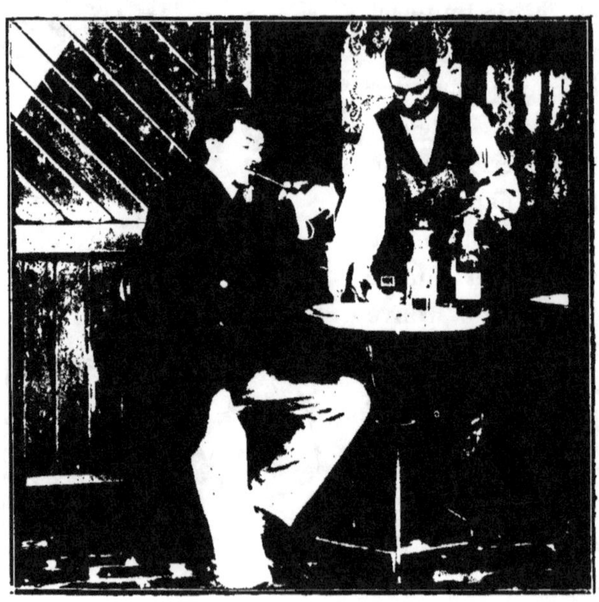

Cliché de Mazo, Paris.

Fig. 4.

L'amateur d'alcool est plutôt solitaire.

c'est un vieillard, une loque : il flageole sur ses jambes aux articulations gonflées et déformées par la goutte ; son palais est en feu, sa langue est sale, fendillée, tremblotante, d'un rouge vif, vernissée et quelquefois ratatinée et racornie comme la langue d'un perroquet. Il tousse d'une toux quinteuse, persistante, qui ébranle tous ses organes, jusqu'à ce que, dans une série d'efforts où la machine menace de craquer, il ait vomi quelquefois avec des flots de sang, les résidus muco-bilieux, âcres et brûlants qui se sont accumulés dans son estomac sous l'influence des poisons absorbés. Pour calmer les crises de sa pituite matinale *(Vomitus potatorum)*, de ses éternuements et de ses crachements; pour rendre un peu de sûreté à sa main qui oscille et dont les tremblements semblent traduire les protestations et le refus de se prêter au terrible empoisonnement, il lui faut avaler, coup sur coup, plusieurs doses de produits alcooliques : ce n'est qu'à ce prix qu'il obtiendra une force factice qui lui rendra les apparences tout à fait illusoires d'un homme valide.

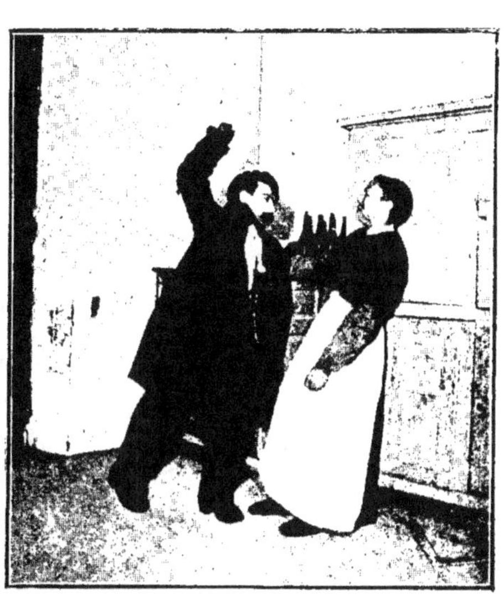

Cliché Mazo, Paris.

FIG. 5.

L'alcoolique bat sa femme.

Tandis que le buveur de vin recherche la société pour donner libre cours à ses exubérances communicatives, l'amateur d'alcool est plutôt solitaire : il estime que ses appétits sont à la hauteur des ressources de son budget, et il aime mieux consommer quatre verres à lui seul sans dire un mot, que d'en absorber deux avec des camarades en improvisant des discours ou en expliquant la formule du bien-être universel *(fig. 4)*.

L'alcoolique est généralement d'un égoïsme féroce : il dépense en boissons pernicieuses la totalité de son

salaire; à sa femme [et à ses enfants, il apporte non pas
le fruit de son travail, mais plutôt les produits de l'absinthe, c'est-à-dire des grossièretés, des menaces, et souvent des brutalités *(fig. 5 et 6)*.

L'alcoolique aisé réduit au minimum les dépenses du

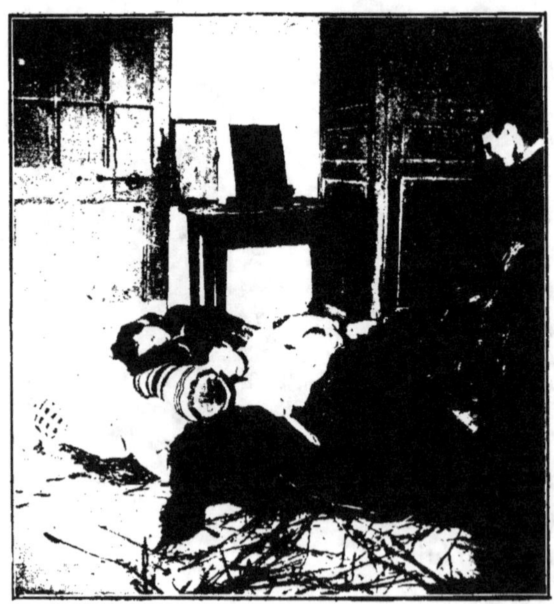

Cliché Mazo, Paris.

FIG. 6.

Intérieur misérable d'un alcoolique.

ménage : s'il a vingt francs à sa disposition, il en garde
dix pour ses besoins personnels et les soi-disant bonnes
œuvres auxquelles il consacre son temps et ses écono-
mies. Cette existence dure plus ou moins longtemps,
suivant la résistance de l'individu, mais le mal empire
tous les jours. La mémoire et la raison s'échappent de
temps en temps de son cerveau surchauffé; ses hallucinations se produisent à l'état de veille : il perçoit des

bruits que les autres n'entendent pas *(fig. 7)* ; il croit que
ses parents et ses meilleurs amis le trahissent et travaillent
à sa ruine ou à son déshonneur ; il égare son portefeuille
ou son porte-monnaie, et il s'imagine qu'on le vole ; son
appétit est de plus en plus mauvais ; son irritabilité aug-

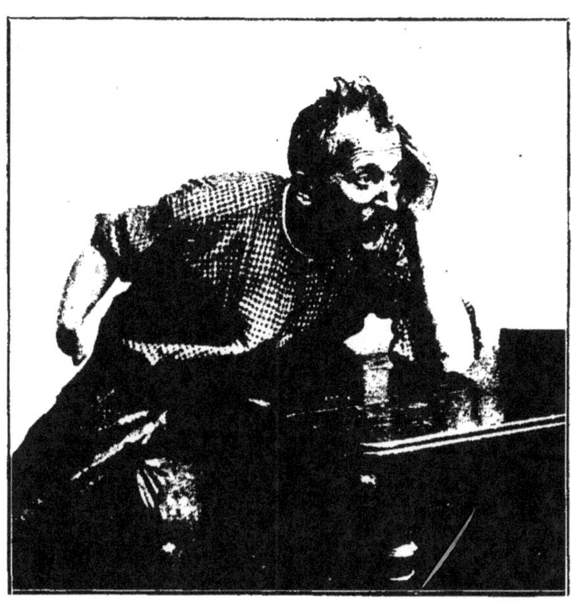

Cliché Mazo, Paris.

FIG. 7.

Hallucination de la vue et de l'ouïe.
L'alcoolique perçoit des bruits que les autres n'entendent pas ;
il distingue des objets que les autres n'aperçoivent pas.

mente ; les nuits sont plus agitées ; les grandes crises sont
à la veille d'éclater, crises effrayantes dans lesquelles la
dernière lueur de raison va s'éteindre pour un temps plus
ou moins long.

Peu de jours après ces prodromes, généralement aux
approches de minuit, l'alcoolique se dresse brusque-

ment sur son lit, les yeux hagards, la figure bouleversée, criant, hurlant; montrant avec des gestes violents et variés des visages grimaçants d'hommes qui le regardent et le menacent dans le plafond, dans l'embrasure d'une croisée, sous les armoires, partout enfin où se fixent ses regards de fou furieux; d'autres fois, son visage est un masque hideux où se peignent l'épouvante et l'horreur *(fig. 8)*. Son lit étant peuplé de reptiles et de rongeurs de toutes sortes, il est figé dans des poses terrifiantes par la peur du contact de ces bêtes repoussantes. Les moins excités font et refont sans cesse, durant des nuits et des journées entières, des petits paquets d'herbes, de papier, de livres, de bois, de charbon, suivant les

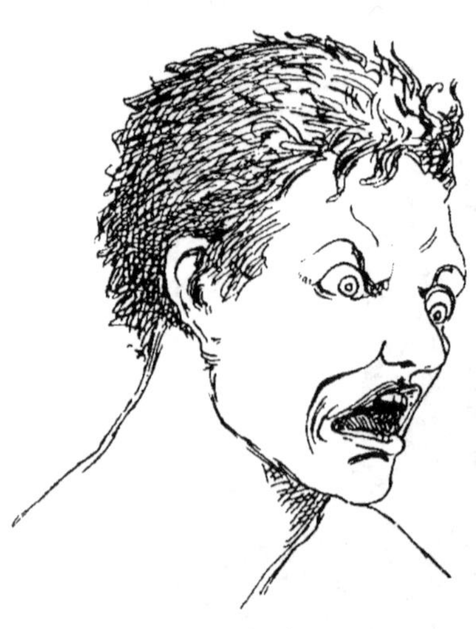

Fig. 8.

Son visage est un masque hideux
où se peignent
l'épouvante et l'horreur.

habitudes professionnelles; quelques-uns, debout devant leur lit, ramassent des billets de banque et des louis d'or qu'ils cherchent à accumuler dans la partie antérieure de leur chemise relevée en forme de cul-de-sac et d'où s'échappent sans cesse, malgré tous les efforts pour les y retenir, ces fortunes imaginaires (¹).

(¹) Un des sujets auxquels il est fait allusion dans ce dernier passage, A. P...., âgé de cinquante-deux ans, employé-comptable dans une grande maison de produits alimentaires de Bordeaux, s'est suicidé dans la matinée du 5 avril, en se précipitant dans la Garonne, du haut de la passerelle du Chemin de fer du Midi.

Inutile d'essayer de faire comprendre à ces malheureux qu'ils sont victimes d'une hallucination et que leurs visions chimériques sont la continuation à l'état de veille de leurs rêves habituels. Ils ne comprennent rien, ils

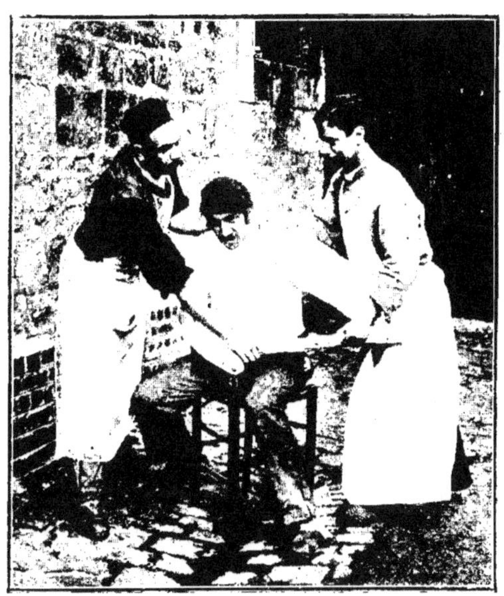

Fig. 9.

Crise de *delirium*.
Application de la camisole de force.

n'entendent rien ; toutes les démonstrations ne servent qu'à les irriter et aggravent l'intensité de la crise et pourraient les pousser à commettre des meurtres, car les pires des extrémités sont à redouter dans ces moments particulièrement critiques. Le mieux est de tout accepter et de tout approuver, et d'appeler des aides capables, en cas de besoin, de maintenir le malade jusqu'à ce que la crise de *delirium* soit apaisée *(fig. 9)*.

Par des soins médicaux et une hygiène sévère, l'agitation disparaît pour quelque temps; mais, poussé par une puissance supérieure à sa volonté, l'alcoolique retombe dans ses habitudes d'intempérance et finit presque toujours dans une maison d'aliénés.

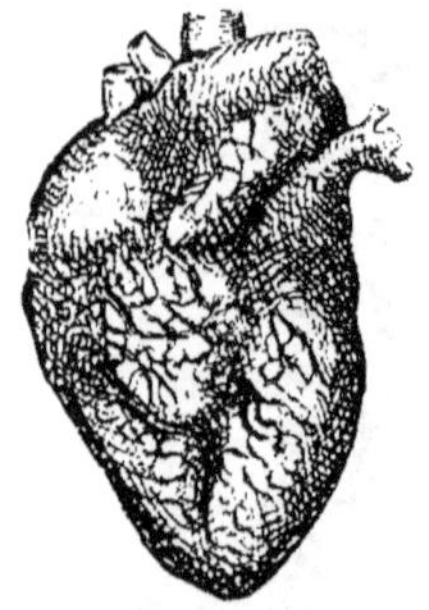

Fig. 9².

Cœur normal.

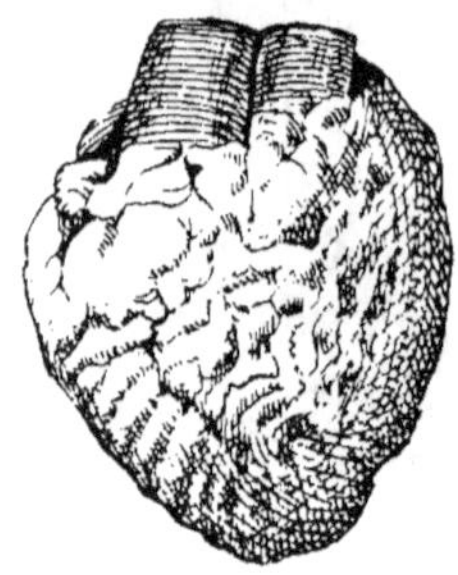

Cœur graisseux
(myocardite graisseuse).

L'anatomie pathologique nous donne la clef des troubles morbides que nous venons de signaler sommairement chez le buveur d'alcool. Voici ce qu'on observe, en effet, quand on pratique l'autopsie d'un alcoolique :

Le larynx, les bronches et les poumons présentent une congestion très intense avec de nombreux infarctus hémorragiques, des érosions et souvent des ulcérations qui sont un terrain éminemment favorable au processus fibroïde et tuberculeux. Ces lésions donnent lieu à la laryngite *a crapula* de l'alcoolique, au catarrhe broncho-pulmonaire, à l'asthme et à l'emphysème.

Le cœur est recouvert d'une couche de graisse très épaisse et ses parois sont envahies par des tissus graisseux ou scléreux (myocardite graisseuse ou scléreuse) *fig. 9²*). Les artères du cerveau et du cœur (artères sylviennes et coronaires) sont occupées par des plaques athéromateuses, calcaires ou graisseuses qui expliquent les hémorragies, le ramollissement du cerveau et l'angine de poitrine, conséquences mécaniques des conditions défectueuses de l'irrigation sanguine.

Le rein est congestionné (rein en dos de porc de For-
mat), œdématié ou atrophié, selon que les altérations
remontent à une date plus ou moins éloignée *(fig. 9³)*.

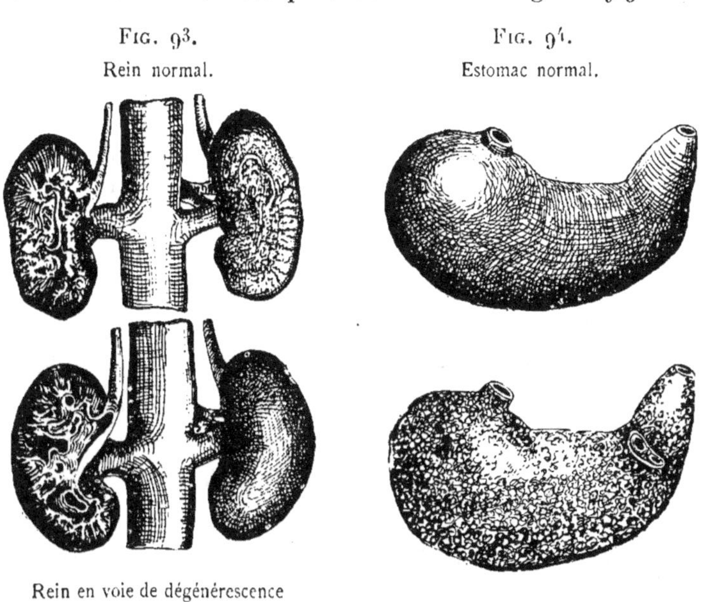

<table>
<tr><td align="center">FIG. 93.
Rein normal.</td><td align="center">FIG. 94.
Estomac normal.</td></tr>
<tr><td align="center">Rein en voie de dégénérescence
scléreuse atrophique.</td><td align="center">Estomac ulcéré.</td></tr>
</table>

Les enveloppes des centres cérébro-spinaux, les mé-
ninges, dure-mère, arachnoïde et pie-mère, violemment
congestionnées, sont fréquemment le siège d'épanche-
ments hémorragiques dans l'alcoolisme aigu; elles sont
épaissies dans l'alcoolisme chronique, adhèrent entre
elles, ainsi qu'à la substance du cerveau et à celle de la
moelle qu'elles pénètrent de leurs expansions fibreuses
qui irritent ou détruisent les cellules nerveuses, dont les
unes élaborent, à l'état de santé, les manifestations subli-
mes de la pensée, tandis que les autres doivent présider
aux fonctions nutritives, motrices ou de sensibilité. Ces
lésions nécroscopiques, qu'on trouve aussi dans les nerfs
périphériques et qui sont produites par l'alcool que le
sang entraîne avec lui dans tous les tissus organiques,

rendent bien compte des désordres de toute espèce observés chez l'alcoolique *(fig. 9⁴)*.

La peau n'échappe pas aux effets de dégénération des alcools toxiques, ainsi que le démontrent les congestions vineuses, couperosées, du nez et des pommettes, l'eczéma, le psoriasis, l'ichtyose et les poussées érysipélateuses, furonculeuses et phlegmoneuses dont elle est presque toujours le siège.

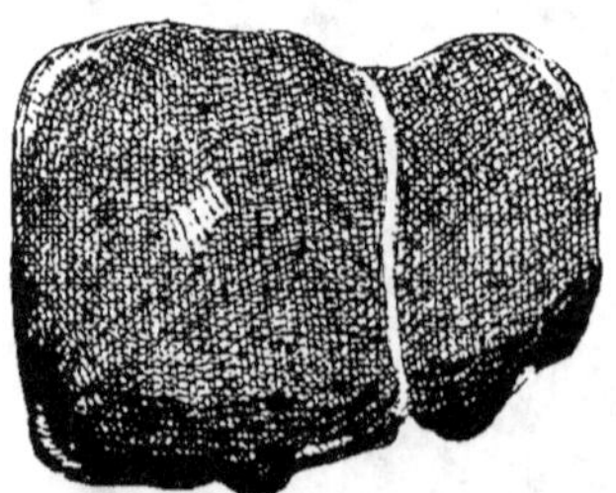

Fig. 9⁵.

Foie normal.

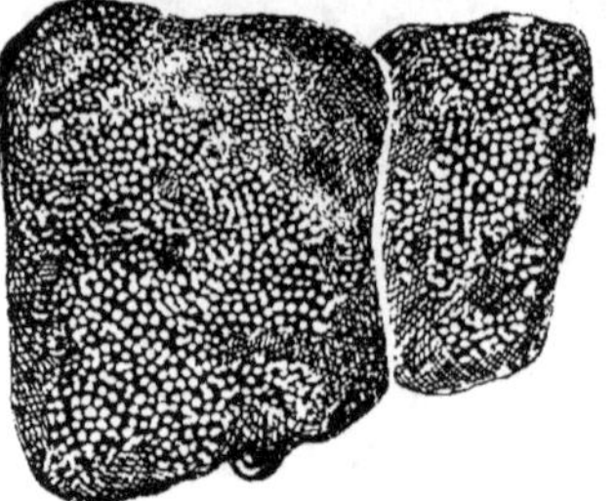

Cirrhose du foie (1ʳᵉ période).

L'aspect de la langue nous est connu : sa muqueuse, ses filets nerveux et sa musculature présentent tous les degrés des transformations de dégénérescence qui pervertissent et oblitèrent le sens du goût et nécessitent, pour l'impressionner, l'usage des boissons les plus irritantes.

L'œsophage est sillonné dans toute sa longueur par un réseau tuméfié de veines variqueuses qui se rompent sur le vivant sous l'influence des efforts produits par les vomissements et déterminent les hémorragies auxquelles nous avons fait allusion.

La muqueuse de l'estomac est turgescente, parsemée d'ulcérations et de foyers purulents ou hémorragiques ; ses parois sont épaissies : les glandes à pepsine sont dégénérées ou détruites, celles à mucus hypertrophiées : de là, les mauvaises digestions signalées avec l'hypersécrétion des liquides visqueux et gluants de la pituite matinale. L'intestin présente des lésions analogues, mais beaucoup moins développées *(fig. 9⁶)*.

Le foie, d'abord augmenté de volume, se ratatine peu à peu par la rétraction du tissu fibreux, qui s'insinue dans tous ses interstices et dont les anneaux enserrent en l'étouffant la presque totalité de ses îlots cellulaires.

Ces lésions donnent lieu à la cirrhose du foie : cirrhose alcoolique hypertrophique et cirrhose atrophique de Laënnec. En voici deux exemples fort remarquables et qui sont fournis par deux de mes malades. Leur photographie complète avantageusement leur observation :

Le premier malade fréquentait le débit de M. Q..... depuis vingt ans, et je possède sur son compte les renseignements les plus précis. Il absorbait de 10 à 15 consommations par jour, surtout du rhum, du vin blanc alcoolisé et quelquefois de l'absinthe. Sa déchéance remonte à huit ans environ, et l'hydropisie des jambes et de la cavité abdominale qui le met dans l'impossibilité de marcher date de dix mois. Son ventre est ponctionné tous les quinze jours, et chaque ponction donne issue à une grande quantité de liquide séreux qui oscille entre 12 et 15 litres. A noter sur cette gravure *(fig. 10 et 11)*, qui est la reproduction exacte de la photographie, l'amai-

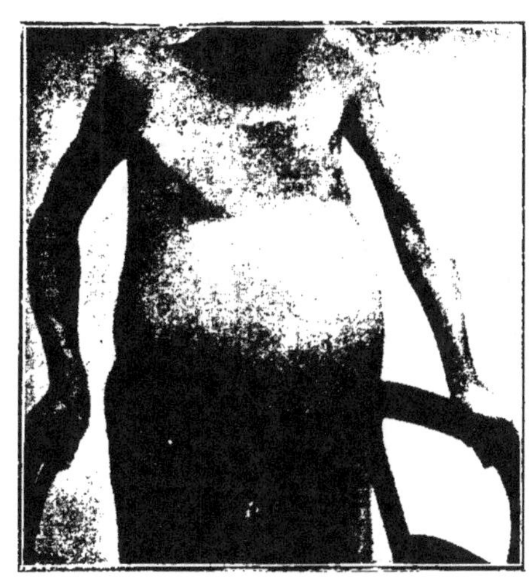

Cliché de l'auteur.

FIG. 10.

Cirrhose du foie.

grissement notable des membres supérieurs et du tronc, et le développement excessif de l'abdomen et des membres inférieurs.

Le second malade est atteint d'une cirrhose alcoolique du foie à un degré plus avancé. Le sujet de cette observation, âgé de trente-huit ans, employé aux abattoirs de Bordeaux, prenait en moyenne chaque jour, entre deux et onze heures du matin, dans les débits où on ne vend que des boissons de bas prix, de vingt-cinq à trente verres de *mêlé* (mauvais rhum à l'anisette ou au cassis), et absorbait ainsi environ 3oo grammes d'alcool pur d'industrie. Heureusement — pour le buveur — son estomac révolté se contractait fréquemment dans des spasmes violents et rejetait l'excès de ces produits toxiques, que sa tolérance, cependant excessive, ne lui permettait plus de supporter. On peut néanmoins évaluer à 2oo grammes au minimum la quantité de mauvais alcool que ce malheureux introduisait chaque jour dans son économie. Aussi les désordres organiques se sont précipités chez lui avec une rapidité très grande. Cinq années ont suffi pour produire les monstruosités révélées par sa photographie *(fig. 12 et 13)*.

Un vomissement hémorragique (hématémèse) extrê-

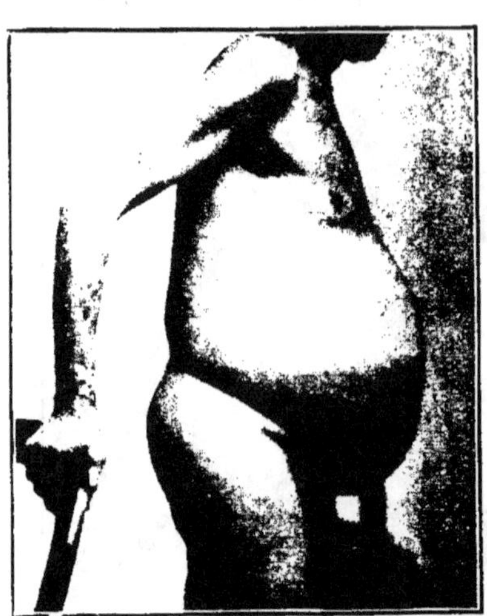

Cliché de l'auteur

FIG. 11.

Même malade, vu de profil.

mement abondant (deux litres de sang noir) fut un des premiers symptômes présentés par le malade, et la perte de sang fut si foudroyante qu'il faillit en mourir. Inutile d'ajouter qu'à l'heure actuelle, la mort à brève échéance est le seul mode de terminaison possible des lésions existantes.

Je tiens à faire remar-
quer que mes deux mala-
des buvaient surtout des liqueurs à base d'alcool d'industrie et peu d'absinthe, ce qui expliquerait la prédominance des lé-
sions du côté de l'appareil gastro-intestinal et l'ab-
sence de manifestations cérébrales convulsives ou délirantes qui n'ont pas été observées chez eux.

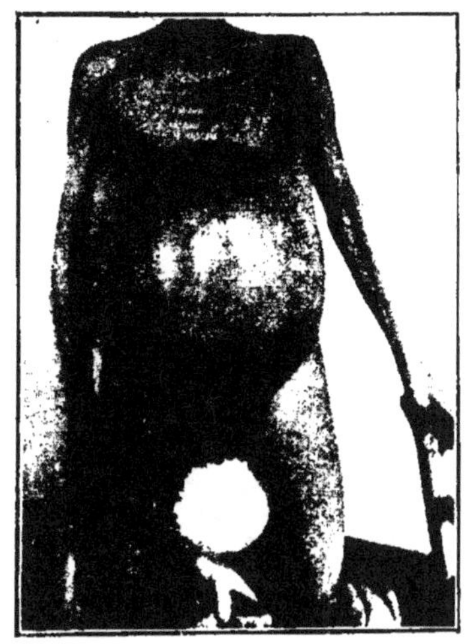

FIG. 12.

Cirrhose du foie (2ᵉ malade).

L'intoxication alcooli-
que ne dégrade pas seule-
ment le buveur lui-même; elle agit encore d'une manière désastreuse sur sa descendance en imprimant à la physionomie des enfants un cachet d'ignoble bestialité, en les rendant épileptiques, en déterminant une complète perversion de leurs facultés intellectuelles et en leur transmettant le goût des boissons alcooliques. (Voir pages 29, 33, 34 les *fig. 14, 15, 16, 17, 18, 19, 20, 21 et 22.*)

Voilà ce que produit l'usage prolongé de l'alcool, et ce qu'on ne trouve presque jamais chez le buveur de vin. Pourquoi cette différence dans les effets?...

La chimie nous l'explique en nous révélant dans les

boissons alcooliques autres que le vin et l'alcool pur de vin, l'existence de produits dits alcools supérieurs qui sont abondants dans les alcools de grains, de pommes de terre, de betteraves, ainsi que dans l'eau-de-vie de cidre et de marc de raisin.

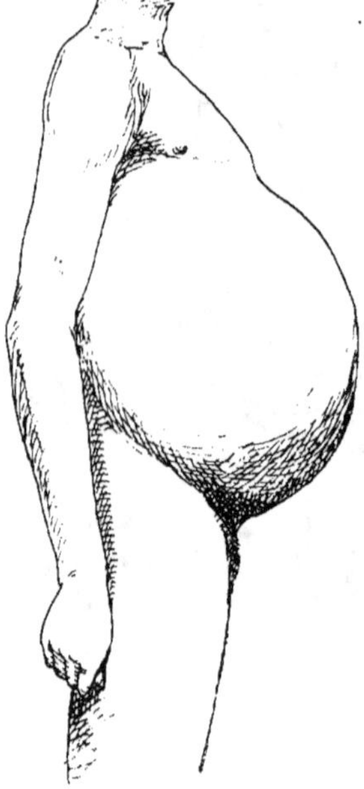

Ces alcools doivent leur dénomination de supérieurs à leur grande puissance toxique qui leur permet de produire rapidement les maladies les plus douloureuses, et les plus rebelles à toute thérapeutique, chez les individus qui en font usage. Ils sont désignés sous les noms d'alcool *propylique* (C^3H^8O), *butylique* ($C^4H^{10}O$), *amylique* ($C^5H^{12}O$), *œnanthylique*, *caproïque* ($C^6H^{14}O$), *caprylique* ($C^8H^{18}O$). On les trouve quelquefois associés avec l'aldéhyde, le furfurol et la pyridine. Plus leur richesse atomique est élevée, plus ils sont nuisibles ; ainsi l'amylique est beaucoup plus toxique que le propylique. Ce sont des poisons convulsivants, tétanisants et stupéfiants qui, en outre de la folie, peuvent occasionner l'épilepsie alcoolique.

L'alcool butylique qui, à la dose de 100 grammes, peut foudroyer un homme de forte taille et d'une constitution robuste, se rencontre dans les mauvaises eaux-de-vie obtenues par la distillation des vins avariés, le *Bacillus butylicus* l'ayant créé de toute pièce par l'oxydation et la décomposition de la glycérine de ces vins.

Fig. 13.

Le même, vu de profil.

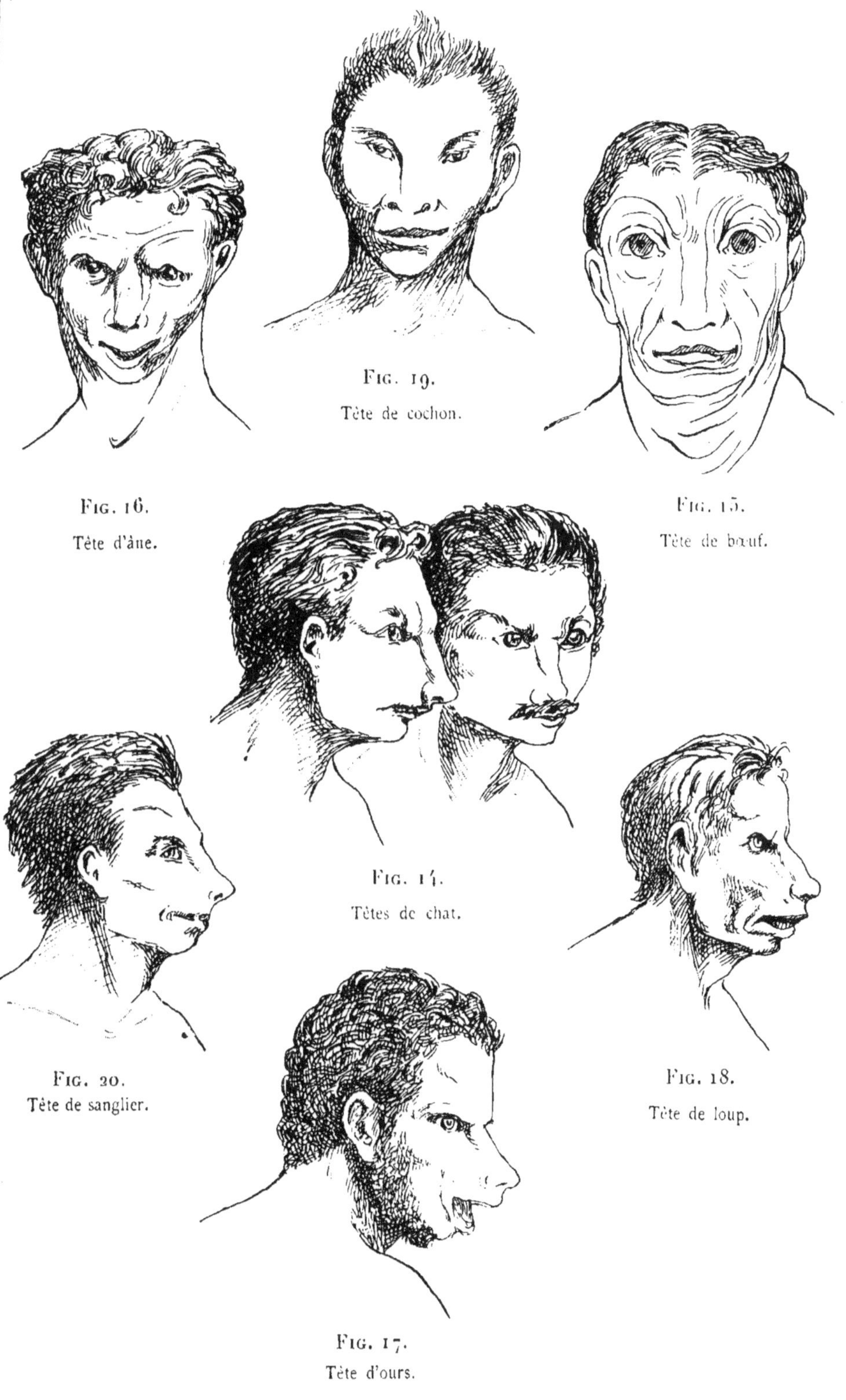

FIG. 19.

Tète de cochon.

FIG. 16.

Tète d'àne.

FIG. 15.

Tète de bœuf.

FIG. 14.

Tètes de chat.

FIG. 20.

Tète de sanglier.

FIG. 18.

Tète de loup.

FIG. 17.

Tète d'ours.

L'aldéhyde est un produit éminemment toxique dont les effets paraissent retentir tout spécialement sur le cerveau, le foie, l'intestin et le rein. Il est surtout abondant dans l'eau-de-vie de betterave, et l'ivresse qu'il engendre est si répugnante et si comateuse que les débitants ne permettent pas aux clients qui l'absorbent de s'asseoir dans leur établissement et s'empressent de les chasser le plus rapidement possible.

Le furfurol (huile de son) possède des propriétés nuisibles beaucoup plus marquées que celles de l'aldéhyde.

La puissance toxique de la pyridine ne le cède en rien à la nocivité de ces agents de dégénérescence et de destruction des tissus organiques.

L'alcool de vin ne renferme que de l'alcool éthylique pur, dont la formule chimique est C^2H^6O et dont les effets ne sont nullement comparables à ceux des alcools supérieurs.

Tels sont les renseignements que nous fournit la chimie et qui sont bien conformes aux faits très démonstratifs de l'observation clinique.

L'expérimentation sur les cadavres et sur les animaux vient, à son tour, corroborer les données de la chimie et de l'observation au lit des malades, ainsi qu'en témoignent les travaux et les communications à l'Académie de médecine de MM. Dujardin-Beaumetz et Audigé, de l'anglais E. Kinzell, de Magnan, Marcé, Cadéac, Meunier et Laborde.

Kinzell a constaté que les cellules de la substance cérébrale et spinale se dissolvent dans l'alcool d'industrie, tandis que les parties fibreuses se durcissent, et il en conclut que des phénomènes analogues se produisent chez l'alcoolique.

D'après les recherches de Dujardin-Beaumetz et d'Audigé, il est établi que chez un homme pesant 75 kilos, il faut :

225 gr. d'alcool éthylique pr produire une ivresse passagère.
445   —   —   —   des accidents graves non mortels.
525   —   —   —   la mort en **3** ou **4** jours.
600   —   —   —   la mort en 24 heures.
1,125   —   —   —   la mort foudroyante.

et que chez le même sujet il suffit de :

225 gr. d'alcool propylique pr provoquer la mort foudroyante.
310   —   amylique   —   la mort en 36 heures.
112   —   butylique   —   la mort foudroyante.

On a fait aussi des expériences sur les porcs, dont l'appareil gastro-intestinal présente beaucoup d'analogie avec celui de l'homme, et on n'a presque jamais noté de troubles sérieux d'intoxication chez les sujets traités par l'alcool vinique, tandis que des désordres graves se sont constamment manifestés chez ceux qui absorbaient de l'alcool d'industrie.

Le vin naturel, même à dose immodérée, ne produit pas les désordres physiques et intellectuels qu'on observe à la suite de l'ingestion des alcools d'industrie. On l'avait pourtant accusé d'occasionner la cirrhose du foie; or, le professeur Lancereaux, après des expériences multiples sur des lapins, a démontré que l'affection hépatique était imputable à l'alcool d'industrie, au plâtre qu'on ajoute au vin dans certains pays pour augmenter sa limpidité, rendre sa couleur plus brillante, son acidité plus sensible et sa conservation plus durable. Mais le vin alcoolisé ou plâtré n'est plus du vin naturel, et son action est néfaste non seulement pour le foie, mais elle l'est encore pour tous nos appareils organiques.

On a fait pire encore pour détruire la vogue légitime dont il avait joui jusqu'à ces dernières années.

Les exploiteurs sans conscience qui civilisent les sauvages en les abrutissant, pour mieux les dépouiller, avec de l'absinthe, du haschisch ou de l'opium, se sont efforcés d'adultérer, dans le but de la perdre, la production vinicole si florissante autrefois dans notre pays. Ils ont inventé le vinage, qui consiste à introduire dans des vins médiocres, de mauvaise conservation ou souvent fabriqués sans raisin frais, des alcools de betteraves, de grains ou de pommes de terre. Ils ont frustré le Trésor en mélangeant les produits frelatés de leurs distilleries avec les vins de Dalmatie, d'Italie, d'Espagne et du Portugal qui passaient nos frontières sans acquitter les droits sur l'alcool. Ils préparaient ainsi la chute de notre prospérité nationale et, ce qui est pire, ils nous empoisonnaient. Ces manufacturiers d'une espèce nouvelle n'ont pas tardé à faire de notre vin une boisson malfaisante et, confondant dans la même excommunication et le même anathème les vins naturels et les vins artificiels, les bons et les mauvais vins, ils ont répandu partout les bruits les plus mensongers sur les conséquences désastreuses de sa consommation. Pendant que s'accomplissait cette œuvre néfaste de déloyauté et de fourberie machiavéliques, ils nous volaient nos marques, ils copiaient grossièrement nos étiquettes et notre mode d'emballage et vendaient les contrefaçons les plus détestables comme des marchandises d'origine.

Les faussaires consommaient ainsi la démonstration, avec preuves à l'appui, de la déchéance et de la mauvaise qualité de nos vins. Il est juste de reconnaître que, parmi ces pirates sans scrupules, il n'existait pas seulement des exotiques, qu'on y trouvait un trop grand nombre de

Français faisant partie de cette catégorie d'êtres inférieurs
et méprisables pour lesquels le culte de la vérité, du
droit, de Dieu ou de la Patrie est une aberration, qui ne
s'inclinent avec des mines recueillies et suppliantes que

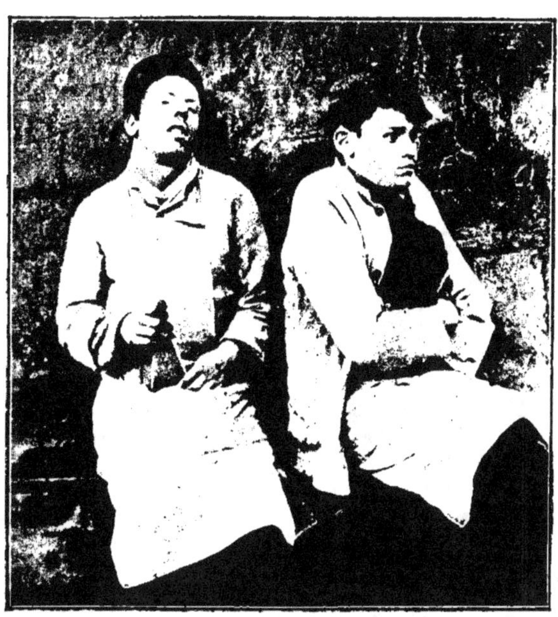

Cliché Mazo, Paris.

Fig. 21.

Enfants épileptiques, idiots, issus de parents alcooliques.

devant la face inepte et stupidement repue du veau d'or.

Nos hygiénistes eux-mêmes, nos savants officiels, qui
rendent les plus grands services et qui sont des esprits
supérieurs quand ils savent rester dans leur sphère
d'action habituelle et dans leur spécialité, mais qui
deviennent des naïfs et des dupes quand ils s'aventu-
rent dans le commerce des agioteurs et des tripoteurs
d'affaires, nos savants, dis-je, ont eu la naïveté de se

laisser prendre à ces manœuvres perfides; ils ont formulé des jugements et prononcé des condamnations dont l'écho a été porté jusqu'aux confins du monde sur les ailes de la jalousie et de la haine de nos ennemis;

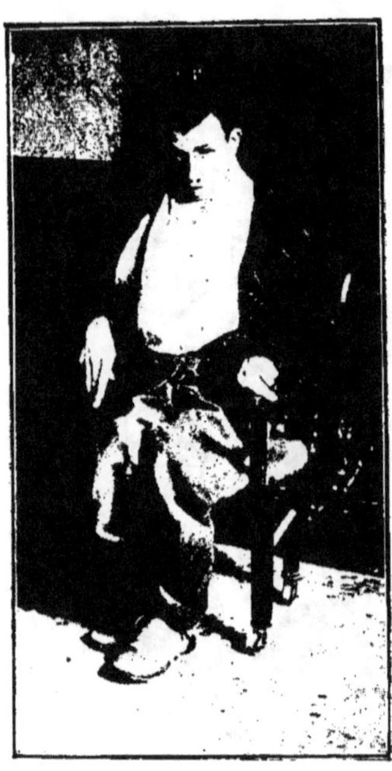

Cliché Maz., Paris.

Fig. 22.

Enfant martyr
séquestré par des parents alcooliques.

leurs considérants et leurs statistiques reposaient sur des observations de sujets rendus malades par le vin, je n'en disconviens pas; mais, par quel vin?... Par du vin artificiel ou par du vin naturel médiocre, plâtré, salicylé et surtout alcoolisé. Ils se sont peu préoccupés de la nature, de la qualité et de la provenance du vin qui avait déterminé les lésions soumises à leur examen. Ils ont négligé ce détail, qui est pourtant capital, car il rend caduques leurs doctrines et leurs formules sur la valeur physiologique de notre boisson nationale, la meilleure, la plus utile, la plus nutritive parmi toutes, quel que soit leur nom et d'où qu'elles viennent. Mais il est essentiel qu'on ne confonde pas le vin naturel de nos plaines et de nos coteaux avec les produits artificiels et sophistiqués qui sortent des marmites, des cornues et des alambics comme des chefs-d'œuvre de transmutation opérés par les incantations des princes de l'alchimie contemporaine. Il est nécessaire de relever et de proclamer ces erreurs si préjudiciables aux producteurs de vin ; à tous ceux qu'on laisse s'anémier et s'affaiblir aussi bien qu'aux malheureux chez lesquels on entretient l'habitude funeste de l'alcool, en les privant des bienfaits du vin naturel au nom d'une science menteuse ou dupe d'une erreur involontaire.

Les analyses des vins naturels démontrent qu'il n'entre dans leur composition aucun atome de substance nuisible. Ce qui les caractérise, c'est le bouquet spécial à chacun d'eux; leur richesse en alcool éthylique et en extrait sec et les proportions de tartre, de tanin et d'acide qu'ils renferment.

Analyse des vins rouges moyens, d'après le grand chimiste Armand Gauthier. Pour cent :

Eau	86.90
Alcool éthylique	10 à 15
Alcools divers, éthers et parfums.	traces
Aldéhyde	traces
Tanin.	1 à 2
Glycérine	0.65
Acide succinique.	0,15
Matières albuminoïdes, grasses, sucrées, gommeuses et colorantes.	1,60
Tartrate de potasse.	0.40
Acides acétique, propionique, citrique, malique, carbonique.	0,15
Chlorures, bromures, iodures, fluorures, phosphates de potasse, de soude, de chaux, de magnésie, oxyde de fer, alumine, ammoniaque	0.15

D'après ces chiffres, les vins possèdent une réelle valeur nutritive. Leur alcool et leur bouquet, de l'avis de Robin, exercent une action stimulante précieuse sur les centres nerveux et, par effet réflexe, impressionnent très heureusement l'estomac et les voies circulatoires.

Ch. Richet a noté l'augmentation de l'acide chlorhydrique du suc gastrique par de petites doses d'alcool de
vin et une accélération du travail digestif, ce qui justi-
fierait l'habitude du « coup du milieu », consistant à
boire un demi-verre de bon vin blanc sec ou un petit
verre d'excellente eau-de-vie dans le courant d'un repas
plantureux. Cette excitation ne doit pas être trop souvent
répétée, car elle exposerait à l'inflammation de la muqueuse de l'estomac. L'extrait sec du vin, c'est-à-dire le
résidu qu'il abandonne après l'évaporation, se compose
de sucre, d'acides, de tanin, de glycérine, de sels et de
matières colorantes ; il est doué de propriétés stimulantes, toniques et reconstituantes, les sels de fer s'y
trouvant sous une forme éminemment assimilable. Le
tanin est une substance antiseptique, tonique et astringente qui agit très favorablement sur la muqueuse gastrique ; il est administré aux enfants délicats, épuisés par
la croissance, à ceux dont les poumons se développent
mal, sous forme de sirops, de cachets, de vins iodo-tani-
ques phosphatés ; on l'emploie également contre certaines affections rénales.

Les vins rouges en contiennent de 0,50 à 2 grammes
par litre.

Les tartrates agissent surtout en favorisant la sécrétion
urinaire.

Les vins se divisent en deux grandes classes : les vins
rouges et les vins *blancs*.

Les plus connus sont désignés dans le tableau analy-
tique suivant, que nous empruntons à l'*Encyclopédie
d'hygiène* de A. Riche :

DÉSIGNATION DES VINS	ALCOOL EN DEGRÉ CENTIGR.	EXTRAIT	TARTRE	GLYCÉRINE	ACIDE	CENDRES	PLATRE OU SULFATE DE POTASSE
Bordeaux ordinaires. .	9,80	22,50	1,90	5 à 7,50	traces	2,20	»
Bourgogne ordinaire .	10,80	20,50	2,60	4,50 à 7	4,10	2,20	»
Mâcon ordinaire	10,10	19,30	2,20	»	5,50	1,90	»
Narbonne.	11,70	21,80	»	»	4,50	4,50	»
Vins blancs français. .	7 à 11	13 à 18	1,80-2,40	»	4 à 5	1,70	»
Vins rouges d'Algérie.	12,20	22,30	0,75	»	6,40	3,10	1 à 2
Vins de coupages. . . .	9,50	19,10	1,90	»	»	3,10	»
Vins d'Italie	13,70	33,70	»	»	»	3,92	»
Vins d'Espagne	13,80	23,50	1,80	»	»	4,30	2,50

Nous avons aussi les vins de liqueur dont le degré alcoolique varie de 12 à 20°. Leur composition moyenne, d'après A. Riche, est la suivante. Pour 100 :

DÉSIGNATION DES VINS	SUCRE	EXTRAIT	CENDRES	ALCOOL	ACIDE TARTRIQUE
Malaga.	12,71	16,92	0,40	14,43	»
Madère	3, »	5,34	0,38	19,36	0,48
Marsala	2,75	4,04	0,31	20,40	0,39
Porto.	2,79	4,30	0,29	20,10	0,44
Tokay.	»	8,13	»	16,07	0,48
Champagne	»	10,44	»	11,95	»

Ces vins doivent être pris à petites doses, moindres que nos grands vins blancs : Sauternes, Lur-Saluces, Climens, Château-Yquem, que nous devons substituer aux liqueurs.

Les vins rouges de Bordeaux sont les meilleurs de tous

les vins, par leur bouquet, qu'on ne trouve dans aucun autre vin au même degré, par leur richesse en extrait sec, leur teneur moyenne en alcool, en tanin et en tartrate; leur faible proportion d'acide et l'absence totale de sulfate de potasse. Les vins blancs renferment moins de tanin, beaucoup plus de tartrate, ce qui les rend plus diuré-tiques, et des proportions notables d'un principe volatil stimulant qui, d'après Rabuteau, serait constitué par l'éther acétique.

Les vins de la Gironde, rouges ou blancs, grands crus, bourgeois, paysans ou ordinaires, possèdent des qualités différentes suivant qu'ils sont récoltés dans la plaine ou sur des coteaux plus ou moins élevés. Plus la situation des vignes est culminante, dans un sol léger, ni trop chaud ni trop froid, formé de petits cailloux mélangés de gravier et de sable, avec de faibles proportions d'argile, plus le vin est parfumé, généreux, stimulant, riche en fer et en acide phosphorique, et plus son alcool est pur et inoffensif. A mesure qu'on descend dans les plaines, sa richesse en matière colorante, en extrait et en acide augmente, tandis que sa qualité se modifie tout en res-tant cependant supérieure à celle des vins des autres régions comme arome et comme digestibilité. Les bons crus du Médoc, au dire de tous les connaisseurs, sont, parmi les vins rouges, ceux qu'on boit avec le plus de plaisir, ceux qui remontent et nourrissent le mieux et qui fatiguent le moins les voies digestives. Une parti-cularité qui les distingue parmi beaucoup d'autres, c'est leur degré d'inaltérabilité. On emploie le plâtrage, le vinage, le salicylage, pour permettre aux vins médiocres de supporter, sans se décomposer, les voyages dans l'intérieur de la France, et malgré ces adultérations dangereuses pour l'estomac, le rein et le cerveau, ils arrivent fréquemment à destination complètement avariés. Les vins de la Gironde, au contraire, pour activer leur vieillissement, sont expédiés dans l'Inde et soumis aux variations atmosphériques les plus extrêmes sans subir le moindre trouble ni la plus légère fermentation. On a ainsi les fameux *Vins retour de l'Inde* qui, en outre du vieillissement acquis dans le cours du voyage, offrent des garanties réelles de qualité supérieure en raison des épreuves que, seuls, des vins naturels et de bonne constitution sont capables de supporter.

Nous devons ajouter que dans le vin naturel il existe autre chose que des éléments chimiques découverts par les savants; qu'il y a un principe vivant qui échappe aux investigations de laboratoire. C'est cet élément que les falsificateurs ne peuvent pas infuser à leurs mélanges fragiles, c'est celui qui résume les qualités essentielles du vin, le même qui fait germer l'œuf et le grain de blé, agent mystérieux dont l'analyse et la synthèse resteront, malgré tout, un problème insoluble pour les plus habiles chimistes. C'est en raison même de cette constitution toute particulière que le vin naturel se recommandera toujours comme une des boissons les plus hygiéniques et les plus utiles aux besoins de notre organisme.

Le vin est le lait des vieillards, et le lait est le vin des enfants. Nous inspirant de cet aphorisme déjà vieux, nous donnerons du lait, comme boisson principale, aux enfants jusqu'à trois ou quatre ans; jusqu'à cet âge, le vin leur est très nuisible, car il détermine des lésions gastro-intestinales et des phénomènes nerveux convulsifs ou épileptiformes qui deviennent souvent rapidement mortels. La maladie seule peut, dans certains cas, justifier l'emploi du vin pendant les premières années de la vie.

Ce n'est qu'à partir de quatre ans que nous leur ferons prendre une petite quantité de vin, sous forme d'eau rougie; peu à peu, on en augmentera la proportion, et vers dix ou douze ans, on mélangera l'eau et le vin par parties égales; cette boisson, rafraîchissante et tonique, sera suffisante jusqu'à l'âge adulte et conviendra surtout aux femmes dont le système nerveux très impressionnable n'a pas besoin d'excitations. Aux hommes faits, on permettra le vin pur de faible degré; les vins capiteux seront toujours avantageusement additionnés d'eau. Les ouvriers occupés à des travaux pénibles supporteront sans dommage des doses élevées de vin pur qui seraient nuisibles à tous ceux qui ont des professions sédentaires, réclamant de l'activité cérébrale plutôt que des efforts musculaires, et pour lesquels l'addition d'eau est presque une nécessité. La quantité permise sera approximativement, par jour :

De 4 à 6 ans,	1/2 verre,	soit 100 grammes.
De 8 à 10 ans,	3/4 de verre,	soit 150	—
De 10 à 12 ans,	1 verre,	soit 200	—
De 12 à 14 ans,	1 verre 1/2,	soit 300	—
De 14 à 16 ans,	2 verres,	soit 400	—
De 16 à 18 ans,	2 verres 1/2,	soit 500	—

Un demi-litre de vin suffit à l'adulte qui ne fournit pas un travail pénible.

Un litre représente la dose maximum pour ceux qui sont doués d'une constitution robuste et qui exercent une profession sédentaire.

Le vin pur irrite la muqueuse gastrique, tandis qu'additionné d'eau par quart ou par moitié, il est toujours bien supporté par les estomacs *qui ne sont pas malades*.

L'ouvrier peut sans inconvénient, quand il travaille, absorber jusqu'à deux litres de vin quotidiennement.

Le vin, en vieillissant, se dépouille d'une partie de son extrait et de sa matière colorante qui est légèrement indigeste; il est léger à l'estomac et convient aux convalescents, aux anémiques et aux enfants. Étendu dans une grande quantité d'eau ou de limonade, il rend de grands services dans les maladies inflammatoires, sous forme de tisane et de limonade vineuses.

Le vin chauffé, dit vin *à la française*, légèrement brûlé, sucré à raison de 5o grammes de sucre par litre et aromatisé avec un fragment de cannelle de 10 centimètres de longueur, est le digestif le plus tonique, le moins irritant, le plus stomachique et le plus stimulant qu'on puisse prendre en hiver, après le repas. En été, on peut le boire refroidi.

Certains vieillards paraissent se trouver mieux de l'usage du vin nouveau, sans doute parce qu'il est plus chargé d'acide carbonique et que ses éléments, plus jeunes, jouissent d'une action stimulante plus énergique. Le Vénitien Cornaro, qui mourut à l'âge de cent quatre ans, après une vieillesse des plus heureuses, avait observé qu'une grande faiblesse l'envahissait quelques mois avant la récolte du vin et que, sous l'influence du vin nouveau, il sentait ses forces revenir rapidement, au point que dans quatre ou cinq jours la transformation était surprenante. Il avait ainsi plusieurs fois trompé les pronostics des médecins qui avaient désespéré de lui.

Les vins blancs ordinaires, moins nourrissants que les rouges, plus légers à cause de leur quantité moindre de tanin (o,3o à 1,2o par litre au lieu de o,5o à 2 grammes) et de l'absence de matière colorante, plus diurétiques en raison de leur teneur plus élevée en tartrates, sont à recommander aux arthritiques, aux goutteux, aux dyspeptiques; conviennent à presque tous les tempéraments et plaisent à tous les estomacs pendant les chaleurs de l'été, qui diminuent nos aptitudes digestives et nous obligent à faire usage de boissons et d'aliments légers. On peut en faire une boisson *courante* dans les mois chauds de juillet, août et septembre, et *supplémentaire* ou *intermittente* pendant le reste de l'année. Mélangés avec des eaux gazeuses artificielles ou naturelles, ils donnent l'illusion du champagne peu chargé d'alcool, ce qui n'en vaut que mieux. Les vins blancs supérieurs peuvent être bus en tout temps, mais à doses moindres, tant à cause de leur prix élevé que de leur action stimulante, qui ne doit pas se renouveler à l'infini.

Vins blancs mousseux.

Les vins blancs mousseux de Champagne, les vins champagnisés de Saumur et de Bordeaux, très savoureux, très digestifs, par l'acide carbonique qu'ils renferment, sont particulièrement indiqués quand il s'agit de donner un coup de fouet à l'estomac alourdi par un repas trop copieux. Ils provoquent une ivresse — qui est due autant à l'acide carbonique qu'à l'alcool — et dont la caractéristique est d'être joyeuse et fugace, les éléments qui l'engendrent s'éliminant très vite en raison de leur grande volatilité.

Les vins mousseux frappés arrêtent les vomissements les plus rebelles et permettent de sustenter les malades dont l'estomac refuse toute nourriture pendant plusieurs jours consécutifs.

Les vins rouges de marque seront pris à la température de 17 à 18°. Les blancs, à 12 ou 15°; le champagne, à 5° ou 10°.

Pour les malades, le champagne peut être refroidi jusqu'à 2 ou 3°.

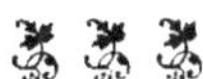

Alcool, Eau-de-Vie,

Cognac, Armagnac,

Rhum, Kirsch.

L'alcool existe tout formé dans les produits divers ayant subi la fermentation et résulte du dédoublement du sucre sous l'action d'une levure spéciale. Il est extrait, par la distillation, des liquides ayant fermenté.

L'eau-de-vie de cognac ou d'armagnac est fournie par la distillation du vin, le kirsch par celle du suc des merises; le rhum vient de la mélasse du sucre de canne. Les alcools industriels sont obtenus par la distillation des liquides provenant de la fermentation des céréales, seigle, orge, maïs, du riz, des betteraves et des pommes de terre. Par une série de distillations successives, ou bien avec des appareils spéciaux, on obtient de l'alcool à 96°, soit de l'alcool approximativement absolu. Ce procédé n'est appliqué qu'à la production des alcools d'industrie dont il développe le pouvoir toxique dans des proportions désastreuses.

Il y a deux sortes d'alcool : le bon et le mauvais.

Le bon alcool est nommé *éthylique,* sa formule atomique est C^2H^6O. Il existe à peu près pur dans le vin, les alcools toxiques ne s'y trouvant, quand ils s'y rencontrent, qu'à l'état de traces. L'eau-de-vie de vin naturel ne peut pas être toxique pour deux raisons : d'abord l'alcool éthylique y existe généralement à l'état de pureté; d'autre part, si dans le vin il se trouvait par hasard des alcools de mauvaise nature dans le genre des alcools butylique, amylique, propylique, etc., ils ne passeraient pas dans le produit de la distillation, telle qu'on la pratique pour la fabrication de l'eau-de-vie de vin. En voici les raisons : pour avoir de bons cognacs, on ne pousse jamais la distillation au delà de 70 à 80 degrés alcooliques, avec des températures de 80 à 90°. Or, les alcools toxiques entrent difficilement en ébullition; l'alcool propylique ne bout qu'à 95° de chaleur; l'alcool butylique à 116°, l'amylique à 135°, et le caproïque à 157° seulement. Il en résulte qu'ils ne se volatilisent pas et qu'ils restent dans les résidus de la distillation des eaux-de-vie de vin. Le contraire a lieu dans les distillations industrielles : d'une part, les liquides résultant de la fermentation des grains, de la betterave, de la pomme de terre, etc., contiennent de grandes quantités d'alcools toxiques; d'autre part, leur distillation est poussée jusqu'aux plus extrêmes limites, grâce à des appareils perfectionnés et sous l'influence de températures très élevées qui permettent de volatiliser tout l'alcool qu'ils renferment. Il n'est donc pas extraordinaire que dans l'alcool d'industrie titrant 96°, on trouve jusqu'à 60 et 70 %, d'alcools toxiques.

On prétend que, par la rectification, l'alcool d'industrie perd ses propriétés toxiques et n'est pas plus nuisible que l'alcool de vin. Les recherches des expérimentateurs

ont démontré que la toxicité de l'alcool, même rectifié
jusqu'à dix fois, était encore supérieure à celle de l'alcool
de vin. Dans l'alcool d'industrie, il n'y a que 37 °/₀ en
moyenne d'alcool pur; son extraction est compliquée et
coûteuse, et les industriels, qui sont commerçants avant
tout, cherchent plutôt à produire des alcools leur procu-
rant de gros bénéfices, que des alcools inoffensifs pour
les consommateurs. La taxe nouvelle sur l'alcool est une
prime à la fraude et un encouragement à la vente du
mauvais alcool; et les liqueurs à base d'alcool, les liqueurs
du commerce, deviendront l'objet de falsifications et
d'adultérations de plus en plus redoutables. Du reste,
nos chimistes auront beau s'évertuer à rectifier l'alcool
d'industrie, aussi pur qu'ils l'obtiennent, ils n'arriveront
jamais à préparer un produit que la vigne seule est
susceptible de produire.

On n'est donc pas bien fondé quand on vient nous
dire qu'on s'alcoolise aussi bien avec le vin qu'avec les
boissons alcooliques, dans la composition desquelles il
entre, dans de grandes proportions, de l'alcool d'industrie;
et qu'avec un litre de vin, qui contient 100 grammes
d'alcool, on subit les mêmes dommages qu'en absorbant
la même quantité d'alcool d'industrie sous forme de
liqueurs. C'est si peu vrai, qu'il résulte des recherches
de Dujardin-Beaumetz et d'Audigé que, pour produire
les effets toxiques occasionnés par 5 grammes d'alcool
amylique, il faut 40 grammes d'alcool de vin naturel.

Ce n'est pas que je veuille plaider la cause de l'alcool,
que je considère comme un accessoire dont on peut se
passer, sauf dans certaines maladies, et que je voudrais
remplacer par nos fins, pétillants et délicieux vins blancs,
mais je n'admets pas qu'on lui inflige les reproches
inconsidérés qu'il ne mérite pas plus que le vin d'où

il est sorti, et qu'on le rende responsable des désastres
dont il est innocent et qui sont la conséquence des préparations à base d'alcool d'industrie.

Avant les découvertes de la chimie et la fabrication
des alcools de grains, de pommes de terre et de betteraves, les bonnes eaux-de-vie des Charentes et de
l'Armagnac n'avaient jamais déterminé des lésions
anatomo-pathologiques assez fréquentes et assez graves
pour attirer l'attention des médecins et des physiologistes,
et le danger de l'alcoolisme, le plus terrible des fléaux
qui se soient appesantis sur l'espèce humaine, n'était pas
encore soupçonné. Il existait bien des individus qui, à
force de boire, finissaient par ruiner leur santé, comme
il y a encore de gros mangeurs absorbant trois fois plus
d'aliments qu'il ne convient et chez lesquels l'indigestion
chronique, par la puissance de l'habitude, devient presque
une nécessité et une fonction physiologique, dont ils
meurent cependant tôt ou tard, et toujours à un âge peu
avancé; mais on n'observait pas cette catégorie de buveurs
d'absinthe et d'apéritifs, aux apparences bourgeoises et
paisibles, qui prennent chaque jour deux ou trois doses
de mauvais alcool et qui, du soir au lendemain, deviennent fous furieux, urémiques ou paralytiques.

Les hygiénistes les plus rigoristes en ce qui concerne
l'usage du vin accordent qu'une moyenne d'un demi-litre
par jour peut être permise sans inconvénient à un adulte
bien portant, homme ou femme. J'avoue qu'il leur serait
difficile d'être moins généreux, car le Vénitien Cornaro,
qui est resté le type le plus accompli et le modèle classique
de la sobriété, a bu jusqu'à son dernier jour 5oo grammes
(demi-litre) de vin quotidiennement. Le vin moyen
contenant 10 $^{o}/_{o}$ d'alcool pur, le centenaire italien a
donc absorbé chaque jour, pendant un siècle environ,

5o grammes d'alcool pur, soit 100 grammes d'eau-de-vie ordinaire, celle-ci ne titrant que 5o°, la moitié de son poids en alcool. La quantité consommée dans un mois était représentée par 3 litres et dans un an par 36 litres. L'illustre descendant des doges de Venise put dépasser cent ans en prenant quotidiennement l'équivalent d'un demi grand verre d'eau-de-vie, cependant sa constitution délicate, profondément ébranlée par la vie de plaisirs des trente-cinq premières années, avait toujours inspiré de vives inquiétudes aux médecins les plus célèbres de l'époque.

Je m'en tiendrai à cet exemple pour les petits buveurs, auxquels devraient être épargnées les sévérités des farouches hygiénistes, qui veulent supprimer le vin, en attendant qu'ils interdisent le pain que nous demandons chaque jour à Dieu dans notre prière du matin. Je passe aux grands buveurs, et je résume leur histoire dans l'exposé succinct de deux observations fort intéressantes : La première m'a été communiquée par mon distingué confrère, le D\ Boob, de Léognan, et se rapporte à un vieux forgeron, âgé de quatre-vingt-trois ans, se portant bien, jouissant de l'intégrité presque complète de tous ses organes des sens, et opéré avec un plein succès, à soixante-dix-neuf ans, d'une hernie étranglée. Cet octogénaire, cependant, ne s'est pas contenté, durant la période active de sa vie, d'un demi-litre de vin; il en absorbait chaque jour de 8 à 10 litres, qui représentaient de 8oo grammes à un litre d'eau-de-vie. Cette dose a été celle de tous les jours pendant cinquante ans environ. La deuxième est tirée du livre de la *Longévité* de Finot et concerne une nommée Mme Durand, ancienne cantinière, qui est morte à Auberiven-Royen (Isère) en 1899, à l'âge de cent trente-cinq ans, après avoir bu tous les jours, pendant plus de cent ans, un verre d'eau-de-vie. Voilà des faits qui seraient de nature à troubler les convictions de nos savants, s'ils n'étaient pas aveuglés par l'esprit de parti. Ils objecteront peut-être que le forgeron de Léognan et la cantinière d'Auberiven étaient doués d'une constitution particulière leur ayant permis de résister à l'action malfaisante du vin et de l'eau-de-vie. Je me bornerai pour toute réponse à leur demander de montrer un alcoolique ayant résisté, pendant un an seulement, à l'absorption journalière d'un litre d'alcool d'industrie, même rectifié.

De toutes les incriminations des ennemis du vin et de l'eau-de-vie de vin, je n'en retiendrai que deux :

1° Celle qui déclare nuisibles les excès d'alcool de vin ; 2° celle qui attribue à l'eau-de-vie pure, prise à jeun, une action irritante sur la muqueuse de l'estomac.

Les médecins sont unanimes pour condamner tous les excès sans exception, mais ils ne s'entendent plus quand il s'agit de fixer les limites des doses de boissons permises et d'indiquer les chiffres des quantités nuisibles.

Je reconnais que la solution du problème n'est pas aussi facile qu'on pourrait le supposer de prime abord, et je déclare même qu'il est impossible de trouver une formule qui s'adapte à tous les individus, la tolérance de chacun pour une certaine catégorie d'aliments et de boissons variant suivant une infinité de conditions qui peuvent dépendre de l'hérédité, de la constitution, des prédispositions morbides, de la profession, du surmenage, du chagrin, du milieu ambiant, etc. Ceux qui veulent régler leur manière de vivre d'après l'exemple de quelques individualités qui ont pu commettre sans conséquences funestes les plus graves excès sont très mal inspirés et se préparent de cuisantes surprises. Et il est intéressant de noter que le record du travail, de la tempérance et de la sagesse est celui qui sollicite le moins les efforts de l'espèce humaine, et qu'il est exceptionnel qu'on soit contraint de faire ressortir les dangers d'une vertu excessive pour détourner les hommes de sa pratique.

Malgré les difficultés que présente cette question, je vais essayer de la traiter, en m'empressant d'ajouter que mes chiffres et mes calculs s'appliqueront au plus grand nombre, c'est-à-dire aux bien portants, à l'exclusion des malades et des valétudinaires.

Nous savons que les doses de vin pour les adultes varient entre 2 litres et un demi-litre par jour, selon que les professions exercées sont plus ou moins pénibles et nécessitent un travail musculaire plus ou moins énergique.

A ceux qui boiront le maximum de la dose permise, nous refuserons en principe l'usage de l'eau-de-vie et des liqueurs alcooliques, et nous n'admettrons d'exceptions que dans les jours de réjouissances et de grandes fêtes.

Nous estimons que pour boire à la fin du repas un petit verre d'eau-de-vie, il est nécessaire de diminuer notre ration de vin.

Chaque petit verre d'eau-de-vie renferme 15 grammes d'alcool pur et correspond à la quantité d'alcool contenue dans 150 grammes de vin à 10°, soit les 3/4 d'un verre ordinaire. Il en résulte que si notre ration de vin est d'un verre et demi par repas (300 grammes), pour pouvoir absorber sans danger un petit verre de cognac, nous devrons réduire de moitié (150 grammes) cette dose de vin et nous contenter des 3/4 d'un verre. Si cette ration de vin est de 3 verres, qui correspondent à 60 grammes d'alcool pur, en la réduisant à un verre et demi (30 grammes d'alcool pur), on peut supporter 2 petits verres d'eau-de-vie qui tiennent en suspension 3o grammes d'alcool pur. Ce calcul est facile et permet à chacun de ne pas dépasser les limites des doses physiologiques d'alcool. Il suffit de retenir qu'un petit verre d'eau-de-vie représente et remplace les 3/4 d'un verre de vin (15o grammes). Nous verrons plus loin que l'usage du petit verre de liqueur, quand celle-ci ne titre que 24 °/₀ d'alcool, comme c'est le cas pour le curaçao ordinaire, ne nécessite pas une réduction aussi grande de la ration de vin. Un petit verre de curaçao ne renfermant que 8 grammes d'alcool, il suffit de diminuer de 8o grammes la quantité de vin permise à un repas.

Peut-on boire l'eau-de-vie pure ou vaut-il mieux l'étendre dans un liquide quelconque non alcoolique, café, thé, eau, etc.?

L'eau-de-vie pure produit sur la muqueuse de l'œsophage et de l'estomac une sensation de chaleur habituellement très agréable, sans phénomènes d'irritation ni d'inflammation. On peut donc la boire pure, mais à deux conditions essentielles à notre avis :

1° Qu'elle soit prise après le repas, et jamais à jeun ;

2° Qu'on supprime 15o grammes de vin (3/4 de verre) pendant le repas, et qu'on les remplace par 15o grammes d'eau. Ainsi absorbé, le petit verre d'eau-de-vie ne fatiguera pas plus l'estomac que le vin pur à la dose de 3 4 de verre.

Ceux qui ont la *bonne habitude* de boire le vin mélangé avec de l'eau par parties égales, pourront aussi s'offrir la goutte d'eau-de-vie, pourvu qu'ils se conforment aux règles que je viens de tracer et qu'ils se contentent de la moitié d'un petit verre additionné, comme pour le vin, d'une quantité égale d'eau.

Nous estimons cependant qu'il vaut encore mieux diluer l'eau-de-vie dans du café (gloria), du thé, de l'eau ou une infusion quelconque, et autant que possible dans les proportions de 20 %, l'eau-de-vie n'étant pas de l'alcool pur, mais de l'alcool à 50°, c'est-à-dire ne contenant que la moitié de son poids d'alcool. L'eau ou les infusions ainsi alcoolisées peuvent remplacer le vin très avantageusement chez certains malades dont l'estomac tolère mal cette dernière boisson à cause de son excès de tanin ou de matière colorante.

L'eau-de-vie de vin ne mérite donc pas la proscription dont veulent la frapper certains hygiénistes mal éclairés qui ont le grand tort de la confondre avec les alcools de mauvaise nature.

Le grand clinicien français Michel Peter, dont l'autorité vaut bien celle des médecins en chambre, affirmait que le cognac, à doses appropriées, fait le plus grand bien à notre organisme, mais qu'il agit surtout par sa qualité.

Tous les praticiens prescrivent l'alcool à *doses massives* à certains de leurs malades : cholériques, bronchitiques, pneumoniques, fébricitants, etc., etc., et le même produit qu'ils jugent précieux pour les malades, à forte dose, ils le considèrent comme un poison, même en petite quantité, chez les bien portants. Dans le *Journal de Médecine* de Bordeaux, du 10 mars 1901, je lis les lignes suivantes empruntées à la *Tribune médicale :*

« *Alcoolisme hospitalier.* — Le Conseil municipal de Paris a institué une Commission chargée d'examiner les services économiques de l'Assistance publique.

» Or, savez-vous ce que cette Commission vient de découvrir? Que la consommation des boissons alcooliques dans les hôpitaux de Paris augmente chaque année dans des proportions alarmantes.

» En 1896, on avait bu pour 89,375 francs de rhum et pour 134,283 francs d'alcool. En 1900, la dépense de rhum s'est élevée à 128,742 francs, et celle de l'alcool à 217,000 francs.

» Il faudrait bien s'entendre une fois pour toutes. Si les alcools sont des poisons pour les gens bien portants, pourquoi en fait-on boire pour plus de 300,000 francs chaque année aux malades?... »

Si encore on faisait boire à ces malades de l'alcool de vin! La contradiction est flagrante. Je sais bien que les malades se trouvent dans des conditions spéciales et que l'homme en état de santé peut se passer des principes alimentaires et médicamenteux qui lui sont indispensables dans la maladie. Je n'ignore pas davantage que trois litres de lait sont absolument nécessaires chaque jour à l'albuminurique, qu'il faut un gramme de quinine quotidiennement au paludéen et autant d'iodure de potassium au syphilitique; mais ce que je n'admets pas, c'est que le lait, la quinine et l'iodure de potassium à dose dix fois moindre deviennent des poisons dangereux en dehors de la maladie. Cent grammes de beafteak m'ont toujours fait le plus grand bien ; je n'ai jamais essayé d'en manger un kilo, car je suis convaincu que cette quantité aurait été susceptible de m'occasionner une très grave indigestion. Quand je veux traverser la Seine à Paris ou la Garonne à Bordeaux, j'ai toujours soin de passer sur le pont qui unit les deux rives, de cheminer sur la chaussée ou le trottoir et l'idée ne m'est jamais venue de tenter de marcher en dehors du parapet qui protège contre les chutes dans le fleuve. Quand je fais des excursions dans les montagnes, je suis prudemment les sentiers bien tracés pour éviter les précipices. L'essentiel en toutes choses est de savoir se maintenir dans un juste milieu (in medio tutissimus ibis).

Ce que je viens de dire des eaux-de-vie peut s'appliquer dans une certaine mesure au rhum et au kirsch. Cependant, je dois ajouter que les eaux-de-vie méritent toutes nos préférences, car, si l'étude du vin au point de vue expérimental et chimique me permet d'affirmer que l'alcool de vin n'est aucunement toxique à dose normale, il m'est impossible d'être aussi affirmatif en ce qui concerne le rhum et le kirsch.

Le rhum, ou tafia, est le produit de la fermentation de la mélasse de canne à sucre, et le kirsch celui de la distillation des liquides fermentés des mérises avec leur noyau. Ces deux liquides alcooliques sont fréquemment falsifiés avec de l'alcool d'industrie, de l'huile de ricin, des éthers formique, acétique et butyrique, et de l'eau de laurier-cerise. L'alcool d'industrie leur communique des propriétés toxiques incontestables qui sont encore singulièrement aggravées par le bouquet fait d'essences artificielles. Leur degré alcoolique varie de 40 à 50°.

Le kirsch contient 50 % d'alcool et un principe aromatique très toxique, l'*acide prussique* ou *cyanhydrique*, dans les proportions de 3 à 4 milligrammes par 100 grammes de liquide. Il peut devenir nuisible par son alcool et par l'acide cyanhydrique, s'il est consommé à dose tant soit peu élevée. L'acide prussique est considéré à juste titre comme un des poisons les plus redoutables, celui qui éteint la vie avec le plus de rapidité dans tous les êtres organisés, même dans la simple cellule. On l'emploie en médecine, avec une grande circonspection, comme sédatif du système nerveux : dans l'asthme, la coqueluche, la toux nerveuse et la gastralgie. La dose thérapeutique étant de un à cinq milligrammes (0,001 à 0,005 millig.) par jour dans 120 grammes d'eau, 100 grammes de kirsch qui en contiennent jusqu'à 10 milligrammes, peuvent occasionner des accidents toxiques notables.

En conséquence, on sera très réservé dans la consommation du rhum et du kirsch, parce qu'il est très difficile de connaître leur provenance et leur qualité, et que le kirsch, surtout, renferme un principe d'autant plus nuisible, qu'il ne comporte pas l'accoutumance pour notre organisme, et qu'il deviendrait dangereux si on en faisait un usage régulier. Le rhum naturel est certainement beaucoup plus inoffensif que celui qui est composé avec 50 °/₀ d'alcool d'industrie et les essences synthétiques; et le punch au rhum, qui n'est qu'une dilution de rhum dans du thé sucré et aromatisé au citron, et dont on réduit le degré alcoolique en le faisant brûler, constitue une boisson très faible en alcool qui ne peut pas être nuisible. Le punch au cognac est cependant préférable.

Rhum et kirsch seront très avantageusement mélangés, au point de vue hygiénique, avec dix fois leur volume d'eau ou d'une infusion quelconque.

Quand nous avons dit que, prises dans certaines conditions, les eaux-de-vie ne pouvaient pas nuire, nous avons entendu parler des eaux-de-vie naturelles, et nous insistons tout particulièrement sur cette question primordiale. S'il est très difficile d'avoir des tafias naturels, il n'en est pas ainsi de l'eau-de-vie de vin. Ceux qui ne connaissent ni producteurs charentais ou gersois, ni négociants honnêtes, cependant fort nombreux dans notre région, peuvent fabriquer eux-mêmes l'eau-de-vie qui leur est nécessaire, soit pour leur consommation comme cognac, soit pour l'utiliser dans la préparation des fruits confits ou des liqueurs de ménage. Le vin naturel n'est pas rare ni cher aujourd'hui, et il existe des alambics très simples, très pratiques, d'un fonctionnement facile, et dont le prix ne dépasse pas 6o francs.

❧❧❧

Liqueurs.

La plupart des liqueurs contiennent, avec de grandes proportions de mauvais alcool, des essences artificielles ou synthétiques qui augmentent considérablement leur degré de toxicité.

Les essences chimiques sont toutes nuisibles sans exception. Les essences naturelles, extraites des plantes, très employées en médecine sous forme d'alcoolats ou de teintures, exercent sur notre économie une légère stimulation plutôt utile, mais qu'il est bon de ne pas répéter à tout propos. Il en est une pourtant, parmi ces dernières, qui devrait être classée dans la catégorie des essences vénéneuses tant ses effets sur le système cérébrospinal sont désastreux : je veux parler de l'essence d'absinthe, qui représente le type des poisons tétanisants et convulsivants. Un gramme de cette essence, injecté dans la veine crurale d'un chien de forte taille, produit après quelques minutes les phénomènes suivants : congestion des conjonctives, saillie des globules oculaires, dilatation de la pupille, contracture des muscles de la nuque et du tronc (opisthotonos), de la mâchoire (trismus), de la vessie et du rectum (incontinence fécale et urinaire), convulsions des membres et mort par arrêt du cœur. Introduite dans l'estomac d'un chien de même force, à l'aide d'une sonde, à la dose de 2 grammes, cette essence provoque l'attaque d'épilepsie et les hallucinations délirantes.

Quelques cliniciens ont prétendu que l'essence d'anis, qui entre dans la composition de la liqueur d'absinthe, contribue pour une grande part à produire les phénomènes de *l'absinthisme,* et qu'il existe une intoxication spéciale, *l'anisisme,* imputable exclusivement à l'huile essentielle de l'anis. Les expérimentateurs Marcé et Marié ont démontré que l'essence d'anis vert et de badiane vraie est d'une innocuité complète, et qu'une dose de 22 grammes introduite dans l'estomac d'un chien ne détermine ni troubles nerveux ni désordres gastro-intestinaux. Dujardin-Beaumetz et Audigé, qui ont fait de nombreuses expériences sur les animaux, sont arrivés aux mêmes conclusions, et il résulte de leurs observations que les essences d'anis vert, d'angélique, de badiane vraie, de calamus aromaticus, de fenouil, d'hysope, de mélisse, de menthe et d'origan, même à des doses massives, ne déterminent ni convulsions ni crises épileptiformes.

Il y a bien une essence d'anis aussi toxique que celle de l'absinthe, c'est l'essence de badiane sacrée, qui diffère autant de l'essence d'anis vert et de la vraie badiane, que les alcaloïdes des champignons vénéneux diffèrent de ceux des champignons comestibles.

La *badiane vraie,* ou anis étoilé, se rapproche de l'anis vert par son odeur fine et pénétrante et par son innocuité absolue.

La *badiane sacrée,* ou badiane des temples et des tombeaux, dégage une odeur désagréable et repoussante, et son essence, même à petite dose, détermine une irritation très vive de la muqueuse gastro-intestinale, avec vomissements, diarrhée cholériforme, émission abondante d'urines, convulsions tétaniques, et mort si la dose est élevée. On ne doit jamais s'en servir pour aromatiser les pâtisseries ou les liqueurs.

L'angélique, l'anis vert, le coriandre, la badiane vraie, le calamus, la cannelle, le fenouil, l'hysope, la mélisse, la menthe et l'origan ou marjolaine sauvage possèdent des propriétés stimulantes, carminatives et digestives communes à la plupart des Labiées et des Ombellifères, et sont très utiles pour la préparation des liqueurs hygiéniques.

L'ananas, le café, le cassis, le citron, la framboise, la groseille, le brou de noix, l'orange, la mandarine, l'écorce d'oranges amères ou écorces de bigarades et la vanille peuvent servir de base aux meilleures liqueurs de table dont les formules se trouvent dans tous les traités spéciaux. Ces diverses liqueurs ne sont jamais nuisibles; si elles sont composées avec du sucre et les principes aromatiques stimulants et toniques obtenus par la distillation, la digestion ou la macération dans l'alcool de vin des fruits et des plantes riches en huile volatile, à l'exclusion de l'absinthe.

L'alcool à 90° n'est pas indispensable pour la fabrication des liqueurs; avec des eaux-de-vie à 60° on obtient des produits d'excellente qualité.

Ces notions générales étant acquises, nous diviserons les liqueurs, au point de vue de leur valeur hygiénique, en quatre classes :

1re CLASSE

LIQUEURS TRÈS BONNES

Abricotine.	Crème de cacao.
Anisette.	Crème d'ananas.
Curaçao.	Crème d'angélique.
Cassis.	Crème de cannelle.

Crème de cerise.

Crème de citron.

Crème de framboise.

Crème de mandarine.

Crème de menthe.

Crème de moka.

Crème d'orange.

Crème de vanille.

2ᵉ Classe

LIQUEURS BONNES

Pippermint.

Marasquin.

Chartreuse jaune.

Bénédictine.

Raspail.

Punch au cognac.

Liqueur du monastère.

3ᵉ Classe

LIQUEURS MÉDIOCRES

Kummel.　　Curaçao triple sec.　　Chartreuse verte.

4ᵉ Classe

LIQUEURS INTERDITES

Absinthe.　　　　Bitter.　　　　Vermouth.

A quel moment doit-on prendre les liqueurs? Peut-on les boire à l'état naturel sans addition d'eau? Quelles sont les doses permises?

Règle générale, on prendra le petit verre de liqueur après les repas, avec ou sans eau, si on n'en fait usage qu'incidemment, une ou deux fois par semaine.

La goutte peut cependant être prise tous les jours, sans danger, après le repas de midi, à certaines conditions indiquées plus loin et si la liqueur est préparée avec de l'alcool de vin, des fruits et des essences *naturelles*. On aura la précaution de prendre toujours la même quantité de liqueur et d'éviter les *doses progressivement croissantes,* qui deviendraient fatalement nuisibles.

Pour rendre le petit verre de liqueur entièrement inoffensif, il suffit de supprimer, dans le cours du repas, la quantité de vin qui correspond à la dose d'alcool contenue dans ce petit verre et de la remplacer par le même volume d'eau. Nous savons que la dose moyenne de vin pour un adulte bien portant oscille entre un demi-litre et un litre par jour, et que le vin contient 10 °/₀ d'alcool pur. Si donc nous voulons, tout en respectant les règles de l'hygiène, prendre un petit verre de liqueur renfermant 10 grammes d'alcool pur, nous n'avons qu'à supprimer au repas 100 grammes de vin (1/2 verre), qui contiennent 10 grammes d'alcool, et les remplacer par 100 grammes d'eau, qu'on peut boire pure ou mélangée avec la fraction de vin qui reste de notre ration.

La quantité de vin à supprimer varie d'après le degré alcoolique de la liqueur qu'on veut prendre, et, pour la déterminer, il s'agit de connaître le poids d'un petit verre de cette liqueur et sa richesse en alcool. Ainsi, un petit verre d'anisette, qui pèse environ 30 grammes et dont la teneur en alcool est de 24 °/₀ en moyenne, contient 8 grammes d'alcool, c'est-à-dire la même quantité que révèle l'analyse dans 80 grammes de vin, un peu moins d'un demi-verre. Nous insistons sur la nécessité d'être familiarisé avec la dose d'alcool contenue dans le vin, 10 °/₀, ou 1 pour 10, afin de bien savoir que, si on prend 10, 15 ou 20 grammes d'alcool, il faut chaque fois multiplier ces chiffres : 10, 15 ou 20 par 10 pour connaître exactement la quantité de vin à supprimer.

Un petit verre de cassis, pesant 34 grammes et titrant 36° d'alcool, contient à quelque chose près le tiers de

son poids d'alcool, soit 12 grammes approximativement;
en multipliant 12 par 10, nous avons 120 grammes,
c'est-à-dire le poids du vin à supprimer dans le courant
de notre repas, et à remplacer par de l'eau si nous
voulons boire la liqueur à l'état naturel.

Le poids que représente le contenu d'un petit verre
est à peu près le même pour toutes les liqueurs et varie
de 30 à 33 grammes, soit le tiers de 100. On peut en
déduire qu'un petit verre de liqueur renferme approximativement le tiers de son poids d'alcool.

<pre>
Le punch au rhum ou au cognac ⎫
L'anisette   ⎪
Le curaçao faible   ⎬ titrent 24°
Le marasquin   ⎪
Le pippermint   ⎭
</pre>

Un petit verre de ces liqueurs contient en alcool
24 : 3 = 8° d'alcool pur, qui correspondent à 80 gr.
de vin.

<pre>
L'eau de noix   ⎫
Le cassis   ⎪
La crème de cacao   ⎪
      — d'ananas   ⎬ titrent 36°
      — d'angélique   ⎪
      — de framboise   ⎪
      — de moka   ⎭
</pre>

Un petit verre de ces liqueurs contient en alcool
36 : 3 = 12° d'alcool pur, qui correspondent à 120 gr.
de vin.

<pre>
La crème de cannelle   ⎫
      — de cerise   ⎪
      — de citron   ⎪
      — de menthe   ⎪
      — d'orange   ⎬ titrent 39°
      — de vanille   ⎪
      — de bénédictine ⎪
      — de Raspail   ⎭
</pre>

Un petit verre de ces liqueurs contient en alcool 39 : 3 = 13° d'alcool pur, qui correspondent à 130 gr. de vin.

<table>
<tr><td>La chartreuse</td><td rowspan="5">titrent de 42 à 54°</td></tr>
<tr><td>Le rhum</td></tr>
<tr><td>Le kummel</td></tr>
<tr><td>Le curaçao triple sec</td></tr>
<tr><td>Le kirsch</td></tr>
</table>

Un petit verre de ces liqueurs contient en alcool 42 à 54 : 3 = 14 à 18° d'alcool pur, qui correspondent à 140 à 180 grammes de vin.

Nous ne jugeons pas utile de faire le calcul pour l'absinthe, le bitter et le vermouth, parce que nous les proscrivons avec la dernière rigueur. Nous savons, en effet, que l'absinthe contient, avec une essence spéciale très nuisible, des proportions considérables d'alcool d'industrie, et que, dans le vermouth et le bitter, on trouve également de grandes quantités d'alcools toxiques et aussi de l'essence de reine des prés, de l'aldéhyde, de l'acide salicylique et du salicylate de méthyle, poisons tétanisants et convulsivants très dangereux.

En résumé, quand on voudra boire un petit verre des liqueurs énumérées ci-dessus, il sera indispensable de supprimer à son repas :

Soit 80 grammes de vin qu'on remplacera par 80 grammes d'eau.

—	120	—	—	—	120	—
—	130	—	—	—	130	—
—	140	—	—	—	140	—
—	180	—	—	—	180	—

selon la richesse alcoolique de la liqueur de choix. En se conformant à ces règles simples et précises, on ne deviendra jamais alcoolique, et on retirera du bon alcool et des préparations dont il constitue la base, tous les bénéfices qu'il est susceptible de procurer : l'entrain, la bonne humeur et la santé.

Ces déductions, qui sont tirées du simple raisonnement, trouvent leur confirmation dans un grand nombre d'observations se rapportant à des buveurs d'alcool que je suis depuis vingt ans. La plus intéressante est celle d'un marchand ambulant qui absorbe chaque jour régulièrement un demi-litre de bon rhum à 50°, chez M. Q..., débitant à Bordeaux. Cet homme, qui est âgé de soixante ans et qui n'est jamais malade, bien qu'il soit exposé par sa profession à toutes les intempéries du climat si variable de Bordeaux, ne boit ni vin, ni bière, ni absinthe, ni apéritifs. A ses repas, il absorbe de l'eau, et, sans le savoir, instinctivement, il cherche à se placer dans les conditions physiologiques du buveur de vin en diluant le rhum dans son estomac avec une certaine quantité d'eau, insuffisante à mon avis.

Le vin pur, l'eau-de-vie et les liqueurs seront défendues aux enfants jusqu'à l'âge de douze à quinze ans, et aux vieillards à partir de soixante-dix ans, les uns n'ayant aucun besoin de stimulation en raison de leur excitabilité excessive [1], les autres ayant des artères cérébrales fragiles, qui pourraient se briser sous l'influence de la distension produite par l'alcool, et donner lieu à l'hémorragie du cerveau et aux paralysies. On ne leur en donnera que sous forme d'agent thérapeutique en cas de maladie.

Il est prudent de ne prendre des liqueurs et de l'eau-de-vie que par intermittence, deux ou trois fois par semaine, le danger ne résidant pas tant dans une dose

---

[1] *Vinum et adolescentia duplex incendium voluptatis* (Saint Jérôme).
« Vin et jeunesse allument doublement la flamme de la volupté. »

TABLEAU

indiquant les Quantités de Vin à retrancher des doses permises
pour rendre inoffensif l'usage du petit verre
après le repas.

1. — DOSE DES PETITS BUVEURS

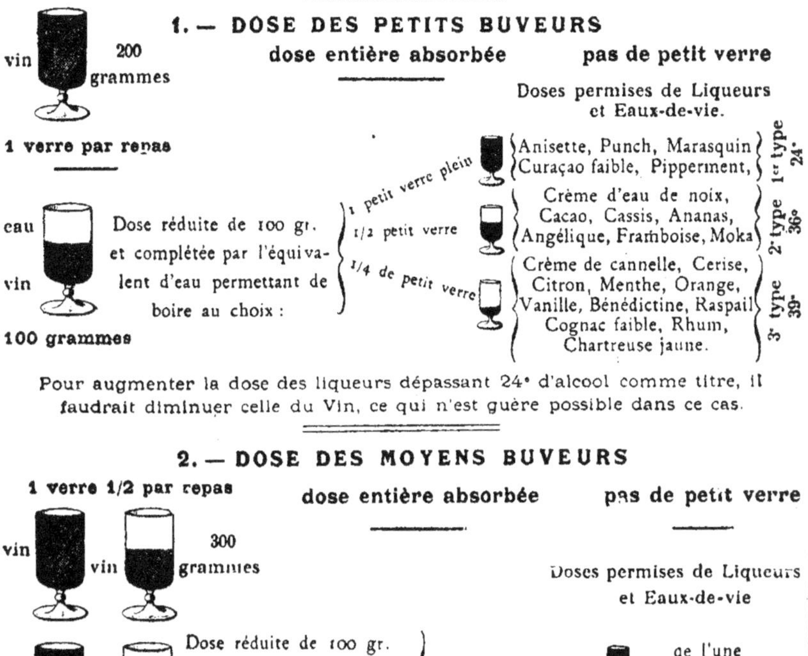

Pour augmenter la dose des liqueurs dépassant 24° d'alcool comme titre, il faudrait diminuer celle du Vin, ce qui n'est guère possible dans ce cas.

2. — DOSE DES MOYENS BUVEURS

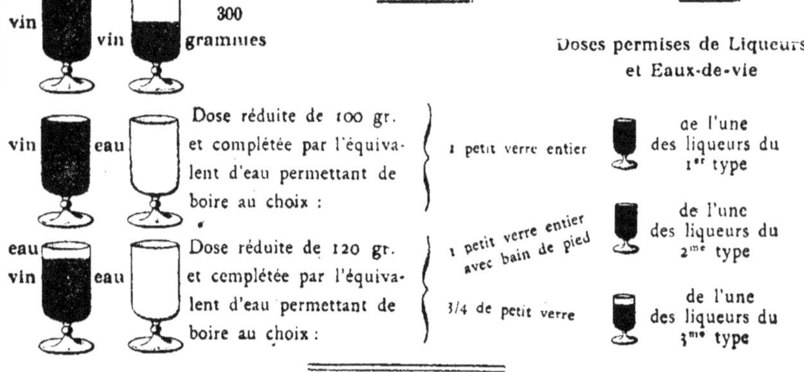

3. — DOSE POUR ADULTE VIGOUREUX

menant une vie active

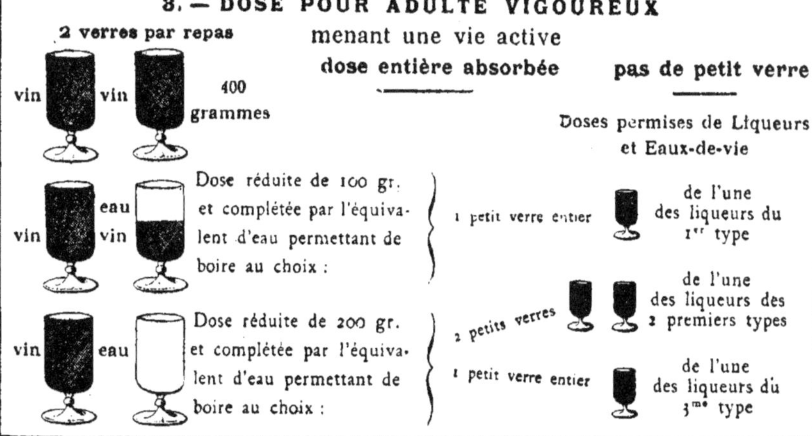

quotidienne modérée que dans l'habitude, qui émousse leur activité stimulante et peut conduire à des doses progressivement croissantes et finalement beaucoup trop exagérées.

Les eaux-de-vie et les liqueurs, si elles ne constituent pas de véritables aliments, doivent tout au moins être considérées comme des aliments d'épargne, des anti-déperditeurs qui font provisoirement les frais des combustions intra-cellulaires et modèrent les pertes en albumine. Chez les fébricitants, les doses élevées d'alcool font tomber la température par le mécanisme suivant, d'après Bouchardat et Dujardin-Beaumetz : l'alcool s'oxyde dans le sang aux dépens de l'oxygène qu'il emprunte aux globules rouges dont l'activité serait ainsi diminuée, d'où ralentissement dans les phénomènes de combustion et production de chaleur amoindrie.

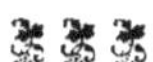

Apéritifs.

Les meilleurs apéritifs, si on les juge indispensables, seront obtenus par l'infusion des amers dans l'eau, sans addition d'alcool, car celui-ci est toujours nuisible pour l'estomac vide d'aliments. Les amers les plus usités sont :

La centaurée.	L'écorce d'oranges amères.
La camomille.	La racine d'iris.
La gentiane.	La racine de gaïac.
Le quassia.	La racine d'angélique.
L'écorce de quinquina.	La racine de calamus aromaticus.
Le Colombo.	

Sirops.

Les divers sirops seront préparés avec du sucre exclusivement et des fruits. Il faut savoir que l'industrie livre à la consommation des sirops de groseille, de grenadine, de framboise, de gomme, de citron, d'orgeat, etc., à base de glucose, de gélatine, d'amygdaline et d'essences chimiques très pernicieuses. Dans le doute, quand on est très altéré, il est préférable de boire un verre d'eau sucrée avec de l'eau de fleur d'oranger ou du café.

L'eau des Carmes est une véritable liqueur alcoolique titrant jusqu'à 90° et dont l'usage fréquent conduit beaucoup de femmes à l'alcoolisme. On ne devrait s'en servir qu'en frictions sur les tempes, les lèvres et les joues, dans les cas de syncope.

CONCLUSION

En dehors de l'action morale, qui restera sans effet sur certaines natures rebelles à toutes les exhortations et à tous les conseils, existe-t-il un moyen susceptible de supprimer radicalement l'alcoolisme et de mettre dans l'impossibilité de se nuire ceux qui ne peuvent ou ne veulent pas comprendre les dangers de cette dégradante intoxication?...

Oui, ce moyen existe. Il est même facile à trouver Ce qu'on trouvera plus difficilement, ce sont les hommes capables d'en rendre l'application pratique et obligatoire. Il faut bien reconnaître, hélas! que pour assurer le triomphe de la vérité, le zèle des apôtres ne suffit pas toujours. Jésus et Galilée en sont deux exemples frappants. Le premier dans le domaine du socialisme, le second dans celui de la science.

Si nous n'avions pas à compter avec l'âpreté insatiable des intérêts et la violence des passions, demain nous aurions une loi décrétant que, seuls les alcools de vin sont hygiéniques, à dose modérée; et que les alcools d'industrie incorporés aux boissons constituent un danger public, qu'ils doivent être employés exclusivement comme agents de motricité, d'éclairage ou de chauffage, c'est-à-dire qu'ils doivent être réservés aux applications industrielles, ainsi que l'indique l'appellation qui les caractérise si justement.

Il existe actuellement des Commissions d'inspection qui visitent les drogueries et les pharmacies, qui prélèvent des échantillons des produits suspects, les soumettent à l'analyse, et dont les rapports peuvent entraîner des poursuites devant les tribunaux et des pénalités très graves. C'est peut-être un peu à ces visites, qui sont faites sans être annoncées, qu'on doit la certitude de pouvoir trouver dans toutes les officines des sirops préparés avec du sucre pur, des fruits et des extraits de plantes. Si ces Commissions étaient investies par la loi des mêmes droits et des mêmes prérogatives envers les liquoristes, les hôteliers, les cafetiers et les débitants, l'alcoolisme serait vite tari dans sa source même, et la France, délivrée de son plus cruel ennemi, ne tarderait pas à reprendre en ses mains puissantes le drapeau de l'émancipation et de la civilisation des peuples.

* * *

Table des Matières

et des Gravures

※※※

Gravures :

❊❊❊

Texte :

TABLE ALPHABÉTIQUE

ET

TABLE GÉNÉRALE DES MATIÈRES

TABLE ALPHABÉTIQUE

A

Abats : tête de veau et de porc ; poumons de veau ; cœur de veau, de porc, de mouton et de bœuf ; cervelle de veau, de porc et de mouton ; langue ; foie de veau et de mouton ; rognons de veau, de mouton, de porc ; ris, fraise de veau ; pieds de veau et de mouton ; pieds panés de porc, 91.

Abricot, 166.

Acide urique, 62.

— oxalique, 44, 394.

— phosphorique, 21.

— sulfurique, 22.

Affections pulmonaires, 176.

— rebelles, 185.

Agneau, 88.

Ail, 346.

Albuminurie, 73, 154, 217.

Albuminuriques, 171, 315, 334, 356.

Aliments, 5.

— albuminoïdes ou quaternaires, 6.

— d'épargne, 7.

— plastiques, 6.

— respiratoires, 6.

— d'origine végétale, 33.

Aliments (degré de digestibilité des), 236.

— très faciles à digérer, 238.

— faciles à digérer, 239.

— de digestion légèrement laborieuse, 239.

— de digestion laborieuse, 239, 240.

— de digestion très laborieuse, 240.

Alize, 218.

Alouette, 88.

Amandes, 221.

Ananas, 167.

Ane, 88.

Angélique, 301.

— (crème d'), 303.

Anguille, 31.

Anis vert, 315.

— (essence d'), 316.

— étoilé, 316.

Aphonie, 167.

Arachis, 56.

Arbouse, 218.

Arrow-root, 106.

Arsenic, 21.

Artichaut, 134.

Asperges, 44, 119.

Asthmatiques, 144.

Asthme, 318.

Aubergines, 148.

Autophagie, 11.

Avenaline, 97.

Avoine, 33, 97.

B

Bacillus amylobacter, 74.

Bacterium termo, 74.

Banane, 168.

Barbe de capucin, 129.

Bartavelle, 86.

Bécasse, 87.

Betterave, 116.

Beurre, 26, 68.

Bière, 257.

— de ménage ; recette, 261.

Biscottes, 98.

Blé, 33, 97.

Blette, bette, brède, joute ou poirée, 150.

Bœuf, 88.

Boissons, 241, 256.

— de fruits, 262.

— de coings, 263.

— d'abricots, 264.

— aromatiques, 267.

— (température des), 282.

— glacées, glaces et sorbets, 283.

— chaudes : leur influence dans les maladies, 283.

Bouillies, 100, 108.

Bouillies : leur préparation, 108.

Bouillons, 95.

Bouillon de corbeau, 88.

Brie (fromage de), 26.

Brochet, 31.

Brugnons, 193.

C

Cacao, 278.
Café, 267.
Caille, 86.
Caillé, 74.
Calculeux, 334.
Calories (équivalents des aliments en), 61, 64.
Camembert, 76.
Camomille, 280.
Canard, 84, 85.
Cannelle (crème de), 321.
Cardon, 156.
Carotte, 43, 114.
Carpe, 31, 82.
Carré de veau, 83.
Caviar, 72.
Céleri, 44, 131.
Céréales : richesse progressive en matières azotées ou albuminoïdes et en graisse de 100 parties de céréales et de riz; richesse relative en hydrates de carbone et en cellulose, 33.
Céréaline, 33.
Cerises : guignes, bigarreaux, couret, griottes, 159, 160.
Cerneaux, 226.
Cervelle, 83, 91.
Champignons, 30, 49, 122, 377.
Chasselas doré, 214.
— de Fontainebleau, 215.
Châtaignes, 104.
Chaux, 21.
Cheval, 29, 88.
Chevalier cul-blanc, 87.
Chèvre, 88.
Chevreau, 88.
Chevreuil, 29.
Chicorée frisée, 128, 140.

Chinois, 208.
Chlore, 21.
Chlorure de potassium, 22.
— de sodium, 16.
Chocolat, 279.
Chou, 131.
— brocoli, 133.
— fleur, 44, 133.
— vert, 44, 131, 132, 133.
— blanc, 44.
Choucroute, 134.
Cidre, 256.
Citron, 162, 294.
Citrouilles : courge, potiron, pastèque, giraumon, 140.
Clovisses, 81.
Coca, 275.
Coco, 230.
Cœur, 83, 91.
Coing, 215.
— commun, 216.
— de Portugal, 216.
— (confiture de), 217.
— (gelée de), 217.
Collation, 381.
Concombres, 44, 127.
CONDIMENTS, 291.
— *acides :*
   cornichons, 293.
   citrons, 294.
   câpres, 294.
   curry, 295.
— *aromatiques,* 295 :
   cerfeuil, 304.
   chervis, 317.
   carvi, 318.
   cannelle, 318.
— *sucrés,* 339.
— *âcres,* 346 :
   ciboule, 350.
   ciboulette, 351.
   cayenne-peper, 353
Confiture de noix, 327.
Congestion cérébrale, 185.
Constipation, 143, 156.

Coq, 30, 84, 86.
Coqueluche, 117.
Coquillages, 82.
Coquilles d'amandes, 224.
— de noix, 227.
— de Saint-Jacques, 82.
Corbeau, 88.
Coriandre, 321.
Corme ou sorbe, 217.
Cornichons, 127, 293.
Cornouille, corne ou corniole, 218.
Côtelettes, 83.
Courge, 140.
Crabes, 32, 82.
Crachements de sang, 217, 318.
Cresson, 117.
Crevettes, 32.
Croissant, 38.
Crosnes, 136.
Crustacés, 32, 82.
Cuissot de veau, 83.
Cuivre, 21.
Cumin, 323.
Cure de fruits, 264.

D

Datte, 232.
Diabétiques : régime sévère, 405.
— régime tempéré, 407.
Diarrhée, 87.
Dindon, 84, 85.
Dindonneau, 84.
Dragées, 233.
Dysenterie, 227.
Dyspeptiques, 94.

E

Eau, 242 :
— microbes de l'eau, 243.
— *bacilles :*
   typhique, 244.

---

(1) *Moules.* Nous avons vu page 368 que le foie de la moule élaborait un produit très énergique, agissant sur l'organisme humain comme un véritable poison. Cet agent, découvert par le chimiste allemand Brieger, dénommé mytilotoxine, et qui détermine surtout des phénomènes congestifs, des éruptions vers la peau et des troubles paralytiques, a été étudié tout récemment par MM. A. Gauthier et Salkowski. Il résulte des recherches de ces chimistes que le poison est sécrété par le foie du mollusque dans le cours d'une affection épidémique qui sévit pendant les mois chauds de l'année, que dix moules malades suffisent pour empoisonner un adulte robuste et que la mytilotoxine perd ses propriétés toxiques dans un milieu chaud alcalisé ou acidulé. En conséquence, il suffirait de faire bouillir les moules dans de l'eau additionnée de 4 grammes de carbonate de soude ou de 4 cuillerées à soupe de vinaigre par litre pour les rendre entièrement inoffensives.

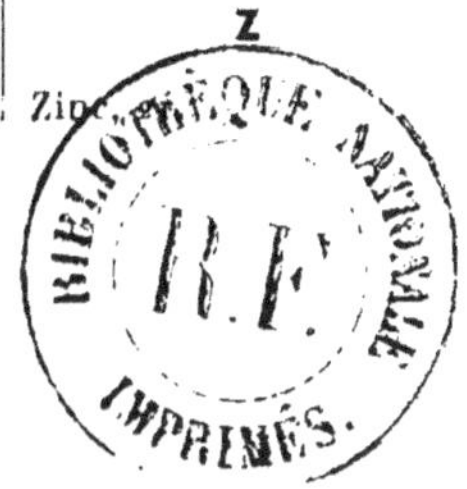

TABLE GÉNÉRALE DES MATIÈRES

—— ·X· ——

Bordeaux. — Imprimerie G. Gounouilhou, rue Guiraude, 9-11.